의학적 심리학

잃어버린 그림자

의학적 심리학 잃어버린 그림자

This Edition was published by Jipmoondang Publishing Co. in 2019, Seoul, Korea.

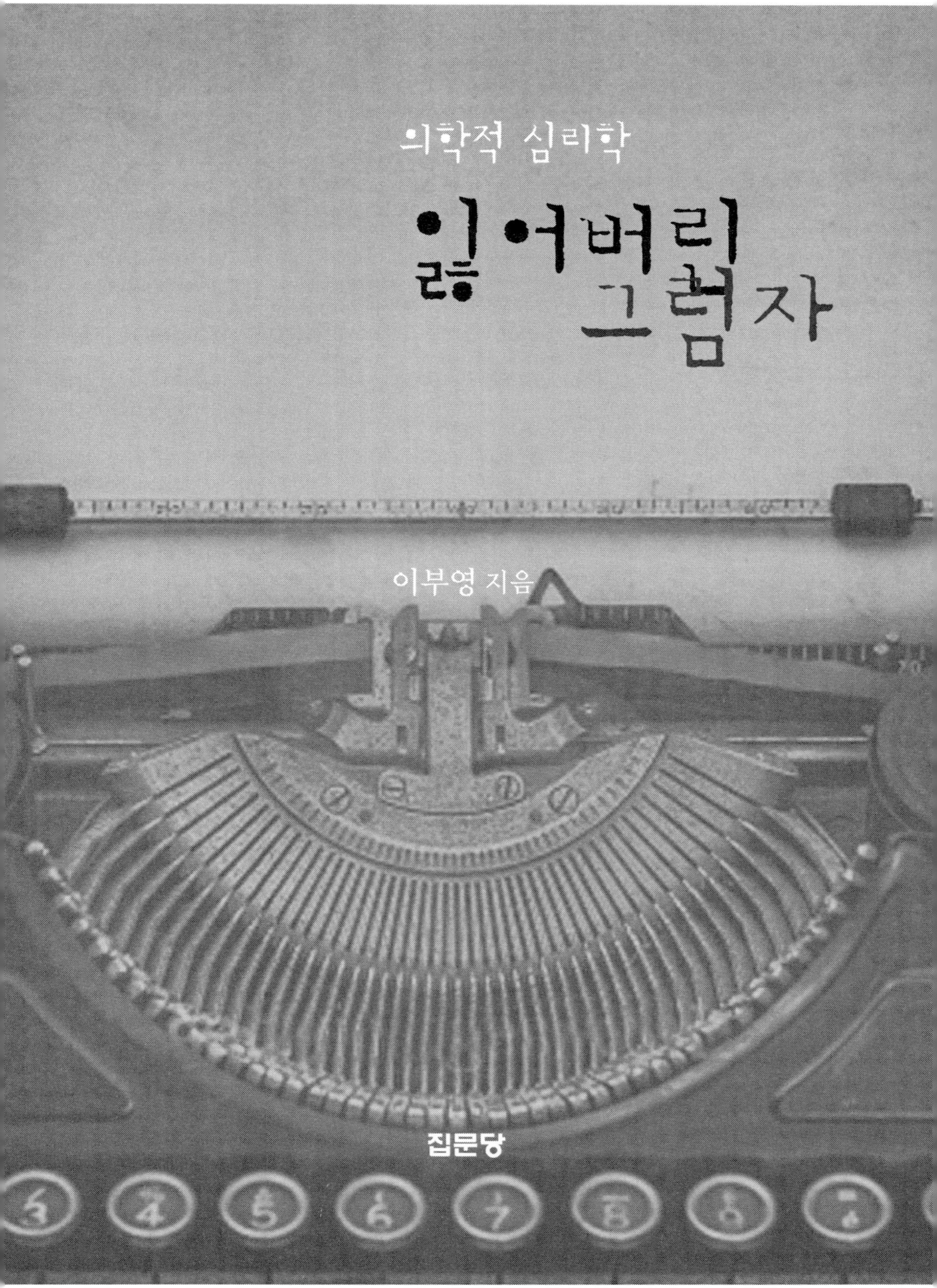
의학적 심리학
잃어버린 그림자
이부영 지음
집문당

지은이 **이부영(李符永)**

서울대 의대와 동 대학원 졸업, 의학박사, 신경정신과 전문의
스위스 취리히 체. 게. 융(C.G. Jung)연구소 수료(Jung학파 분석가)
서울대 의대 정신과학교실 주임교수 및 서울대병원 신경정신과 과장 역임
미국 뉴욕 유니온 신학대학원 석좌교수 역임('정신의학과 종교' 강좌)
현재 서울대학교 의과대학 명예교수, 한국융연구원장 및 이사장

의학적 심리학
잃어버린 그림자

2019년 3월 20일 1판 1쇄

지은이 | 이부영
발행인 | 임동규
발행처 | **집문당**
등　록 | 1971. 3. 23. 제300-2012-69호
주　소 | 03134 서울시 종로구 돈화문로 82 집문당빌딩 5층
영업부 | (02)743-3192~3 팩스(02)742-4657
sale@jipmoon.co.kr
편집부 | (02)743-3096~7 팩스(02)743-0227
edit@jipmoon.co.kr
홈페이지 | www.jipmoon.co.kr

ISBN 978-89-303-1818-1 03510

가격 15,000원

이 도서의 국립중앙도서관 출판예정도서목록(CIP)은 서지정보유통지원시스템 홈페이지(http://seoji.nl.go.kr)와 국가자료공동목록시스템(http://www.nl.go.kr/kolisnet)에서 이용하실 수 있습니다.(CIP제어번호: CIP2019007563)

다시 책을 내면서

주로 1970년대와 80년대에 신문잡지에 실은 글을 묶어서 정우사에서 두 권, '잃어버린 그림자', '지중해의 회상'이라는 제목의 에세이집을 출간한 일이 있다. 여기에는 민음사에서 처음 출간된 책의 글들도 일부 포함되어 있었다.

'잃어버린 그림자'는 '오늘의 책'으로 선정되기도 했으나 두 권 모두 많이 보급되지는 못했고 출판사의 사정으로 절판되어 서점에서 사라졌다. 그 후 나는 좀 더 정선된 새로운 에세이집을 준비하고 있었는데 집문당 임동규 사장님이 두 권을 다시 내자고 제의해 왔다.

오래된 글을 다시 세상에 내놓고 독자들의 눈과 머리를 어지럽히는 것이 무슨 의미가 있을까 회의를 느꼈으나 지금 다시 읽어보니 비록 시대는 바뀌었으나 현대를 사는 사람들에게 여전히 깊은 관계를 가지고 있는 사건들에 관한 이야기들로 최소한 독자들에게 '생각할' 거리를 줄 수 있겠다는 느낌을 받았다. 교정을 하면서 우리사회가 1970년과 80년대와 비교하여 많이 변화하였음을 절감하지 않을 수 없었다. 정신건강 정책에도 많은 긍정적 변화가 발견된다. 그러면서도 아직 변하지 않고 해결되지 못한 문제가 가로놓여 있음을 목격한다. 과거와 현재 사이에서 보이는 역사적 사실의 간극은 글 말미의 *표시의 저자주로 약간씩 보충했다.

7, 80년대는 모두 그렇게 눈코 뜰 새 없이 바쁘게 일만해서 정신건강을 위협한다고 경고하고 '휴식'의 처방을 내렸는데 지금은 일자리를 못 구해서 강요된 휴식상태에서 속을 썩이는 사람들이 늘고 있다는 사실을 통감

한다.

그러나 모든 것은 바깥환경이 아니고 자신의 마음에 달렸다. 심리학적 지식이 살아가는 데 얼마나 도움이 될지 모르나 스스로 생각하고 판단하는 데 의학적 심리학이 조금이라도 독자들에게 도움이 되기를 기대하면서 이 책을 다시 세상에 내놓는다.

집문당 임동규 사장의 깊은 배려와 편집부 여러분의 헌신적인 노력에 감사드린다.

2019. 2. 저 자

초판 머리말

여기 그동안 신문지상이나 잡지에 실렸던 글 가운데서 일부를 모아 또 한 번 책을 엮어 내놓는다. 벌써 오래 전에 이와 비슷한 수상집을 민음사의 도움으로 냈을 때는 약간의 긴장과 설레임과 또한 학술서적이 아닌 잡문집을 낸다는 자괴(自愧)의 마음이 없지 않았다.

그런데 누가 먼저 꺼냈는지도 모르게 이런 책을 내자는 제안에 이번에는 별 저항 없이 선뜻 응한 것은 이 글들이 결코 잡문(雜文)이 아니라는 정우사의 간곡한 격려 때문이기도 하나, 혼자서 방황하고 앓고 고민하는 사람들에게 조금이라도 길잡이가 될 수 있는 글이 필요한 때가 왔다고 생각한 때문이다.

나는 이 글의 대부분을 지식을 전달하기 위해서 썼다기보다 방향을 제시하고 인간이 지니고 있는 귀중한 가치를 발견하는 계기가 되기를 기대하며 썼다. 물론 여기 적은 것이 모든 것을 포괄할 수도 없고 그렇게 주장할 생각도 없다. 다만 나의 개성과 나의 경험에서 내가 알고 믿는 말을 했을 따름이다.

문학적 수상을 염두에 둔 더욱 주관적인 글들은 이 책에는 포함시키지 않았으나 그런 것일지라도 의사와 환자의 관계나 앓는 사람의 심리를 이해하는 데 도움을 줄 만한 것은 포함시켰다. 그래서 이 책은 인간 심리의 심층(深層), 의학에세이, 정신위생문제, 사회병리, 종교심성 등을 다루는 책이 되었다. 대체로 몇 장으로 나누기는 했으나 너무 딱딱하게 가르지는 않았다.

이야기들은 더러는 중복되고 비슷한 부분과 같은 인용이 나오지만 한 주제의 반복되는 변주곡으로 보아주면 좋겠다. 오래전 글에는 현재의 사실과 맞지 않는 부분이 있어 현실에 맞게 고쳤지만 시평(時評)의 상당부분이 수정할 필요가 없었던 것으로 미루어 우리나라 정신보건의 발전이 얼마나 더딘가를 실감하게 한다.

정신위생에 관한 몇 편의 글은 민음사의 호의로 먼저 출간된 『우리는 왜 절망하는가』에서 뽑아 재수록했다.

앓는 사람을 간호하면서 때로는 절망하며 때로는 희망을 가지며, 때로는 꿋꿋하게 때로는 약한 마음을 달래며, 지구를 버티고 선 아틀라스처럼 고뇌의 질곡(桎梏)을 위대한 힘으로 버티어 가는 환자의 부모와 가족들에게 이 글을 드리고 싶다. 그리고 환자의 치료를 소명(召命)으로 알고 의사의 길을 택한 나의 동학(同學)과 결코 평탄치 않을 그 길을 장차 걸어갈 젊은 의사와 학생들에게, 그리고 아직도 어두운 골목길에서 방향을 잃고 방황하는 많은 사람들에게 이 글을 드린다.

조판에 들어가기 전부터 세심한 노력을 기울여준 정우사 측과 책이 나오기까지 애써주신 여러분에게 신뢰와 우정의 지원을 보내면서—.

1983년 7월 장마철에
혜화동 우사(寓舍)에서
이 부 영

차례

제3장 가정을 위한 정신건강 / 55

제4장 빛을 기다리는 마음 / 95

제5장 병, 환자, 그리고 의사 / 135

제1장 스스로를 찾는 길

어느 여름의 대화

1977년 여름은 유난히도 무더웠다. 냉방이 안 된 낡은 병동을 의사들은 아예 가운을 벗고 노타이 바람으로 다녀야 했다.

7월 말의 어느 오후였다고 생각한다. 나는 책상 위에 놓인 노란 타과(他科) 의뢰서를 집어 들었다. 「남자 40세, 혈액투석(血液透釋)을 하는 환자인데 정신과의 고진(高診) 선처를 바란다」는 간단한 사연이 적혀 있었다. 나의 뇌리에 혈액투석 중 뭔가 잘못되어 정신장애를 일으키고 헛소리를 하는 실성한 사나이의 모습이 잠깐 스쳐갔다.

병동에 도착하여 인공신실(人工腎室)에 다다르니 뜻밖에도 환자는 해 밝은 남쪽 창가에 누워 인공신 기계에 연결되지 않은 왼쪽 손에 소설책 같은 것을 들고 읽고 있었다. 밝은 얼굴로 간호원에게 인사도 하고 농담 비슷한 말도 건넸다. 무슨 소동 같은 것은 상상조차 하기 어려웠고 정신상태의 이상이란 전혀 눈에 띄지 않았다.

나는 방 한구석 의자에 앉아 역시 책을 손에 들고 있는 부인과 따라온 주치의에게 정신과에 의뢰한 이유를 물었다. 주치의 이야기는 그전에 노이로제를 앓은 일이 있는데 지금 인공신 신세를 지고 있는 사람이라는 것이었고, 부인은 환자가 너무 걱정을 하고 있으니 좀 위로해 달라고 했다.

나는 환자의 병상으로 가서 그 옆에 앉았다. 환자가 자신의 걱정을 털어놓기 시작했을 때, 나는 비로소 그의 아무렇지도 않은 듯한 표정과 담담한 어조 뒤에 심각한 절망이 도사리고 있다는 것을 알게 되었다.

환자는 어느 회사의 부장급 중견사원인데 무리하게 일을 하다 출장길에 갑자기 졸도했다. 처음에는 신장(腎臟)이 나쁜 것을 모르고 있다가 몇 번 그렇게 쓰러졌다, 일어나 다니다 양측 신기능(兩側 腎機能)을 아주 못쓰게 만들었다. 가족들이 억지로 병원에 입원시켜 인공신을 이용하여 겨우 목숨을 건지게 되었으나 그 뒤부터 정기적으로 인공신으로 혈액을 정화(淨化)하지 않으면 안 되게 되었다. 그런데 인공신 기계에 혈액을 연결하기 위한 맥관(脈管) 수술이 잘 안되어 두 번씩이나 되풀이한 데다가 인공신 기계가 갑자기 멎어 충격을 받는 등 고생이 말이 아니었다.

의사들은 괜찮다고 걱정하지 말라 하지만 기계에 의존하고 있는 자기로서는 늘 불안하다. 또 기계가 멎지 않을까, 혈관이 막히지 않을까 겁이 난다. 혈액투석에 드는 비용도 큰 문제다. 회사의 봉급만으로는 계속해서 혈액투석을 할 수가 없다. 머지않아 봉급액도 줄 것이고 이런 치료를 하면서 출근할 수 있다고는 하나 회사에서 언제까지 자기의 한정된 능력을 받아줄지 의문이다. 병상에 누워 치료비 계산을 해보면 기가 막히다. 평생을 이 기계에 매달려 살아야 하기 때문이다.

가족들은 “우선 살고 보아야 한다. 그런 걱정은 하지 말라”고 하지만 가장으로서 가족의 생계를 걱정 안할 수 없고 재력에도 한도가 있으니 언제까지나 가족의 희생을 염치없이 바라고 있을 수 없다. 이것저것 생각하다 보면 결국 가족에게 폐를 끼치느니 일찌감치 치료를 중단하고 죽는 것이 낫겠다는 생각이 든다.

이것이 대략 그의 이야기의 골자였다. 그의 이야기는 논리적이고 조금도 과장이나 꾸밈이 없었다. 다만 어쩔 수 없는 현실과 미래에 대한 담담한 인식이 있었다. 그것은 담담하나 애절한 호소력을 지니고 있었다. 그는 “살고 싶다”, “살려달라”고 무턱대고 의사의 소매를 붙들고 늘어지고 싶은 맹목적인 유아적(幼兒的) 의존심을 스스로 떨쳐버리기라도 하려는 듯했다. 그러면서 “아, 내가 왜 어쩌다 이렇게 되었단 말인가!” 하는 절규가 간간이 그의 말하지 않는 입술 사이로 탄식처럼 토해지는 듯했다.

나는 오랫동안 그의 이야기를 들으며 아픈 공감과 당혹감에 사로잡혀 있었다. 그 말은 구구절절이 옳았다. 그 말들을 깊은 공감으로 들어주는 것은 물론 중요한 일이었지만, 그러나 이제는 내가 이야기할 차례라 생각하니, 이 엄청난 문제에 대해 무엇이라 말해야 옳을지 몰랐다.

하루에 두 번씩 병실을 찾아오는 그의 주치의와 담당의사들처럼 편안한 표정을 지어보이며 기계 고장에는 신경을 쓰지 말라고 할 것인가. 정신과의사의 권위를 내세워 당신은 공포증에 걸려 있고 좀 신경증적(神經症的)이라 말해 줄 것인가. 가족들처럼 돈 걱정은 하지 말라 할 것인가. 그렇게 말한다면 나는 나의 마음을 속이는 것이 된다. 어느 누가 이런 상황에서 공포증을 갖지 않겠으며 절망을 느끼지 않을 것인가. 그의 불안이 지나친 듯이 보인다 할지라도 그것은 노이로제가 아니다. 그는 정상적인 두려움을 겪으면서 또한 그것을 이겨내려고 싸우고 있다. 그것은 차라리 눈물겨운 갈등이며 미꾸라지처럼 반성을 모르고 살다가 죽어버리는 속물들보다는 한 단계 올라선 성숙한 사람의 고민이다.

그렇다고 "당신 말이 모두 옳으니 죽는 수밖에 없겠다"는 뜻으로 말할 수는 없다. 그의 삶을 헛되지 않게 하려는 나의 욕구는 그의 약해지려는 마음에 직접 또는 간접으로 부채질하는 것을 용서하지 않는다.

나의 머리에는 유명한 정신치료의들의 말들이 떠올랐다. 그중에서도 비엔나의 정신과의사 빅토르 프랑클이 암에 걸린 간호사에게 한 말이 생각났다. 거의 가망이 없는 그 간호사는 일을 할 수 없게 된 것을 비관하여 절망상태에 빠져 있었다고 한다. 프랑클은 그녀에게 말했다.

"당신이 하루에 몇 시간 일하든지 그건 대수로운 것이 아니다. 아무나 흉내낼 수 있는 일이다. 그러나 그렇게 일하고 싶으면서도 일하지 못하고, 그러면서도 절망하지 않는다는 것, 이것은 아무도 흉내낼 수 없는 일이다."

그는 또 그녀에게 반문했다. "당신이 지금까지 간호사로서 일생을 바쳐 보살핀 수천 명의 환자들에게 잘못하고 있지는 않은가. 병들어 일할 수 없게 된 사람의 생활을 당신이 마치 무의미한 것처럼 보고 있는 것 같은데 그것은 잘못이 아닌가. 일을 못해 절망한다면 모든 병자와 병약자(病弱者)의 사는 권리나 생존자격을 당신이 전혀 인정하지 않는 것이 된다." 프랑클은 강조했다. "그러나 지금이야말로 유일한 기회이다. 그 환자들을 간호하는 이상의 기회, 즉 몸소 다른 사람의 거울이 될 수 있는 기회가 온 것이다."

나는 프랑클의 말이나 누구의 말도 흉내내고 싶지 않았다. 이 환자에게는 말을 멋있게 둘러댄다든가, 인생의 의미를 강조한다든가, 무슨 교훈적인 말을 하는 것이 모두 위선같이 여겨졌다. 그래서 나는 나의 말을 하기로 작정했다. 먼저 그를 애써 위로하거나 나의 말로 그의 심경에 영향을 주려는 노력을 가능한 피하고자 했다. 그런 노력은 지금까지 주위 사람들이 한결같이 해온 것일 테고 환자는 이미 못이 박히도록 같은 말을 들어왔을 것이 분명했기 때문이다.

나는 '말'하기보다 내가 한 시간 동안 그의 이야기를 들으며 느낀 나의 '마음'을 그에게 솔직히 털어놓았다. 이렇게 어려운 상황 속에서 정신을 잃지 않고 자기 자신과 가족의 운명을 직시하고 생각하는 그의 태도에 나는 속으로 감탄하고 있다는 사실, 그가 훌륭한 태도를 가지고 병에 임하고 있다는 나의 느낌을 그대로 말했다.

이 순간 그의 표정이 달라졌다. 뜻밖의 말에 그도 감동한 모양이다. "당신은 노이로제가 아니다. 당신은 지금 무위도식(無爲徒食)하는 사람이 아니다. 이 병상에서 생각하고 고민함으로써 당신은 당신의 삶을 위해 벌써 훌륭한 일을 하고 있다." 대개 이런 뜻의 말을 한 것 같다.

그러나 나는 여기서 한걸음 더 나갔다. "당신은 살아야 한다", "살아서 지금까지와는 다른, 좀 더 보람있는 일을 계속해야 한다", "그렇게 살기 위해서 어떻게 하는 것이 가장 현명한 길인가를 생각해보자"고 나는 제안했다. 당분간 역할을 분담하는 것이 좋겠다고 생각했기 때문이다. "인공신기계와 맥관수술의 예후(豫後)에 대한 걱정은 의사에게 맡기자", "치료비에 대한 걱정은 가족과 회사와 사회에 맡기자"고 했다. 그리고 "당신은 당분간 이곳에서는 환자가 되라"고 말했다.

환자는 기꺼이 이 제안을 받아들이는 것 같았다. 나는 한 시간 반의 긴 대화를 더위도 잊은 채 이렇게 끝맺고 그들 내외와 작별하고 방을 나왔다. 나의 가슴은 무언가 보람 있는 일을 했다는 충실감에 차 있었다.

그 뒤 나는 그를 만나지 못했다. 그는 대화의 보람도 없이 다시 번민의 먹구름 속에 휘말려 갔을까, 의사들은 자기의 역할을 다해 주었을까, 기계는 탈없이 돌아갔을까, 치료비 대책은 어느 정도 섰는가, 그래서 환자가 치료에 관한 한 '환자의 역할'에 안주(安住)할 수 있게 해주었는가 — 이런 한국적인 문제들이 숙제처럼 머릿속을 맴돌 뿐이다.

(1978년)

[주] 신투석의 발달로 오늘날 이런 고민을 하는 환자는 찾기 어려워졌다고 한다. 그러나 기계에 의탁하여 살아가는 사람의 남모르는 불안이 오늘이라고 없을 것인가? (2018년)

우리는 왜 사는가

우울증에 걸린 한 소녀가 나에게 말했다. "공부는 해서 뭘 해요. 다 죽는데." 죽으면 그만인데 학교 선생님이나 가족이나 모두 공부만 하라고 야단이라는 말이다.

나는 잠시 할 말을 잊었다. 그렇게 생각하면 정말 아무것도 못한다. 밥도 먹지 말고 공부도 하지 말고 세수도 하지 말고 죽는 거나 기다릴 밖에 없다. 실제로 우울증 환자는 병이 심해지면 그렇게 단식하고 죽기를 기다리는 경우가 있다.

우리는 왜 사는가, 죽는다는 것은 무엇인가, 이런 질문들이 도시 합리적인 설명으로 쉽게 풀릴 것 같지 않다. 죽으라 하면 살려달라고 빌 주제에 "죽지 못해 산다"고들 흔히 말한다. 죽어보지도 못한 사람들이 죽음 뒤의 세상에 대해서 이러쿵저러쿵 말을 한다. 그리고 "인생이란 뜻있게 살아야 한다"고 근엄한 얼굴로 훈계한다. 그러나 이런 것이 이 우울증에 사로잡힌 소녀의 귓전에는 얼마나 허망하게 울릴 것인가. 그녀는 이미 깊이를 모르는 죽음의 늪 속으로 한 발을 내딛고 있기 때문이다.

트루게네프의 소설 『아버지와 아들』이나 톨스토이의 『전쟁과 평화』에는 곧잘 허무주의자가 등장하거나 인간의 무력함을 인식하는 장면이 보인다. 이를테면 하늘의 무수한 별을 바라보는 청년이, 혹은 죽어가는 한 장교가 문득 인간이라는 존재가 지극히 미약함을 깨닫게 되는 따위다. 그러니 허무주의자는 인간 같은 미약한 존재가 하나쯤 사라진들 이 대우주가

눈썹 하나 깜짝할 것이냐는 푸념이다. 사람이 죽는다는 것은 아무렇지도 않은 일이나 되는 것처럼 말한다.

현대에는, 그것도 한국에는 우울증 환자를 빼놓고는 별로 인생의 의미를 생각하는 사람이 없고, 대자연의 힘에 압도되는 인간의 무력을 한탄하는 사람조차도 없는 것 같다. 학생들은 입학시험 경쟁대열에서 머리를 싸매고 싸우고 있고, 장사하는 사람들은 돈을 버는 데 정신이 없고, 농민은 식량증산운동에 눈코 뜰 새 없이 바쁘며, 회사원은 야간근무에다 상사에게 인정받으려고 일하는 데 바쁘고, 여자는 화장하고 예쁜 옷을 사입는 데 바쁘고, 연인들은 사랑하는 데 바쁘다. 저마다 앞을 다투어 그야말로 잘 살려고 하지 죽으려는 사람은 없다.

그러나 우리는 푸른 하늘에 때아닌 검은 구름이 몰려오듯 인생의 밝은 면에 던져진 죽음의 그림자를 어쩔 수 없이 인식하지 않을 수 없는 때가 있다. 자기와 가까운 사람이 죽었을 때이다.

바로 며칠 전 나는 옆방에서 나와 같이 일하던 나의 선배이자 동료 한분을 잃었다. 그는 고치기 어려운 병으로 아직 한창 일할 나이에 가버리고 말았다. 그의 죽음이 그렇게 가까우리라 전혀 짐작하지 못했기 때문에 나와 주위 사람들이 받은 충격은 여간 큰 것이 아니었다.

공항과 역두에서 사랑하는 사람들이 손을 흔들며 눈물지을 때, 그들에게는 언젠가 다시 만날 수 있으리라는 희망이 있다. 만날 수 없더라도 적어도 편지나 전화로 의사소통을 할 수는 있다. 그러나 죽음은 모든 이런 가능성을 송두리째 빼앗아 간다. 독수리가 약한 비둘기를 채가듯이 죽음은 무자비하게 사람의 목숨을 앗아가곤 아예 말이 없다.

아침저녁 출퇴근하면서 잠긴 옆방의 문을 바라볼 때 나는 형용할 수 없는 허무감에 사로잡힌다. 나는 마치 죽음의 나라의 닫힌 커다란 성문에서 아무리 불러도 대답이 없는 크낙한 침묵을 대면하는 느낌이다. 생과 사의 단절이 주는 아픔에서 나는 새삼스럽게 생각했다. 우리는 이제 늘 죽을 준비를 하고 살아야겠다고.

우리는 모두 언젠가는 다 죽는다. 의학이 아무리 발달되어도 현대의 서양의학이 생명현상을 합리적으로만 처리해 나가는 한 나눗셈으로 항상 나머지가 남는 수식처럼 불치의 병이 몇 가지는 남게 될 것이다. 우리는 언제 우리 자신이 그러한 병에 걸릴지 알 수 없는 노릇이다. 담배와 술을 끊고 체중을 줄인다고 해서 꼭 건강하다는 법은 없다.

그러니 예고 없이 찾아드는 집달리 같은 죽음에 떳떳하게 맞서기 위해서 늘 마음의 준비를 하고 있어야겠다는 것이다. 죽음에 의하여 차압을 당할 만큼 인생에 대하여, 그리고 같이 지내는 모든 사람에게 빚을 지고 살지는 않아야겠다는 것이다.

6 · 25동란 때 이야기다. 나는 후방의 어느 훈련소에서 훈련을 마치고 전투가 치열한 전선으로 배속되기를 기다리고 있었다. 이제 나가면 죽을지도 모른다고 나는 생각했다. 나는 내가 무엇을 위해서 죽는지를 알아야겠다고 생각했다. 민족이나 자유라는 말이 그리 크게 내 마음에 호소하는 단어는 아니었다. 그러나 생각이 헐벗고 굶주리고 있을지도 모르는 가족들에 미치자 나는 문득 내 가슴에 호응하는 무엇을 느꼈다. 나는 내가 헐벗고 굶주린 그리고 방황하는 많은 사람들을 지키기 위해서 죽는다 생각하니 조금은 마음이 놓였다.

그러나 결국 전방에는 배치되지 않고 후방부대에 있게 되었는데 그 생활이 또 여간 권태로운 것이 아니었다. 그것은 미결수나 집행유예를 선고받은 사람과 같았다. 끝날 줄 모르는 전쟁, 후방부대에서의 기계적인 작업 등에 나와 모든 동료들이 지쳐 있었다.

이 무렵 부대에서 나오는 팜플렛 꼭대기에 적힌 금언이 내 눈을 끌었다.

> 영원히 살 것처럼 공부하라.
> 그리고 내일 죽을 것처럼 살라.
>
> —프랭클린—

19세의 젊은이였던 나는 그때 이 말 가운데서 마음의 안정을 되찾았다. 약간 교훈적인 흠이 있지만 지금도 나는 이 말 속에 숨은 진리를 가끔 반추해 본다. 모든 사람이 다 이렇게 살면 사소한 일로 남과 다투고 질시하고 권세욕, 물욕, 명예욕 때문에 남을 헐뜯고 훼방놓는 일은 없을 것이다.

길거리를 걸어보라. 사람들은 마치 청춘이 영원한 것이나 되는 것처럼 행동한다. 불쾌한 것은 되도록 억압하고 아무 일 없는 듯이 지내고들 있다. 친구와 동료와 가족마저도 언제나 곁에 있으리라 착각하고 있다.

그러나 언젠가 우리는 뿔뿔이 헤어지게 될 것이다. 그때 우리는 아무런 미련 없이 악수를 나누고 헤어질 수 있어야 한다. 삶이란 결국 그러한 죽음을 위해서 있는 것이다.

자기 자신을 찾는 길

나는 가끔 우울증 환자로부터 인생의 의미에 대한 질문을 받는다.

"왜 더 살아야 되는지 모르겠습니다. 선생님은 인생에 의미가 있다고 생각하십니까? 선생님이니까 아실 테지요……."

목사나 신부 같으면 이런 때를 위해서 그럴 듯한 말이 준비되어 있을 것이다. 그러나 나는 이 말을 들으면 말문이 막힌다. 인생에 의미가 없다고 생각해서가 아니라, 내가 인생에 의미가 있다느니 없다느니 하는 말이 절망에 찬 이 환자에게 무슨 도움이 될까 하는 느낌이 들기 때문이다. 이 환자가 체험하고 있는 크나큰 어둠 같은 고독에 비하면 나의 〈말〉은 실로 하나의 사치에 불과할 것이다. 차라리 나는 그 사람의 고통 속으로 들어가 그의 고독을 이해해 주어야 될 것 같다.

실제로 이런 때 환자에게 책에 있는 인생철학을 아무리 훌륭하게 설명을 해도 소용이 없을 뿐 아니라 오히려 환자를 더욱 고독하게 만든다. 그는 모든 사람이 다 생을 즐기고 있고 사는 보람을 느끼고 있는데 자기 혼자만은 그것을 잃어버렸다고 생각한다. 나는 그에게 인생에는 정말 의미가 없는지, 함께 한번 찾아보자고 제의한다. 혼자가 아니라는 생각, 자기의 고독을 이해해 주는 사람이 있다는 생각만으로 이 환자에게는 벌써 가냘프게나마 희망이 솟아오른다.

이것이 바로 인생의 의미다. 〈인생의 의미〉란 〈말〉이 아니라 하나의 확신인 것이다.

세상은 바야흐로 편리성과 공리성을 추구하는 방향으로 흐르고 있다. 모든 사람들이 잘 살기를 원하며 쉽고 편리하고 편안하게 살고자 한다. 많은 사람들이 또한 될 수 있는 대로 노력을 들이지 않고 재물을 얻고, 자기 실력을 기르기보다도 〈줄〉을 잘 타는 기술을 습득함으로써 높은 지위로 뛰어올라가려고 한다. 그렇게 못하는 사람은 〈사회의 낙오자〉가 아니면 〈이상주의자〉라고 비웃음을 당한다. 이런 세상에 '인생의 의미를 묻는다'는 것은 정말 우울증 환자나 던지는 잠꼬대 같은 것일까?

그러나 우울증은 누가 걸리고 싶어서 걸리는 것이 아니고 우울증에 걸리는 종자가 따로 있는 것도 아니다. 우울증은 인간에게 찾아오는 것이다. 인생에 의미가 있는가, 없는가 하는 물음도 그 개인의 창작이 아니라 불현듯 그 사람의 마음의 창을 두드리는 손님과 같은 것이다. 그것은 그날그날 사는 데 분주한 사람들의 마음속 깊이에 숨어 있는 인간의 존재에 대한 원초적인 의문이다.

우리는 너무나 이런 근원적인 내면의 소리에서 소외되고 있는 것 같다. 어쩌면 우리는 그 소리를 애써 듣지 않기 위하여 더 요란하게 소리를 지르며, 그 소리가 울릴 수 있는 시간을 피하기 위하여 공연히 분주하게 돌아다니고 있는지 모른다.

프랑클이라는 비엔나의 정신의학자는 현대인이 〈속도〉를 즐기고 직업활동을 인생의 유일한 목적처럼 바쁘게 일하는 것은 자기 내부의 실존적 불안에서 도피하려는 마음이 있기 때문이라고 했다. 그러길래 사람들은 분주한 평일보다도 한가한 토요일과 일요일에 곧잘 의혹에 빠지며 때에 따라서는 노이로제가 된다.

기계의 부속품처럼 정해진 시간에 정해진 역할을 계속하고 있는 사람들, 심지어 바캉스마저 정해진 규율 속에서 지내야 하는 사람들이 별안간 이런 집단생활의 연속성과 반복성에서 떨어져 나왔을 때 느끼는 공허감과 고독 — 우리는 이것을 병적이며 열등한 것이라고 경멸하기 전에 이 마음을 존중할 줄 알아야 한다. 이 고독의 순간은 진실로 우리가 우리 자신과 마주서는 유일한 시간이며 집단 속의 한 분자로서의 조그만 내가 나보다도 더 큰 것, 혹은 〈커다란 나〉, 〈본연의 나〉—그것을 〈신〉이라 부르든,

〈부처〉라 부르든 또는 그것을 〈실존〉이라 명명하든—를 찾을 수 있는 유일한 기회이기 때문이다.

정신병 환자를 치료하는 입장에 있는 나는 가끔 환자들로부터 오히려 배우는 경우가 있다. 분열증(조현병)을 앓는 한 젊은 청년이 이렇게 말한 일이 있다.

"저는 아무래도 제가 병에 걸린 것 같지 않습니다. 저도 병이 아닌 것처럼 제 식구도 병이 아니고 아무도 잘못한 사람은 없는 것 같습니다. 다만 미국에서 나를 최신 기계장치로 빛을 비쳐 내 행동을 조정하는 것처럼 내 식구들에게도 비쳐서 그 사람들로 하여금 웃게 하고 울게 하고, 나에게 구박을 주고 내가 취직을 할 수 없게 할 따름입니다. 내 주위에 있는 사람들은 나와 마찬가지로 불쌍한 사람들입니다. 자기가 제 마음대로 행동하지 못하고 빛에 의하여 움직이기 때문입니다. 그러니까, 모든 것은 그 비치는 사람에 달려 있습니다. 그 비치는 곳의 뜻에 의하여 내가 다시 일할 수 있거나 영 아무 것도 못하고 이대로 폐인이 되거나 하니까요."

이 생각은 환자의 자유와 책임을 완전히 포기하게 하는 무서운 망상이다. 그러나 제 마음대로 행동하지 못하는 현대인의 자기소외를 이보다 더 냉혹하게 비판하는 말이 어디에 또 있을까.

나는 요즈음 〈좋은 말〉이나 〈글〉을 쓰는 데 싫증을 느끼고 있다. 모든 것이 상품화되고 소비가 너무 심한 시대라고 하지만 사실 이것은 피안(彼岸)의 화재가 아니라고 느끼기 때문이다. 오늘날 상업주의는 상품시장뿐 아니라 〈지성의 세계〉에도 광범위하게 침투되고 있고 이것이야말로 가장 위험한 것인데 우리는 〈불〉이 저쪽에서만 붙고 있다고 야단이다.

중학교 때 존경하던 철학선생이 있었다. 윤리학을 가르쳐 주셨는데 그 시간에는 그 선생님의 한 마디 한 마디가 지성의 결정이고 진리의 권화(權化)처럼 신비롭고 심오했다. 나는 그의 말을 제대로 이해하지는 못했지만 그 가운데 인생의 깊은 뜻이 풍겨오는 것 같이 느꼈고, 그것은 나뿐 아니라 같은 반 학생들의 공통된 심정이었다.

6·25전쟁이 터지고 뿔뿔이 흩어졌다가 나는 군대에서 제대하여 신상문제를 의논하기 위해서 부산 판자집으로 피난간 모교의 교무실로 스승을

찾아갔다. 나의 기대와는 달리 스승은 무척 냉담하고 사무적이었다. 나는 몹시 서운하고 쓸쓸한 감정으로 되돌아 왔는데 나중에 들으니 선생을 따르던 다른 학생들도 같은 심정이었다고 한다.

그러나 나는 이것을 통해서 꿈 많은 소년시절에서 어른이 되는 과정의 중요한 체험을 한 셈이다. 〈이상적인 인간상〉을 우리는 남에게서 바라보며 황홀해 할 것이 아니라 자기 속에서 키워야 했던 것이다. 그리고 그 선생님은 자기가 늘 이야기한 것처럼 자기 속에는 아주 시적이며 정신적인 요소와 아주 물질주의적이며 현실주의적인 요소의 극단적인 것이 함께 있다는 사실을 몸소 나에게 보여줌으로써 인간의 다양성을 입증했던 것이다.

개인적으로 불우한 처지에 있거나 불행할 때 그리고 불만이 있을 때 사람들은 곧잘 환경이나 사회를 탓한다. 〈특권층〉을 나무라고 탐관오리를 욕하고 〈이놈의 세상〉을 저주한다. 그러나 사람의 마음은 간사한 것이어서 편안한 자리에 앉아 편안히 살 수 있게 되면 지금까지 눈에 띄던 사회의 부정부패가 안 보이게 되고 모든 것은 다 잘된다고 생각하게 마련이다. 그러니까 자기의 사회를 보는 눈이 어느만큼 개인적인 불만에서 연유하고, 어느만큼 사회적 현실 자체에 기인하는지를 우리는 늘 생각해 보아야 할 것 같다.

우리가 우리의 불만을 외계에 투영할 때 그 외계는 또한 구원의 투영 대상도 되기 쉽다. 모든 파멸의 책임이 외부에 있다고 생각할 때 구원도 또한 밖에서 와야 한다고 생각한다. 그러나 그러는 동안에 우리는 우리 자신을 잃어가고 있는 것이다. 자기가 그 〈외부〉 혹은 사회를 구성하는 데 없어서는 안 될 소재이며 그 집단을 변하게 하는 유일한 주체라는 것을 잊고 있는 것이다.

(1970년)

화병과 화풀이

노이로제니 〈심신의학〉이니 하는 서양의학의 명칭들이 저널리즘 바람을 타고 우리나라 민간에 보급되기 이전에 우리 민간에는 이미 그것에 해당하는 그럴 듯한 병명이 있었다. 그중의 하나가 〈화병〉이다.

화병이 재래 동양의학에서 인정되어 온 병명인지 아닌지는 알 수 없으나 민간에서는 보통 〈화〉가 나는 것을 잘 처리하지 못해서 오랫동안 몸이 아파 누워 있거나 기운을 쓸 수 없으면 화병이라고 했다. 화나는 것을 지나치게 참거나 화가 너무 나서 지쳐버렸을 때 병이 생긴다는 것이다.

그러니까 화병은 서양 정신의학에서 말하는 정신적인 원인으로 생기는 모든 정신장애나 신체질환의 총칭이라 할 수 있다. 히스테리니 노이로제니 하는 것도 그 속에 포함된다.

화병의 원인이 될 화란 무엇인가? 우리나라도 그렇지만 외국어에는 강렬한 감정을 불에 비유하여 표현한 예가 많다. 열렬한 애정을 〈불같은 사랑〉(fire of love, feuerige Liebe)이라고 한다든지, 격정적인 연설을 〈불같은 말〉(feuerige Rede)이라고 하는 것은 잘 알려져 있다. 성급하다, 흥분한다, 성낸다 등의 말을 표현할 때는 〈불태운다〉, 〈탄다〉라는 동사를 흔히 쓴다. 한문의 정화(情火)나 심화(心火)도 모두 우리 마음속의 감정적 충동을 불에 비유하여 표현한 것이다.

그러고 보면 우리말의 '화가 난다', '울화가 치민다', '화가 머리끝까지 난다'고 할 때의 화는 화(火)의 음역이고 울화는 울화(鬱火)가 아닐까 생각된다. 화병이란 그러니까 화병(火病), 극도로 격한 감정(affect)으로 인해서 생기는 병이라는 뜻이 된다.

억울하고 서럽고, 밉고, 괴롭고 하는 등의 감정적인 갈등이 정신적인 장애뿐 아니라 신체적인 질환을 유발할 수 있다는 사실은 동양의학에서는 오래전부터 추정되어 왔으나 서양의학에서 의학적으로 연구되어 증명된 것은 그리 오래된 일이 아니다. 소화가 안 되거나 설사를 하거나 구토가 심하거나 가슴이 두근거리거나 숨이 공연히 차서 죽을 것 같다거나 골치가 빠개지듯 아프거나 잠이 안 오거나 하는 등의 얼핏 보면 내과질환인 듯이 보이는 병들이 그것이다. 심지어는 가렴증이나 발한증(發汗症) 같이 피부질환에 속하는 듯이 보이는 병까지도 모두 감정적인 불만과 갈등으로 생길 수 있다고 하면 모르는 사람들은 놀랄 것이다. 이와 같이 장기에 변화를 입히지 않고 마음에서 오는 심신(心身)의 장애를 정신의학에서는 심인성(心因性) 반응이라고 한다. 화병을 바로 이와 같은 현대정신의학의 이론을 소박하나마 대변해주고 있다.

민간에서 화병은 화로 인해서 생기는 병이니 화를 풀어야 병이 낫는다고 믿듯이 심층(深層) 심리학에서는 이와 같이 심인성(心因性) 반응에 속하는 신체의 병은 우리의 마음에서 아직 풀리지 못한 감정적인 요소가 우리도 모르게 숨어 있기 때문에 일어나므로, 이와 같은 요소가 무엇인지를 깨닫고 그것을 충분히 소화시켜야 낫는다고 한다. 심리분석이나 정신치료가 중요한 이유가 여기에 있다. 우리나라에서는 아직도 이런 병을 약만으로 고치려고 하지만 이것은 잘못이다.

한편 〈화풀이〉는 좋지 못한 의미로만 쓰이고 있는 것 같다. 정작 화가 난 대상에는 화를 내지 못하고 그 대신 다른 사람이나 사물에 화를 내는 경우를 말하는 것 같다. 우리나라처럼 전통적으로 아무에게나 화를 낼 수 없는 처지에서 화풀이를 하면 억울하게 화풀이를 당한 사람이 또 애매한 사람에게 화풀이를 하게 되어 화풀이의 연쇄작용이 일어난다. 결국 불만은 가시지 않고 항상 사회 어딘가에 남아서 사회의 건전한 발전을 저해할 뿐 아니라 개인의 정신건강에 불필요한 압력을 가하는 결과가 된다.

우리나라 무속에서는 흔히 〈본풀이〉(本解)라는 말을 쓴다. 어느 신(神)들의 본(本)을 풀어 읽어내려가는 이야기를 말한다. 귀신이 들어와 병이 되었다고 믿을 때 무당들은 〈살풀이〉라는 것을 한다. 나쁜 〈살〉(殺)을 몸에서 풀어 내보내는 의식이다. 화풀이의 〈풀이〉도 본래는 〈푸념〉이라기보다 풀어서 해소한다는 뜻을 가지고 있었던 것은 아닐까? 그렇다면 화를 푸념하는 것만으로는 화병은 낫지 않고 화를 풀어야(해결) 할 것이다.

이것은 쉬운 일이 아니다. 화가 난다고 아무에게나 화를 내도 좋지 않고 화가 나는 것을 너무 참기만 해도 몸에 해롭기 때문이다.

지독하게 화를 내서 잠깐 실수를 하는 것은 대개 화가 나는 것을 너무 참는 사람인 경우가 많다. 홧김에 사람을 쳤다든가, 심지어는 홧김에 사람을 죽였다는 사람 가운데 뜻밖에도 평소에는 얌전했던 사람들이 있다. 화를 내는 것은 좋지 않은 행위라는 인습적인 윤리관이 가정교육이나 사회교육을 통해서 한 개인의 생활에 강조될 때, 그 사람은 자기 감정을 제대로 표시할 기회를 잃는다. 억압된 감정기능은 마음속에 모여서 차차 그 세력을 확대하고 돌파구를 찾다가 어떤 계기에 폭발하고야 마는 것이다. 그야말로 울화통이 터지는 것이다.

화가 나는 것을 참다가 그것이 폭발될 때 그 폭발적인 감정적 충동이 다른 사람을 해치거나 사물을 파괴하는 등의 폭행으로 나타나는 경우도 있지만, 자기 자신을 해치는 방향으로 나가는 수도 있다. 홧김에 술을 마신다든가, 홧김에 약을 먹고 죽으려고 한다는 예는 많다. 서양에서는 홧김에 차를 전속력으로 몰고 가다가 사고를 일으키는 경우를 흔히 본다. 이와 같은 사고 뒤에는 의식적이든 무의식적이든 자살 의도가 숨어 있다.

자기가 어떤 행위를 해서 자기 몸을 해치기 전에 신체의 여러 기관이 먼저 화를 입는 수도 있다. 억울하게 시어머니의 구박을 받아오던 며느리가 참고 참다가 별안간 졸도를 하거나, 말소리가 나지 않거나 팔다리가 굳어지고 비틀어지는 발작을 일으키거나, 하루에도 여러 번 구토를 해서 식사를 할 수 없게 되는 경우를 흔히 경험한다. 물론 며느리는 이 병 때문에 며느리로서의 임무를 합법적으로 회피할 수 있지만 이와 같은 생리적인 장애로 오는 고통이란 결코 견디기 쉬운 것이 아니다.

감정을 억압한다는 것이 건강에 이토록 해로운 것이라면 이것을 예방할 도리는 없느냐는 질문을 나는 흔히 받는다. 화를 내는 동기, 원인, 혹은 대상이 사람마다 다른데 모든 사람에게 한결같이 적용되는 처방을 내릴 수는 없다.

그러나 화풀이를 잘하는 사람에게 나는 화가 나면 우선 자기 자신부터 생각해보라고 권할 것이다. 화를 내는 이유가 자기 안에 있을지 모르기 때문이다. 있으면 그것을 해결해야 하고 여기에는 전문가의 도움이 유익하다. 화를 참기만 하는 사람에게 나는 감정이란 때때로 표시해야 한다고 말할 것이다. 유교의 영향이 큰 우리 사회에서 전통적으로 감정 표현은 극도로 부도덕한 것으로 기피되어 왔다. 이것이 너무 극도에 다다르면 인간의 정상적인 정신적 성장을 막을 뿐 아니라 현재 우리 주변에서 가끔 볼 수 있는 감정의 무질서한 남용을 일으키게 된다.

억지로 자기 감정을 드러내서 남에게 과시할 필요도 없거니와, 자기의 미숙한 면을 억지로 숨기고 성자(聖者)가 되려고 하는 것도 인격발전에 도움이 안 된다. 한마디로 자연스럽게 사는 것이 바르게 사는 자세이다.

(1969년)

정신과 환자와 창조

몇 해 전, 스위스의 수도 베른의 한 작은 화랑에서 진기한 전람회를 본 일이 있다. 그것은 정신과 환자, 그중에서도 조현병(정신분열증) 환자의 그림 전시회였다. 작품은 유럽 각지의 대학병원, 주립병원에서 출품되었고 화가는 이미 여러 해 전에 고인이 된 그 병원의 환자들이었다. 이 무명화가들의 사진과 일생이 그의 그림과 함께 소개되었다. 모두 병원에 입원한 사람들이고 본래 그림이라곤 그려보지 못한 사람들이었다.

나는 그 그림들을 보고 우선 놀라움을 금치 못했다. 대우주의 삼라만상을 정교하게 묘사하고 있는가 하면, 사람과 동물을 적당히 뜯어 맞춘 신화에나 나올 기괴한 〈상〉(像)들은 피카소같이 능란한 솜씨로 그린 것들이었다. 어떤 것은 아프리카의 원시예술과 꼭 같은 필치여서 구별이 되지 않았다. 어떤 것은 그로테스크하고 〈병적〉, 〈마술적〉이라는 말이 어울릴 만한 그림이기도 했다. 그러나 모든 사람이 지극한 정성으로 그들의 체험을 묘사하고 있었다. 현대예술에서조차 볼 수 없는 박진력(迫眞力)이 그림마다 서려 있었다.

지난주에는 태화기독교사회관에서 정신과 환자들의 그림 전시회가 있었다. 거기에 내놓을 그림을 고르면서 나는 다시 한 번 흐뭇한 느낌을 가졌다. 병원 미술실에 십 년 동안 모인 그림 가운데서 소박하지만 대가들도 못 그리는 자연스럽고 멋진 그림들을 발견할 수 있었기 때문이다. 아무도 이들에게 그림의 기법을 가르치지 않았다. 마음대로 그리고 싶은 것을 그리게 하여 그들의 창작기능이 자연스럽게 발휘되도록 했다. 그랬더니 이들의 그림을 수정하거나 그림을 가르친 때보다 훨씬 자유스럽게 표현했다.

베른 전시회에 출품한 유럽 환자들은 병중에서 그 그림을 그렸으며 그들은 결코 치료되지 못한 채 죽었다. 그러나 그들은 남이 할 수 없는 체험을 화폭에 담아 불후(不朽)의 작품을 남겼다.

흔히 〈병〉은 좋지 못한 것, 손해, 결함처럼 여겨지고 있고, 그런 면이 있는 것은 말할 것도 없다. 병은 좋지 못하니까 없애야 한다. 그러나 때때로 병은 우리에게 뜻하지 않게 무엇인가를 보태주는 역할을 한다. 우리는 병을 앓음으로써 잃는 것이 있으나 얻는 것도 많다. 경우에 따라서는 그런 큰 고통을 겪지 않고서는 얻을 수 없는 인생에 대한 교훈, 자신의 반성, 예술적 창작, 또한 철학적 명상의 길을 열어준다. 이런 일은 반드시 고통을 잊으려는 도피수단이기보다는 고통을 극복하고 고통에도 불구하고 창조하려는 인간만이 가진 높은 충동의 표현이다.

그러므로 나는 만성환자의 〈재활〉(再活)이라는 말을 별로 좋아하지 않는다. 재활이란 원상으로 복구하거나 그저 불충분하지만 거의 원상에 가깝게 만드는 것이다. 병들기 전과 같거나 충분치는 않지만 거의 비슷하게 된다는 것이 재활의 목표이고, 그 방법으로 정신과 환자에게 작업을 시키고 또한 그 작업의 일환으로 그림을 그리게 한다. 그러나 이것은 소극적인 방법이다. 이런 생각은 우리가 사는 세상을 정상적인 것이라 보는 데서 나온다.

프랑클이 비엔나에서 대학생에게 쪽지를 두 개씩 나누어 주었다. 하나는 하이데거의 실존철학의 한 구절, 다른 하나는 환자의 횡설수설을 적었다. 그리고는 어느 쪽이 환자 것이냐고 물었다. 의외로 많은 학생이 하이데거의 글이 환자의 글 같다고 했다.

우리가 모르면 환자라고 하고 병적이라 하고 이상이라 한다. 그러나 〈환자〉의 세계를 알면 알수록 정상과 이상의 한계가 모호해진다. 시대를 앞질러 경험하는 역사상의 선각자는 그 뜻을 모르는 대중으로부터 〈미친 놈〉 취급을 받아 왔다.

스위스에서 일할 때 나의 환자 가운데 유고슬라비아 출신의 기술자가 있었다. 유명한 전자회사의 연구실에 근무하고 있었는데 어느 날 갑자기 자기가 몇 가지 수식을 발견했다고 떠들어댔다. 동료나 상사들은 〈미친 놈〉이라 했다. 그는 그 뒤에 피해망상이 생겼고 생생한 환각에 사로잡혔으며 자기 수식을 누가 훔쳐갔다고 호소했다.

극도로 심한 분열증의 증상을 보여 입원하게 되었는데 석 달 뒤 그는 많이 나아서 퇴원했다. 회사에 돌아가서 다시 근무하게 되었고, 그가 병중에 발견한 수식 중 일부는 입원하고 있는 동안 가치를 인정받아 실제로 응용되고 있는 것을 보았다.

그의 발견은 병의 결과였을까. 병중에 항진된 창조적 직관기능이 중요한 착상을 갖게 했으나, 그의 자아는 이 귀중한 무의식으로부터의 선물을 고이 간직하고 세심한 주의를 기울여 그것을 정리할 만큼 통합되지 못했다. 그는 이를 경솔하게 누설하고, 뒤늦게 그 경솔함을 뉘우치다가 병들게 된 것이라고 나는 내 나름대로 풀이해본다. 창조의 극과 파괴의 극은 이렇게 맞닿아 있다.

미국의 어떤 대학에서 시작(詩作)에 관한 교실을 마련하여 조현병(정신분열증) 환자들을 많이 참여시켰다. 물론 환자로서 참여시킨 것이라기보다 시를 배우는 〈사람〉으로 참여시켰고 또 그렇게 받아들였다. 시를 크게 소리 내어 읽게 하고 해석을 내리고 시의 기법을 가르쳤다. 이들은 보통사람보다도 더 날카로운 필체로 인생과 세계의 모습을 시로 표현했다고 그 연구가는 보고하고 있다. 우리는 현재에 집착하나 이 환자들은 영원과 잇닿은 세계를 호흡하며 우리가 못 보는 사물의 깊이를 표현했던 것이다.

〈정신과환자〉란 하나의 명칭이다. 이것을 정의하기란 쉬운 일이 아니다. 누가 환자인가 따지면 대답하기 어려워진다. 정상과 이상이란 절대적인 개념이 아니고 상대적인 개념이기 때문이다. 다른 많은 환자 중에서 유독 정신과 환자만이 역사적으로 많은 수난을 겪어온 것도 그 때문이다.

사실 따지고 보면 현대인은 모두 조금씩 병들어 있다. 물욕에 병들고 명예욕과 권력욕에 병들어 있다. 그래서 밤낮 바쁘고 〈정신없이〉 생활하고 있다. 노도같이 밀려가고 밀려오는 세속의 물결에 휘말려 아침부터 밤늦

게까지 동분서주한다. 잠시 틈을 내어 봄이 오는 뜰에 핀 꽃가지를 눈여겨 보거나 시 한편 읊어 보거나 화필을 들어 흰 캔버스에 무엇인가를 그려 보는 여유가 없다. 꼭 어느 개인이 그렇게 분주해지고 싶어서 그런 것도 아니고 보면 이것은 개개인의 병이 아니라 시대의 병이기도 하다.

오후 6시의 종로 1가 지하도에 가만히 서 있어도 군중의 움직임에 따라 움직이게끔 된 것이 현대이다. 어떻게 우리가 정신과 환자의 횡설수설만을 두고 탓하겠는가. 그 횡설수설조차도 자세히 들어보면 그럴듯한 내용을 단편적으로나마 암시하고 있고, 우리가 미처 보지 못한 인생의 국면을 알려주고 있다.

창조란 무엇일까. 나는 그것을 〈새로워지는 것〉, 〈새로운 것을 만드는 것〉이라 말하고 싶다. 그것은 반드시 〈색다른 것〉을 말하지 않는다. 그것은 또한 〈낡은 것〉의 반대개념도 아니다. 다시 말해서 옛날 것과 지금 것이라고 말하는 시간성과는 관계가 없다. 옛날 것이든 지금 것이든 〈새로워지는 것〉, 〈새롭게 하는 것〉, 그것이 창조이다. 그러자면 새롭게 볼 필요가 있다. 새롭게 볼 때 새롭게 할 수 있다.

이렇게 볼 때 의사가 병을 고치는 것은 굉장한 창조행위이다. 그는 병을 매개로 하여 환자를 새롭게 만들어준다. 아니 환자 마음속의 창조적 원천을 자극하여 그가 스스로 새로워지는 것을 돕는 것이 의사의 역할이다.

창조의 원천은 인간의 마음속에 있다. 다시 말해서 무의식 속에 있다. 의식이 그것을 받아들여 작업할 때 창조적 작업이 시작된다.

신체질환을 치료하는 의사가 환자의 병소를 없애는 방법을 쓰면서 동시에 그의 본래의 생명기능, 저항력을 촉진시켜 건강하게 만들어 주는 것처럼, 정신과 환자의 경우도 환자의 병적인 것을 누르는 방법보다는 그 속에 있는 건강한 부분, 그 창조기능을 개발시켜주는 것이 치료의 중요한 일부가 된다.

〈새로운 것〉은 어떤 고정된 〈틀〉에 맞추면 제 기능을 발휘하지 못한다. 그러므로 환자에게 그림을 그리게 할 때는 자유롭게 그리도록 한다. 그림의 해석도 경솔하게 하는 것을 삼가야 한다. 그림이란 언제나 해석하기 위하여 있는 것이 아니고 느끼기 위하여 있는 것이기 때문이다.

〈새로워지는 것〉, 〈달라지는 것〉으로서의 창조는 어떤 경우나 고통 없이 이루어지지 않는다. 더구나 환자의 작품들은 고통을 담보로 한 산물이라 할 수 있다. 순진한 호기심만으로 이를 대하기에는 너무나 엄청난 고뇌의 바탕에서 이루어진 것들이다. 이 고뇌에서 나온 예술적 표현을 경건하게 받아들이는 자세를 가져야겠다.

(1978년)

콤플렉스

돈에 지나치게 집착하는 사람을 두고 보통 이런 말들을 한다. "저 사람 아무래도 돈에 콤플렉스가 있는 모양이야." 이성관계가 원만하지 못한 듯하면 "그 사람 무슨 콤플렉스를 가지고 있는 게 아니냐"고 말하는 일도 있다. 사람들은 이런 때 콤플렉스(complex)라는 말을 열등의식과 같은 뜻으로 쓰는 것 같다. 콤플렉스라는 말이 본래 그런 뜻으로만 쓰인 것은 아니다.

1904년경의 일이다. 스위스의 취리히시 교외에 부르크횔츨리라고 아주 부르기 어려운 이름을 가진 정신병원이 있었다. 당시에는 정신병원에 대한 인간적이고 심리적인 방면의 연구가 파리, 비엔나, 취리히에서 아주 활발했다. 유명한 정신의학자 오이겐 블로일러 교수 밑에서 그의 오른팔이 되어 연구를 돕던 사강사(私講師) 칼 구스타브 융이라는 젊은 정신과 의사가 있었다.

그는 그때 독일 심리학계에서 쓰던 단어연상검사라는 것을 들여다가 환자에게 시험해 보는 가운데 새로운 사실을 발견했다.

연상검사란 여러 개의 단어 중 각각 한 단어를 불렀을 때마다 생각나는 단어를 대답하게 하여 연상의 형태를 보는 검사법이었다. 융은 이 문답에서 대답하기까지의 시간을 재보니 어떤 단어를 불렀을 때는 빨리 대답이 나오는데 어떤 단어에서는 한참 뒤에 대답이 나오거나 말이 막혀 아예 대답을 못한다는 것을 알게 되었다. 또 나중에 똑같은 단어를 다시 부르면 어떤 것은 기억이 나는데 어떤 것은 잊어버려서 생각이 나지 않는 일도 있었다. 보통사람 같으면 그냥 지나쳤을 평범한 현상인데 융은 여기에 무슨 까닭이 있는 것이라고 판단하여 연구한 끝에 다음과 같은 결론을 내렸다.

연상검사 중에 연상작용의 장애가 생기는 것은 그 사람의 마음속에 평소에는 모르고 지냈던 것이 단어를 부를 때 자극을 받아 의식에 올라옴으로써, 연상을 못하게 막거나 연상을 느리게 하는 등 정상적인 생각의 흐름을 훼방하기 때문이다. 그는 이 마음속에 숨어 있는 것은 불안이나 공포, 감동과 기쁨 같은 강한 감정을 지니고 있는 것으로, 여러 가지 경험이 뭉친 덩어리 같은 것이라고 보았고 정동성(情動性) 콤플렉스(心複合)라고 불렀다.

같은 시기에 비엔나에서는 지그문트 프로이트가 우리 마음속에는 우리도 모르게 억압된 느낌이나 생각이 있어 또 하나의 마음을 만들어내고 있다는 주장을 하게 되었고, 그 숨어 있는 마음을 무의식이라고 불렀다. 그는 파리에 가서 최면술 공부를 했다. 히스테리로 공연히 팔 다리가 마비된 사람을 최면에 걸어 평소에 말 못했던 괴로움을 털어놓게 했더니 증세가 멀쩡하게 낫는 것을 경험했다. 그는 나중에는 최면술을 쓰지 않고 자유연상만으로도 그 잊었던 마음의 상처를 되살려서 병을 고칠 수 있다는 것을 알게 되었다.

괴로운 생각이나 느낌 같은 경험은 우리도 모르게 억압된다는 이 억압설은 칼 융의 눈길을 끌었다. 그것은 연상검사에서 얻은 결론과 부합되는 것이었다. 융은 프로이트에 편지를 내었고 이 일은 한동안 두 사람 사이의 친분을 두텁게 하는 계기가 되었다. 융은 나중에 자기 학설을 콤플렉스 심리학이라 불렀다가 분석심리학이라 고쳤는데 그만큼 콤플렉스 학설은 융에게 중요한 의미를 가지고 있었다.

콤플렉스를 알아내는 데는 꼭 연상시험을 해야 하는 것은 아니다. 보통 대화를 하는 가운데도 곧잘 나타나기 때문이다. 누구나 다 한두 가지씩은 신경을 건드리는 것들이 있다. 다른 사람들이 대수롭지 않게 지껄이는 말 가운데 자기 기분을 유달리 자극해서 화를 내게 한다거나 공연히 들뜨게 하거나 우울하게 만드는 것들이다. 그것은 바로 그런 말들이 우리의 마음속에 있는 잊혀졌던 기억이나 생각들, 즉 콤플렉스를 일깨워주기 때문에 일어난다.

그것은 성(性)에 관한 것일 수 있고 돈에 관한 것, 시험에 관한 것, 병에 관한 것, 혹은 죽음에 관한 것일 수도 있다. 대개 개인이 과거에 입은 마음의 상처와 관계되는 수가 많다. 사법고시에 떨어진 사람들은 시험 콤플렉스를 가지고 있다. 대학에 가고 싶었는데 못 가게 된 사람은 대학 콤플렉스가 생긴다.

이런 콤플렉스들은 대개 개인마다 잘 생각해보면 생각나는 사건들에 의해서 생기는 것이므로 자기가 무슨 콤플렉스를 가지고 있다는 것을 알고 있는 경우가 많다. 그러나 그 가운데는 먼 옛날에 잊어버려 전혀 생각나지 않는 것들도 많다. 문제를 일으키는 것은 바로 그런 무의식적 콤플렉스이다. 이것은 꿈의 분석이라든가 연상시험 같은 특수한 방법을 쓰지 않으면 그 정체를 알기 어렵다. 이런 정체 모를 콤플렉스는 마치 〈아닌 밤중에 홍두깨〉 같이, 혹은 밤거리를 횡행하는 괴한처럼 의식을 습격해서 의식이 뒤죽박죽되게 한다. 실수라는 모든 정신적인 사고가 일어나는 것이다.

강단에 서서 평소에 별로 좋아하지 않는 사람을 소개하려 하는데 그 사람의 이름이 갑자기 생각이 안 난다든가, 누구와 약속을 했는데 그날따라 까맣게 잊어버린다든가, 사람의 얼굴을 완전히 뒤바꾸어 착각한다든가, 남의 이야기를 전혀 반대로 듣고 화를 낸다든가, 자기가 축하해야 할 자리에서 〈축하〉라는 말 대신에 〈애도〉라는 말이 느닷없이 입에서 튀어나온다든가 하는 것은 모두 콤플렉스의 장난이다.

때에 따라서는 이것이 신체의 생리기능에 작용해서 소프라노 가수에서 별안간 높은 목소리가 안 나오게 하고, 은행장의 오른쪽 손을 떨게 해서 사인을 할 수 없게 만들거나, 며느리에게 심한 두통을 일으키게 함으로써 미운 남편과 시어머니 앞에서 합법적으로 휴업을 선언하게 만들기도 한다. 무의식적인 콤플렉스는 가벼운 착각에서부터 심한 노이로제 증상에 이르기까지 여러 가지로 말썽을 부리게 된다.

"사람들은 자기가 무슨 콤플렉스를 가지고 있는가를 안다. 그러나 콤플렉스가 그들을 가지고 있는 것을 모른다." 융은 이렇게 말했다. 콤플렉스

따위는 우리가 의지로 누르면 다 없어질 수 있는 것이라고 생각하지만 오히려 콤플렉스가 나를 사로잡으면 그 힘에 의하여 지배되기가 일쑤이다.

암 공포증에 걸린 사람들을 생각해 보자. 그 사람의 머리(이성)는 자기가 암일 까닭이 없다고 생각하고 있다. 그러나 그의 감정은 끈질기게 암이면 어떻게 하나 걱정을 하게 된다. 그는 이런 〈쓸데없는 생각〉을 버리려야 버릴 수 없다. 무엇이 그 뒤에서 작용하는가, 모두 콤플렉스의 장난이다.

심리학이 발달되지 않은 원시인들도 이런 이상한 정신상태를 알고 있었다. 그래서 여러모로 원시인 나름대로 해석을 궁리한 결과 그것은 아마 귀신이 붙어서 그렇게 된 것이라고 설명하게 되었다. 우리나라에서도 정신병은 잡귀가 붙어서 생기는 병이라 해서 잡귀를 물리치는 주술을 현재도 민간에서는 간혹 하고 있는 곳이 있다.

잡귀니 귀신이니 마귀니 하고 부르는 것은 바로 무의식—우리의 속마음을 마음대로 떠돌아다니는 여러 종류의 자율적 콤플렉스에 해당된다. "그 사람 술 먹으니까 딴 사람 같다."고 흔히 말한다. 또 하나의 그 사람이 그 사람의 마음속에 있다가 술에 취한 순간 그를 사로잡은 것이다.

콤플렉스는 반드시 개인의 경험을 통해서만 만들어지는 것은 아니다. 인류의 역사와 함께 대대로 내려오는 경험들이 오늘 우리의 마음속에도 살아 있다. 그것은 우리로 하여금 종교를 만들어내게 했고 신화를 이야기하게 했다. 뱀을 보면 사람들은 질겁을 한다. 주검을 보면 두렵다. 누가 그렇게 하라고 가르쳐준 것은 아니다. 아마도 인류의 아득한 옛날부터 인간이면 그렇게 경험하고 느껴왔을 것이다. 어머니의 모성본능도 그러한 것 중의 하나이다.

신화의 세계는 원시인 사이에서만 살아 있는 것이 아니라 현대인의 마음속에도 남아 있어 끊임없이 작용하고 있다. 그 증거로는 우리들의 꿈을 관찰하면 된다. 밤마다 사람들은 한 토막씩 제임스 본드의 활극을 실연하고 있다. 어떤 때는 쫓기는 사람으로, 어떤 때는 쫓는 사람으로 기상천외의 행동을 하며 현대의 신화를 몸소 겪는다. 어떤 때는 마녀의 동굴 속에 들어가고 어떤 때는 호랑이와 이야기하며 어떤 때는 귀신을 만난다.

그것들은 다 무엇인가. 우리의 마음속에 살아 있는 신화의 주인공들이며 모두 다 자기의 분신이다. 원시인들은 그것들이 모두 밖에서 사람들의 머리에 들어가는 것처럼 이야기했다. 그러나 현대의 심리학은 그것이 자기 마음의 여러 가지 부분, 즉 콤플렉스들이라고 말한다.

꿈에 나타나는 신화가 간혹 현실로 나타나는 경우가 있다. 다시 말해 그 사람이 실제로 신화의 주인공이 되어 행동하는 것이다. 조현병(정신분열병)자의 경우처럼 자기가 달나라로부터 공격을 받고 있다는 망상을 가지게 되거나, 자기가 대통령에 입후보했다고 믿는다. 여러 가지 사회적인 광신(狂信) 현상도 그 한 예이다. 자신이 구세주라고 믿는 사람, 그 사람에게서 거의 하느님에 가까운 마력을 느끼며 열렬하게 그를 따르고 그를 찬양하는 경우가 바로 그것이다.

지도자 콤플렉스, 영웅 콤플렉스, 혹은 초인 콤플렉스 같은 것이 어느 한 사람을 사로잡았을 때, 그는 자기를 거의 신적인 존재라고 생각하고 신의 권력을 쥔 것처럼 마음대로 행동한다. 군국주의 하의 일본의 천황과 국민의 관계가 그러했고, 나치독일의 히틀러의 행적은 가히 인간으로서보다 마귀로서의 특징을 지닌 것이었다. 그러나 마귀는 밖에 있지 않고 누구의 마음에도 있을 수 있다는 것을 알아야 한다. 그리고 오늘날 전체주의 국가에서 일어나고 있는 현상은 진정 광신집단에 방불한 집단빙의(集團憑依)로서 모든 사람이 콤플렉스에 사로잡혀 있는 상태이다.

시대와 환경과 문화에 따라서 어느 집단을 사로잡는 공통된 콤플렉스가 있다. 오늘날 한국인의 마음을 지배하는 콤플렉스는 〈돈 콤플렉스〉와 〈권력 콤플렉스〉라고 나는 다른 곳에서 지적한 바 있다. 그러나 이것이 전부라 할 수는 없다. 어떤 사람은 성 콤플렉스에 사로잡혀 있고, 어떤 사람은 공부 콤플렉스에, 또 어떤 사람은 자유 콤플렉스에 걸려 있는지 모른다. 어떤 사람은 전쟁 콤플렉스에 걸려 있을 것이다.

한 시대를 지배하는 사상, 경향, 유행, 이것은 모두 그 시대의 환경에 따라 결정되므로 개인이란 흔히 이 시대정신의 희생인 듯이 보인다. 그러나 콤플렉스는 개인개인의 마음속에 있는 것이므로 개인이 스스로 자기 콤플렉스를 알면 시대의 흐름도 맹목적이고 광신적인 방향으로 흐르지 않고 건전하고 성숙한 것이 된다.

심리학을 책으로만 배운 사람, 또는 서투른 사람에게 정신분석을 잘못 받은 사람들은 곧잘 자기가 가진 콤플렉스의 종류와 성질을 오이디푸스 콤플렉스로부터 엘렉트라 콤플렉스에 이르기까지 줄줄 엮어내린다. 정신분석에서 가장 경계하는 것이 이런 지적(知的)인 해석이다. 이런 식으로 알기만 하고 고치지 않는 것은 모르는 것보다도 해롭다.

그러면 콤플렉스는 어떻게 해소시킬 수 있는가. 무엇보다도 콤플렉스는 〈해소〉시키는 것이 아니라 나의 의식의 한 부분으로 〈동화〉시키는 것임을 알아야 한다. 사람들은 콤플렉스는 풀어버리면, 또는 발산하면 없어진다고 생각하고 있다. 그러나 그것은 잘못이다.

콤플렉스는 무슨 혹처럼 나쁜 것이어서 떼버려야 하는 것은 아니다. 콤플렉스는 샘물과 같은 것이다. 단지 오랫동안 쓰지 않고 내버려 두었으므로 물이 고여 약간 더러워졌을 뿐이다. 그러므로 그 물은 퍼서 써야 한다. 쓰면 좋게 변할 수 있는 것이다. 바꾸어 말하면 내가 어떤 콤플렉스를 가지고 있는가를 머리만으로 아는 데 그칠 것이 아니라 마음속부터 깊이 깨달아야 한다. 구태여 콤플렉스라는 말을 쓸 필요도 없다. 이런 어색한 말보다는 〈내 속에 있는 또 하나의 나〉, 〈나도 모르는 감정〉이라고 생각하고 깨달아 가야 한다.

아는 것과 깨닫는 것은 다르다. 아는 것은 유식한 것이며 자랑이 되지만 깨달음에는 아픔이 따른다. 그러나 어떠한 경우에도 괴로움 없이 자기의 속마음을 깨달을 수는 없다. 이 괴로움을 피하기 위해서 사람들은 아는 데 그칠 뿐 아니라 더 많은 지식을 가지고 있기만 하려고 한다.

또 콤플렉스를 모두 병적인 것이라고 생각하는 것은 잘못이다. 누구에게나 〈정상적으로〉 콤플렉스가 있고, 이것이 있기 때문에 마음의 흐름에 강약이 생기고, 긴장과 갈등이 있으므로 해서 사람들은 성숙할 수 있는 것이다.

우리는 자신의 마음속의 콤플렉스가 어떤 것인지 모르고 있다. 그러니 우리가 어떻게 그것을 특수한 심리학적인 방법을 쓰지 않고 알 수 있을 것인가. 콤플렉스를 쉽게 알 수 있다고 생각해서는 안 된다.

우리가 공연히 누구를 미워할 때, 우리가 누구에게 심한 질투를 느낄 때, 우리가 누구를 실없이 좋아하게 될 때, 우리가 광열적인 상태에 빠졌을 때, 유행에 휩쓸렸을 때 등, 우리들 인생에 큰 곡절이 있을 때 바로 거기에 콤플렉스가 작동하고 있는 것이다. 그리고 이때야말로 우리가 우리의 마음을 깨닫고 자기 속에 숨어 있는 또 하나의 나를 찾아볼 수 있는 가장 좋은 기회이다.

경제발전과 정신건강

1.

나는 문명이 발달되었다는 유럽의 한 부자나라에서 여러 해 동안 많은 환자들을 다루면서 이런 생각을 한 적이 있다. 한국이 경제발전을 하려고 안간힘을 쓰는 것은 결국 이 사람들처럼 되자고 그러는 것인가.

주립 정신병원에는 매일 술에 곯아떨어진 심한 알코올중독과 알코올로 생긴 정신병 환자가 밀어 닥쳤다. 소년법원에서는 범죄행위를 하여 붙잡힌 동성애 환자가 정신감정을 받으려고 병원에 오는 일이 많았다. 노인병동에는 80이 넘은, 실성한 환자들이 지옥처럼 우글거렸다. 사립병원에는 세계의 백만장자의 아들딸들이 사회의 낙오자가 되어 미국, 네덜란드와 독일에서 그리고 인도, 필리핀에서 스위스 호숫가로 실려왔다. 그들은 대개 환각제 남용, 알코올중독, 또는 성격장애를 앓고 있었다. 우울증 환자가 많았고 자살률이 높았다.

아름답고 풍요한 나라—그러나 사람들은 그 운치 있는 고성(古城)이 소년범죄자나 알코올중독자의 수용소임을 모르고 아름드리나무가 우거진 그 공원이 동성애자의 밀회장소임을 모르며 명랑한 여인의 웃음 뒤에 이혼과 사생아로 점철되는 어두운 과거가 있음을 모른다. 관광객은 그저 감탄할 것이다. "우리나라도 이렇게 잘 살아야겠다"고.

그러나 우리는 그렇게 살아가서는 안 된다. 그들이 하는 실수와 잘못을 빤히 보면서 그렇게 나가서는 안 된다. 우리는 좀 더 현명하게 발전해야 한다.

서양은 지금 그들의 행로를 바꾸지 못한 채 마지막 박차를 가하고 있다. 청소년 범죄가 늘고 있으며 중국에서 아편전쟁까지 일으킨 그들이 지금은 환각제 중독문제로 골치를 앓고 있다. 그런 나라에서는 정신과 의사의 수입이 많다. 정신과 의사가 끼지 않는 일이 없을 정도로 정신의학, 정신분석학이 잘 〈팔린다〉는 것은 사실 정신의학의 발전을 위해서는 좋은 일일지 모르나 사회가 그만큼 병들었다는 뜻이니 그런 점에서는 좋은 것도 못된다.

나의 스위스 친구에 국립 전철의 운전사가 있다. 그에게는 차가 없었다. 휴가 때면 그는 전철을 이용했다. 알프스 산에 가서 며칠을 산속에서 걸어 다니며 고산화초(高山花草)의 아름다운 모습을 카메라에 담아 오거나, 도서관에 가서 자기 고향의 오래된 성당의 역사를 들추어 보는 것이 그의 취미였다. 나는 그에게 차가 없는 이유를 물었다. 돈이 없어서 차를 안 사는 것이 아니었다. 하루 종일 전철을 운전하고 나서 다시 자동차를 운전할 생각은 나지 않는다는 것이다.

물질문명의 발달은 하나의 거대한 기계를 산출하고 인간으로 하여금 기계의 법칙에 순응하도록 강요한다. 시간이 무수히 쪼개지고 채워진다. 1년 뒤의 휴가도 지금 계획을 하지 않으면 안될 만큼 모든 것이 계획 속에서 움직인다. 얼핏 보아 충실하게 사는 것 같지만 인간이 만든 기구가 오히려 인간을 옴짝 못하게 속박해 버리는 결과가 된다.

프로이트의 시대는 이미 지나갔다고들 한다. 서양인들은 이미 사회적 도덕관 때문에 성욕을 억압하는 것이 아니다. 쾌락에 대한 〈욕구〉는 충분히 충족되고 있다. 단지 그들은 무수한 계획 속에서 그들의 본능을 희생 혹은 남용하고 있는 것이다. 휴가여행이란 이미 쾌락의 충족이라는 뜻을 벗어나 쾌락충족에의 강제수단이 되어 버렸다. 물질적인 풍요가 사람들을 즐겁게 해주는 것을 넘어서 즐겁게 살도록 강요하고 있는 것이다. 물질이 인간에게, 상품이 구매자에게 강요하는 것이다. 누가 누구의 주인인지를 모르게 되었다.

그러길래 비엔나의 정신의학자 프랑클은 〈의미충족〉(意味充足)이라는 말을 제창한다. 다람쥐 쳇바퀴 도는 기계적인 생에서 별안간 내던져졌을 때, 인간이 고독해지는 것은 그가 사는 의미를 모르기 때문이다. 일요신경증(日曜神經症)이라는 것이 그것이다. 인간은 쾌락의 충족만으로는 살 수 없다. 보람(의미)을 느껴야 한다는 말이다. 고통에 의미가 있음을 알 때 인간은 그 고통을 훨씬 잘 견디어 낼 수 있다고 스위스의 칼 융은 말한다.

이것이 모두 기계문명의 발전을 구가하는 서구에서 인간이 당면하고 있는 정신적 위기를 걱정하는 서양 지성의 소리다. 서양의 동료 의사들이 "동양에도 정신과의사가 필요하냐" 하고 농담 반 진담 반으로 말한 일이 있다. 동양 사람은 전통적으로 좋은 인생철학을 가진 것으로 아는데 그것이 부럽다고 했다.

우리는 그들의 이런 찬사를 듣고 만족해하며 현대서양이 당면하고 있는 정신의학적 문제들이 피안(彼岸)의 불이라고 관망하고 앉아 있어도 좋은 것인가.

2.

한국은 착실히 서양의 뒤를 좇아가고 있다. 그러나 한국이 안고 있는 문제는 서양이 안고 있는 고민과 동질의 것은 아니다. 서양은 물질이 너무나 풍성하며 너무나 엄청난 자유를 누리며 모든 것이 너무나 보장되어 있기 때문에 오히려 그것이 고민이고, 한국은 급하게 남의 뒤를 좇아서 돈을 벌어들이려니 고생인 것이다. 서양인은 안온한 물질적 보장에 겨워 권태와 고독에 몸부림치며, 한국인은 물질에의 엄청난 욕망이 충족될 수 없어 불만이다.

일찍이 한국 사람이 지금처럼 "돈 없이는 못 산다", "돈이면 다 된다"는 식의 황금만능사상에 사로잡힌 때가 역사상에 없었을 것이다. 한국문화의 주류는 역사적으로 상당히 정신주의적인 특징을 지녀왔다고 해야 할 것이다.

돈은 가장 천한 것이라고 여기는 것이 지나간 시대의 지배적인 가치관이었다. 그러나 이제 과거의 물질천시 경향은 물질지상(至上)의 방향으로 탈바꿈하려고 한다. 이것은 우연한 일이기보다는 전시대의 극단적인 정신주의에 대한 반작용이라고 볼 수도 있을 것이다. 그러므로 정신건강의 차원에서 본 한국현대의 문제점은 물질 그 자체 혹은 경제발전 그 자체보다도 그것에 대한 극단적인 집념, 경제발전에 대한 거의 거족적(擧族的) 명예욕, 획득욕이다.

모든 사람이 욕심을 부릴 때 한 사람이 욕심을 부리지 않고 가만히 있기는 어려운 노릇이다. 집단적인 경향이 개인의 정신에 영향을 미치는 것은 이 때문이다. 모든 사람이 제각기 자기의 이익만을 위해서 욕심을 부리면 여기에는 치열한 경쟁이 붙을 수밖에 없게 된다. 극도의 경쟁에서 오는 갈등과 스트레스는 바로 각종 심신장애의 도화선이 된다.

물질문명이나 기계문명이 발달되면 인간이 자기를 상실하고 정신적인 위기에 빠지게 된다고 해서 그 원인이 바로 물질이나 기계에 있다고 생각하는 것은 잘못이다. 현대인이 현대기계문명을 거부하고 중세로 돌아갈 수도 없고, 한국의 현대인이 단군시대로 되돌아가는 것이 유일한 구원책이라고 할 수도 없다. 문제가 되는 것은 어디까지나 개개인의 사물을 보고 대처하는 자세에 달려 있다. 이 자세가 외부의 집단적인 압력에 의해서 왜곡될 때 그는 자기 능력의 한계를 인식하지 못하는 장님이 되고 결국에는 그 때문에 실수를 저지르게 된다. 이 실수가 정신적인 차원에서 나타난 것이 여러 가지 정신적 신체적 질환이다.

한국의 경제발전이 정신건강에 어떤 영향을 미치는가에 대한 전반적인 연구는 아직 없다. 그러나 진찰실을 찾아오는 기업가, 중견공무원, 공장기사, 직공, 그들의 아내의 문제를 통해서 나는 근대화에 수반되는 여러 가지 부작용이 의외로 크다는 것을 통감하지 않을 수 없다. 대부분의 경우 명예욕이 큰 문제가 되고 있다.

기업가는 남보다 더 커지려고 하며, 공무원은 윗사람의 인정을 받기 위하여 만사를 틀림없게 하고 항상 히트를 쳐서 윗사람의 총애를 잃지 않으려 하고, 공장기사는 회사측의 과중한 요구 이상으로 더 일을 해서 높은 자리에 오르려고 한다. 모든 근대화의 역군들이 글자 그대로 눈코 뜰 새 없이 바쁘다. 그들이 병원의 문을 두드릴 때 그들은 이미 지칠 대로 지쳐 있다. 단순한 불면증에서부터 심신장애, 노이로제, 더 나아가서는 정신병에 이르기까지 그들이 앓는 병은 다른 환자와 다를 게 없다. 남보다 잘 보이고 앞질러 가려는 과욕의 결과라는 점에서 공통된다.

물론 모든 사람들이 그렇게 되는 것은 아니다. 이미 노이로제에 걸린 사람이 병적으로 권력과 금력에의 과도한 의욕을 나타내는 경우도 있다. 또한 눈코 뜰 새 없이 바쁜 남자들은 명예욕 때문에 자신에게는 별문제가 나타나지 않으나 그 부인이 심한 노이로제나 심신장애에 빠지거나 그 자식이 성격장애나 약물중독, 그밖에 적응부전(適應不全)을 일으키는 일도 적지 않다. 남편이며 가장의 문제가 다른 가족에 이르러 비로소 밖으로 표현되는 것이다. 이런 때 문제를 가진 사람이 자기는 하나도 책임이 없는 사람처럼 행동하는 경우가 많다.

3.

흔히 종합진찰이라는 이름으로 입원하는 경제인들이 있다. 다른 검사는 모조리 하면서도 중요한 진찰을 빠뜨리는 경우가 있다. 그것은 심리상태에 대한 정신과적 진찰이다. 대개 심리상태는 자기가 다 알고 있다고 생각하지만 사실은 그런 것이 아니다. 모르고 있는 〈마음〉이 어느 구석엔가 있고 그것이 숨어 있는 한 심신의 건강에 해로운 영향을 주게 된다.

또한 "정신이상도 아닌데 내가 왜 정신과의 진찰을 받느냐"고 하는 사람도 있다. 그러나 정신과의란 정신병만 취급하는 의사가 아니다.(오늘날은 '정신건강의학과'라고 부른다.) 무슨 병이든지 마음에서 온 병은 모두 정신과의사가 다루게 되어 있다. 마음에서 오는 병을 심인성 신체장애 혹은 정신생리성 장애 등으로 부르거니와 사람들이 '신경성'이라 부르는 병이 그것이다. 이런 병은 그 병을 일으킨 마음의 문제를 해결해야 하기 때문에 정신요법을 해야 하고 그러자면 정신요법의 수련을 쌓은 정신과의사가 치료를 맡게 된다.

보통 검사 결과에 이상이 없으면 "병이 없다"고 하는 내과의가 많지만 흔히는 이런 말로 환자의 고통이 가셔지지는 않는다. 〈마음에서 오는 병〉은 엄연한 병이기 때문에 전문가의 치료를 받아야 한다. 정신을 안 쓴다든지 마음을 고쳐먹으면 저절로 없어지는 병이 아니다. 인간의 환경에 대한 적응능력은 상상 이상으로 크다고 한다. 그러나 사람이란 개성을 가진 존재이므로 저마다 특성이 있고 능력의 한도라든가 관심의 방향이 다르게 마련이다. 그런 자기의 본래의 성격을 억지로 눌러 어느 틀에 맞춘다든지 어떤 일반적인 규범, 집단적인 가치관에 무조건 따르다 보면 여기에 필요 이상의 감정적인 긴장이 생기게 되어 병을 일으키게 되는 것이다.

어떤 학자가 심한 경쟁상황에서 스트레스를 받고 있는 중년남자들의 피를 조사해 보았다. 그는 거기서 다른 사람들보다도 훨씬 높은 농도의 지질(脂質)이 있는 것을 발견했고, 명예욕이 강하고 경쟁적이고 욕심 많고 마음이 급한 사람들은 심장의 관상동맥질환에 잘 걸릴 소질을 가지고 있다고 주장했다. 실제로 불안이나 공포와 같은 잠정적 스트레스는 심장혈관의 병을 일으키는 데 큰 영향을 주는 것으로 알려져 있다.

두통환자나 고혈압 환자의 성격을 조사해 보았더니 모두 겉으로는 조용하고 체면 지키고 자제력이 강하고 철저한 사람인데 마음속으로는 화가 나는 것을 참고 갈등이 많은 사람들이었다는 연구결과도 있다. 이 사람들은 겉으로 보기에는 대인관계가 원만한 듯한 사람이지만 남이 좋다는 것을 글자 그대로 지키기 때문에 자기의 개성은 누르고 살게 되고 이것이 병의 근원이 된다.

기분이 좋을 때는 소화가 잘 되고 나쁠 때는 소화가 안 된다. 이것은 실험적으로도 관찰해서 이미 증명이 된 사실이다. 감정적 스트레스와 아주 밀접한 관계를 가지고 있는 십이지장궤양이 70년 전까지만 해도 서양사회에서는 남자보다는 여자에 많던 것이 50년 전부터 여자보다 남자에 많게 된 이유는, 남자와 여자의 사회적 위치가 바뀌어 남성들이 여성보다 더 많은 불만과 갈등을 느끼게 되었기 때문이라고 설명한다. 특히 이 병은 문명이 발달된 곳에 많고 중산층 이상에 흔하고 농촌보다 도시에 많은 것을 보면 욕심을 부리고 남에게 지지 않으려는 성향이 그 병을 일으키는 데 한몫 끼리라는 것을 짐작할 수 있다.

감정적 갈등은 모든 신체기능에 영향을 주기 때문에 지금 열거한 심장, 혈압, 소화기뿐 아니라 다른 모든 장기에서 그 증세를 볼 수 있다. 당뇨병과 같은 내분비계통의 병이라든가 천식과 같은 호흡기 장애도 모두 그 원인은 여러 가지로 생각되나 감정적 스트레스가 이 병의 발병과 악화에 기여하는 중요한 요인이 되고 있음은 말할 것도 없고 이 병을 치료하는 데도 다른 치료와 함께 마음의 치료가 필요하다. 심인성 질환이 비뇨생식기계에 일어난 것 가운데 남자의 성불능증이 있다. 이것은 마음속의 불안에서 오는 병이므로 호르몬제니 강정제니 하는 주사를 맞을 필요가 없다. 의사의 지시를 따르지 않고 함부로 약방 같은 데서 이런 약을 남용하는 것은 위험한 일이다.

환자들은 불안이니 갈등이니 하는 것을 직접 느끼지 못하는 것이 보통이다. 그래서 흔히들 "아무데도 신경 쓰는 것이 없고 불안하지도 않은데 왜 몸이 아픈가?" 하고 반문한다. 이것이 바로 심인성 장애의 특징이다. 학술용어를 빌리면 무의식적인 불안과 갈등이 있다고 표현된다. 바꾸어 말하면 마음이 아픈 것을 모르고 왔으면 몸이 아프게 되는 것이며 이것이 바로 마음에서 오는 병—심인성 신체장애이다.

4.

누구든지 '노이로제'에 걸린다. 농부도 부자도, 남녀노소를 막론하고 노이로제에 걸린다. 노이로제에는 귀천이 없다. 자기 자신과 일치하는 생을 살아가지 않거나 살아갈 수 없는 사람들은 모두 노이로제에 걸린다.

노이로제란 자기상실의 위험성을 알려주는 경계신호이다. 노이로제는 이러한 의미를 가지고 있는 병이다. 병에 걸린 사람들은 모름지기 자기가 살아온 생의 태도의 어디에 잘못이 있는가를 잘 살펴볼 필요가 있다. 만일에 그것을 알고 고친다면 그 사람은 노이로제를 앓음으로써 오히려 더 폭넓은 인간이 될 것이며, 인생에 대하여 훨씬 더 여유 있게 대처할 수 있는 사람이 될 것이다.

노이로제는 개인에 있어서나 집단에 있어서나 한 단계 높은 곳으로 뛰어넘는 전환기에 곧잘 생기며 그 의미를 잘 소화시킬 수만 있다면 발전에 도움을 줄 수 있는 것이다. 그렇지 못할 때 그 집단의 노이로제적인 성향은 미숙한 전단계로 후퇴하고 만다.

어릴 때부터 고생해 가면서 남의 상점 심부름도 하고 이것저것 장사를 하다가 조금씩 사업을 확장하여 자타가 공인하는 훌륭한 기업을 만들어 놓고, 이제는 자기가 그토록 갈망하던 명성이나 부귀를 누리게 되었다고 생각할 무렵 별안간 우울증에 사로잡히는 경우가 있다. 혹은 이유 없는 불안발작에 고민하는 경우도 있다. 이것을 〈성공우울증〉 또는 〈성공불안증〉이라고 한다.

이유는 그 사람이 너무 인생의 대외적인 가치—명성, 지위, 부귀 등—만을 존중시하고 자기 마음속에서 우러나오는 필요성, 즉 대내적인 관심을 소홀히 했기 때문이다. 그는 다른 사람이 좋다고 하는 것을 마치 자기의 소원인 것처럼 착각하고 살아온 것이다. 40대 중반부터 시작되는 갱년기 우울증도 지금까지 살아온 인생을 다시 한 번 반성해 보는 기회가 된다.

정력적이고 진취적인 사업가는 몸을 돌보지 않고 일에 열중하는 나머지 마침내는 〈몸의 반란〉으로 자리에 눕게 됨으로써 비로소 휴식을 취할 수 있게 된다. 이런 사람이 노이로제에 걸리면 흔히 건강염려증이 생겨 암 공포증이라든가 고혈압 공포 같은 것 때문에 그 사람의 평소의 성격에 어울리지 않는 소심한 사람이 된다. 정직하고 고지식하고 융통성이 없고 체면을 잘 지키는 사람들은 특히 심신장애를 잘 일으킨다.

나쁜 일을 거침없이 하는 사람들은 노이로제에 걸리지 않고 왜 정직한 사람이 병에 걸리는가 반문하는 사람들이 있다. 나쁜 일을 거침없이 하는 사람들은 이미 병들어 있는 사람들이다. 그들의 친우와 가족을 무자비하게 파괴하고 있다. 단지 그들은 그들 자신이 병들어 있음을 모르고 있을 뿐이며 그렇기 때문에 정신과의 진찰실을 찾아오지도 않는다. 그러나 노이로제 환자는 자기가 병들었음을 알고 있는 사람이며 고치기를 바라는 사람들이다. 다만 그는 무엇 때문에 병들었는지를 아직 모를 뿐이다.

인간에게는 두 가지 현실이 있다. 밖의 현실과 자기의 마음의 현실이다. 자기 마음 없이 이 세계는 존재하지 않는다. 역설적인 것은 사회에서 통용되는 도덕률이나 규범은 흔히 자기 내부에서 우러나오는 양심의 소리와 일치하지 않는 경우가 있다는 점이다. 소위 정직하다 함은 대개 자기 마음속의 양심의 소리는 누르고 사회집단의 경향이나 책에 쓰인 글자를 자기의 신조로 삼은 사람이다. 그런데 생명이란 항상 자기 자신과 일치가 안 되어 있을 때는 장애를 입게 되어 있다.

경쟁이 심한 사회, 집단적인 추세가 강한 사회일수록 사람들은 때때로 집단의 굴레를 벗고 혼자서 생각할 수 있는 기회를 만들 필요가 있다. 그리하여 자기의 현재의 〈역할〉과는 전혀 다른 작업을 통해서 어느 하나에 편중된 자신을 바로잡아야 한다.

이 세상의 모든 것을 얻고 자기를 잃으면 무슨 소용이 있는가 하는 말이 있다. 한국인 누구에게나 도움이 될 말이다.

(1974년)

제2장 정신, 정신건강, 그리고 근대화

정신의 값

보일러 기술자가 전기 버너를 고치거나 수도 파이프를 잠깐만 손을 대도 재료값 이외의 공임이 3천 원이나 5천 원은 된다고 한다. 텔레비전 수상기의 수선은 어떨까. 더 많을 것이 예상된다. 그런데 의과대학 6년을 마치고도 최소한 10년 이상의 경력을 가진 국립대학병원 교수의, 텔레비전보다도 버너보다도 수도 파이프보다도 복잡한 〈인간〉의 병을 진찰하는 값이 6백 원. 오랜 교육을 받은 의사의 정신적인 노력이 왜 이렇게 값싸게 취급되어야 하는가.

한국의 의료수가에도 모순이 많다. 진찰료보다도 약값과 검사료가 비싸다. 의사의 오랜 수련이 무슨 약을 어디에 어떻게 쓰느냐 하는 지혜와 검사소견을 보고 진단을 내리는 판단능력을 위한 것이라면 약값보다는 의사의 처방료가, 검사료보다는 검사결과에 대한 의사의 판독료가 당연히 높아야 할 것이다. 그러나 우리나라에서는 이러한 의사의 정신적 노력이 약이나 주사, 기계값의 이름으로 청구되는 경향이 있다.

"그거 몇 장 안 되는데 잠깐 펜을 놀리시면 되지 않습니까, 써주십시오." —신문 잡지의 원고청탁을 시간이 없다고 거절하면 이런 말을 잘 듣는다. 나는 그때마다 글에 대한 내 나름대로의 책임감과 양심이 한낱 펜을 굴리는 기술로 처리되어 버리는 데 불쾌한 느낌을 갖는다.

정신의 값은 얼마냐? 일찍이 우리나라에는 〈정신〉을 돈으로 평가하는 습관이 없었으므로 여기에는 아직도 여러 가지 혼란이 빚어지고 있다. 정신이란 한국인에게 〈공기〉와 같이 흔한 것이다. 이웃집 아낙네로부터 고등학교 동창생, 심지어는 점쟁이 관상쟁이에 이르기까지 환자가 하나 생기면 모두가 한마디씩 치료방침을 말하고 이래라 저래라 충고하고 상담해 준다. 가히 모든 사람이 〈심리학자〉이며 〈정신과의사〉이다.

우리나라에서 정신이란 처녀지와 같은 것이다. 어떤 때는 그것이 돈으로도 바꿀 수 없는 고귀한 것인가 하면, 어떤 때는 길바닥의 흔한 돌멩이같이 아무렇게나 다루어도 되는 것처럼 생각한다. 정신치료자의 말 정도는 나도 할 줄 안다고 생각하고 수련도 안 받은 각종 사이비 치료자 덕분에 정신의 가치와 존엄성이 오히려 땅에 떨어지고 있다. '정신'이 그나마 대우받고 있는 분야는 일부 변호사의 엄청난 수임료나 소위 일부 명사의 강연료에서나 볼 수 있을지 모른다.

의료—하면 주사, 수술, 약만을 연상하는 대중의 의료관(觀)으로 말미암아 피아노 교습 과외공부에는 돈을 아끼지 않는 사람이 정신과 면접에서는 의사의 지혜와 판단력과 감정과 사고력을 무한히 소모시키며 앉아 있으면서 조금도 거기에 대한 책임을 느끼지 않는 풍토가 생긴다. 정신을 너무 상품화하는 것은 옳지 않으나 물가에 밀려난 정신의 가치를 적어도 제대로 평가하도록 회복시킬 필요가 있다.

정신요법에 반드시 치료비를 매기고 무료치료를 하지 않는 이유의 하나는 환자로 하여금 치료자에게 지나치게 의지하지 않도록 하고 치료자나 환자가 자기가 하는 일에 책임을 느끼고 진지하게 임할 수 있도록 하는 것이다. 그리고 오직 여러 해를 돈을 내가면서 정신요법의 훈련을 스스로 받은 사람만이 치료비를 요구할 수 있다.

그리고 보면 정신요법에서의 치료비는 단순한 돈 문제가 아니라 치료자나 환자의 치료에 임하는 결의, 긍지, 책임성, 양심, 그리고 돈에 대한 감정과 관련되는 정신적인 문제이다. 치료자의 지나친 희생은 환자를 과보호하게 되고 결과적으로 환자의 마음을 오히려 약하게 할 뿐 아니라 치료자 자신의 무의식적인 불만을 생기게 하고 자기 마음을 속이게 되는 수가 있기 때문에 치료비 결정에도 일일이 신경을 쓰는 것이다.

정신의 값. 문제는 돈이 아니다. 인간과 그의 정신적 노력에 대한 존중과 그 가치의 문제다.

* 이 글이 발표된 1970년대 이후 의료수가의 많은 변화와 개선 노력이 있었다. 그러나 근본 문제(낮은 진찰료)는 여전히 남아 있다.(2018년)

꿈의 분석

60이 갓 넘은 어느 할머니가 있었다. 머리가 아프다고 외래진료소에서 가끔 약을 갖다 먹었다. 하루는 꿈에 관해 물었다. “머리에 짐을 인 아낙네가 집으로 들어오는 꿈을 자주 꾸지요.” 한다. 그리고는 더 물어볼 겨를도 주지 않고 “꿈에 여자를 보면 나쁘다던데요.”라고 한다. “머리에 인 짐이 걱정이구요.” 척척 해석을 내린다. 마지막에는 “그게 다 마귀지 뭡니까.” 하는 결론이다. “어떻게 그게 마귀냐, 아낙네이지.” 하고 말하니까 할머니 왈 “목사님이 그러시던데요.”

한국 사람은 열이면 열 사람 모두가 꿈에 대해서는 일가견을 가지고 있다. 꿈에 여자를 보면 나쁘다, 꿈에 죽은 사람을 보면 나쁘다, 꿈에 색깔을 보면 나쁘다, 꿈에 똥을 보면 돈이 생긴다, 꿈에 시체를 보면 좋은 일이 생긴다 등등—어쩌면 모두 그렇게도 간단하고 그렇게도 쉽게 해석을 내리는 것일까. 그러나 꿈은 주간지나 대중잡지의 한 귀퉁이를 장식하는 흥미본위의 해몽사전으로는 풀 수 없는 깊고 복잡한 뜻을 가지고 있다.

지그문트 프로이트가 20세기 초에 꿈을 처음으로 과학적인 연구의 대상으로 삼기 전까지는 동양에서나 서양에서나 그러한 값싼 해몽사전이 유행되었고, 꿈을 하느님의 말씀이라든지 앞으로 일어나는 길흉화복을 예언하는 것이라고만 믿어왔다.

프로이트 박사는 꿈속에서 그 사람의 마음속에 자기도 모르게 가지고 있던 생각이나 욕망을 발견했으니 이것은 그 당시로는 혁명적인 견해가 아닐 수 없었다. 프로이트 박사는 그런 견해를 머리로 궁리해서 만들어낸 것이 아니다. 스스로 자기의 꿈도 관찰하고 환자의 꿈도 살펴보는 등 오랜 경험을 통해서 알게 된 것이다.

지금은 프로이트의 학설도 많이 수정이 되고 있지만 프로이트가 꿈을 관찰하던 그 경험적 방법만은 프로이트 학설을 비판하는 다른 학파에서도 계승되고 있다. 가령 융학파에서는 다른 사람의 꿈을 분석하려면 그 사람이 자기의 꿈을 다른 분석가로부터 최소한 1백50시간은 받아야 하는데 그러고도 혼자서 남의 꿈을 분석하는 것이 아니고 지도분석가의 지도 아래 하게 된다. 완전히 독립해서 꿈의 분석을 하려면 교육분석을 총 3백시간 이상 받고 시험을 치르는 등 규정된 여러 관문을 통과해야 하는데 그것이 통틀어 적게 잡아도 약 6년은 걸린다. 이렇게 수련을 쌓고 나서도 꿈을 해석하는 것이 결코 수월한 일이 아닌데 수련도 받지 않고 어림짐작으로 꿈의 분석을 한다는 사람을 보면 등에서 식은땀이 날 지경이다.

꿈을 하나도 안 꾸는데 어떻게 하느냐고 묻는 사람이 있다. 이 세상에 꿈을 안 꾸는 사람은 없다. 다만 꿈을 잊어버렸을 뿐이다. 주의를 기울여서 꿈을 기억하려고 하면 나의 경험으로는 대개 1주일 안에 자세히 기억해가지고 온다.

꿈이란 무엇인가? 그것은 우주란 무엇인가 하는 질문만큼이나 큰 물음이다. 우리는 아직 모르는 것이 많다. 다만 꿈은 현실과 똑같은 것이 아니다. 꿈에 나오는 사람들, 동물들, 장면들, 그것은 모두 하나의 상(이미지)이다. 우리 자신의 마음을 표현하는 심상이지 실제적인 인물이나 장면이 아니다. 그것은 마치 이집트의 오벨리스크에 새겨진 상형문자와 같은 것이며 이 상형문자의 비밀을 해독하고자 하는 것이 바로 꿈의 분석이다. 결코 점쟁이의 넋두리와 같은 것이 아니다.

* 꿈의 분석심리학적 해석에 관해서는 다음 글 참조.
  이부영, 『분석심리학 이야기』, 126-139쪽, 〈꿈의 분석〉. (2018년)

면죄권과 양심

정신질환 등으로 인하여 판단력이 심하게 장애받아 범행 당시에 그 행위의 옳고 그름을 판별할 능력을 아주 잃었을 때 그 사람은 벌 받지 않는다. 이것은 외국에서나 우리나라에서나 다 같이 쓰이고 있는 법이다. 물론 환자의 판별능력이 아주 없어진 것이 아니고 보통 때보다 흐려졌을 때는 그 정도에 따라 형벌을 감하게 된다. 그래서 법원에서는 법을 어긴 사람 가운데 정신장애의 의심이 가는 사람은 정신과의사에게 보내어 정신감정을 부탁하고 그 결과를 판결할 때 참고로 삼는 것이 보통이다.

정신질환으로 치료를 요하는 범법자는 판사의 지시에 따라 형무소로 가는 것이 아니라 환자로서 병원에 입원하게 된다. 서구의 주립병원 같은 곳에는 환자인 범법자만 기거하는 병동이 따로 있거나 아예 그런 사람을 위한 정신과 의료시설이 따로 마련되어 있다. 우리나라에도 치료감호시설이 있고, 치료감호법에 따라 환자 범법자를 처벌하기보다 치료하고 있으나 널리 보급되지 못한 상태다.

한스 요르그—이것은 가명이다—키가 그리 크지 않은 그러나 건장한 체구의 사나이, 스위스 태생, 32세, 어느 공장의 노동자였다. 그는 과묵한 편이고 의사에게는 늘 공손했다. 그러나 다른 환자와는 별로 접촉하는 일이 없었고 묵묵히 마분지에 풀을 묻혀 봉투 만드는 일만을 하고 있었다. 이 조용한 사나이는 같은 동료인 이탈리아인 노동자를 죽이고 그를 용광로 속에 내던진 사람인데 뇌파를 찍은 결과 정신운동성 간질임이 밝혀져

법원에서 직접 병원으로 옮겨진 사람이다. 간질 발작으로 흥분하여 판별 능력을 완전히 잃은 상태에서 살인을 한 것으로 본 것이다.

그가 입원한 지도 두 달쯤 되었을 어느 날이었다. 보호병동에 있던 그가 갑자기 없어졌다. 마침 일요일이었는데 공교롭게도 내가 일직을 하는 날이었다.

온 병원이 발칵 뒤집혔다. 살인자가 탈출했으니 어디에서 또 제2의 끔찍한 살인을 하지 말라는 법이 없다. 가 있을 만한 곳은 모두 전화를 걸어보고 사람을 보내 추적을 시켰으나 행방이 묘연했다. 이제는 할 수 없다고 단념하는 수밖에 없었다.

그런데 밤중에 전화가 왔다. 형무소였다. 환자는 밤새도록 약 50리 되는 길을 걸어서 처음 자기를 병원으로 보내준 형무소의 문을 두드린 것이다. 그는 병원의 환자로 있기보다는 차라리 죄를 지은 사람으로 복역하기를 원했다. 병이란 그에게 더 큰 형벌이었는지도 모르고 병 때문에 살인죄를 면한다는 것이 더 견딜 수 없는 고역이었을지도 모른다.

인간이 자기의 행위에 대해서 어느만큼 책임을 져야 하는 것인지는 법을 공부하는 사람도 생각하고 정신과의사도 한 번씩 생각해보는 과제이다.

성 어거스틴은 말했다고 한다. "우리가 우리의 꿈에 대하여 책임을 질 필요가 없다는 것은 얼마나 다행스러운 일인가" 하고—. 그러나 꿈과 현실, 무의식과 의식의 경계가 그렇게 뚜렷하지 않다는 점을 생각할 때 아무리 무의식적인 행동이라 할지라도 인간은 일말의 가책을 느끼게 되는 경우가 적지 않다.

"어제는 제가 무슨 실수를 했는지 모르겠습니다." 상대방을 실컷 욕보게 해놓고 아침에 일어나서 버젓이 거짓말을 하는 애주가도 있는 세상이지만, 한스 요르그는 무의식에까지 책임을 진 사람이다. 그에게는 정신병 환자를 위한 법의 면죄부가 오히려 위선처럼 보였던 것이다.

〈바보〉의 인권

충남 정심원에 수용된 정신박약아 중 몇 사람이 유전성이므로 불임시술을 명령하게 될 것이라 하여 물의를 자아내고 있다. 필자는 이미 다른 곳에서 이러한 강제 불임시술의 부당함을 지적하고 모자보건법의 정신질환에 관계된 조항의 삭제나 수정을 촉구한 바 있거니와 이 기회에 다시 한 번 그 이유를 밝히고자 한다.*

정신박약 또는 지능지연으로 불리는 질환은 노이로제, 정신병, 성격장애, 정신생리성 장애, 뇌증후군과 더불어 신경정신의학 영역의 중요한 질환 가운데의 하나이다. 그런데 모자보건법에 요란하게 열거한 소위 〈유전성 정신질환〉에 관하여 신경정신의학 분야와는 관계없는 산부인과, 소아과, 예방의학, 의료행정관 그리고 비의료인으로 구성된 가족계획심의회가 정신과 분야 환자의 불임시술 여부를 결정하게 되어 있다는 것은 모순이고, 임상의사 아닌 행정관이 이 모든 것을 관제하기 때문에 환자의 진단과정에 혼선이 일어난 것 같다.

어떤 질환이든지 유전성 여부를 결정하는 것은 쉬운 일이 아니므로 이 경우에는 신경정신과 전문분야의 의사를 중심으로 진단에 필요한 각종 검사를 주도하고, 그 결과를 놓고 각 증례에 따라 여기에 참여한 전문가 상호간의 충분한 학술적인 토의를 거쳐 결론을 내려야 할 것이며, 진단상 학자간에 이론이 있는 한 결정적인 조치는 보류해야 한다.

오늘날 정신박약에서 선천적이고 유전성이라고 생각되는 경우는 극소수에 불과하고, 대부분은 어머니가 아이를 가지고 낳고 기르는 과정에 후천적으로 생기는 것이 보통이다. 선천적인 경우에도 유전만이 병을 일으킨다고 보기 어렵고 일찍 아기를 치료하면 정신박약이 안 되도록 예방할 수 있는 병도 있다. 대개 선천적인 정신박약은 오래 살지 못하기 때문에 이들의 수태조절로 인구의 수를 줄이는 데는 아무런 영향을 주지 않는다는 것이 정설이다. 물론 우생학적인 견지에서 유전성 질환의 수태조절을 하는 것은 있을 수 있는 일이나 어떠한 경우에도 강제로 해서는 안 된다.

말이란 '아' 해서 다르고 '어' 해서 다른 것처럼 인공수태조절은 환자의 부모나 보호자가 유전의 우려 때문에 불임시술을 자발적으로 원할 때에만 해당되어야 한다. 또 전문의사로 하여금 충분히 그 여부를 조사케 하여 그의 의견에 좇아 불임시술을 〈명령〉하는 것이 아니라 〈허락〉하든지 허락하지 않든지 하게 하는 것이 타당할 것이다.

보건당국은 강제성을 띤 이러한 〈불임시술명령〉이 그러지 않아도 정신질환을 마치 천형(天刑)의 불치병이며 유전병이라고 두려워해서 치료도 않고 내버려두는 무지한 가족들이 많은 우리나라에서 그들에게 필요 이상의 공포감을 주어 환자의 조기발견, 조기치료 그리고 적절한 예방에 지장을 준다는 사실에 깊이 유의해야 한다.

더욱이 유전성 여부를 확인할 수 없는 조현병(정신분열증), 조울증, 성격장애 등에 이르기까지 강제불임시술의 대상으로 삼은 것은 큰 잘못이다. 정신질환 치료시설의 확충이나 그들을 양호할 정신위생법의 제정은 미루기만 하면서 무엇이 급해서 정신박약아를 아기 못 낳게 하는 수술부터 서두르는지, 무언가 국민의 정신보건시책의 앞뒤가 바뀐 듯한 인상이다.

인류의 역사상 전쟁을 일으키고 무고한 사람을 죽이고 온갖 횡포를 다 한 사람은 결코 정신박약아가 아니라 지능지수가 비상하게 높은 사람들이었으며, 국민의 정신건강을 해치고 있는 것은 유전인자가 아니고 〈머리가 우수한 바보〉들의 〈비인간성〉이었다는 사실을 상기할 필요가 있다.

* 인공 임신 중절의 허용 한계를 규정한 모자보건법 제14조는 시행령에서 삭제되었으나 2018년 9월 14일 공포된 시행령 제15조2항에

'우생학적 또는 유전학적 정신장애', '그 밖의 유전성 질환' 등 막연한 말로 여전히 명시되어 있다.(2018년)

근대화의 증후군

ㄹ씨는 책임감이 강한 고급공무원—. 모두가 그의 능력과 성실성을 인정했다. 그러나 그는 높은 사람 앞에서 브리핑을 할 때만은 완전히 쓸모없는 사람이다. 가슴이 두근거리고 손발에 땀이 나고 숨이 차고 때로는 정신이 아뜩해지는 등 글자 그대로 브리핑 공포증에 걸렸다. 그는 호소했다. 높은 자리도 필요 없으니 제발 브리핑 안 해도 좋은 다른 자리에 앉혀달라고—.

브리핑을 잘하기 위해서 텔레비전 방송국의 탤런트나 배우의 수련을 쌓을 것인가……. 사람에는 선천적으로 자기를 잘 나타낼 줄 아는 사람이 있고 표현할 줄은 모르나 깊게 생각하고 옳은 판단을 하는 사람이 있다. 이 두 사람에게 서로 반대되는 역할을 강요하면 그 사람은 반드시 노이로제가 된다.

근대화는 인간의 외향화(外向化)를 강요하고 그것을 중요시한다. 말없이 눈에 띄지 않게 그러나 열심히 일하는 사람들이 억울하게 대접받는 일이 없어야 할 것이고, 어울리지 않는 역할 때문에 그가 타고난 좋은 사고력을 발휘할 수 없게 한다면 근대화의 본래 목적에도 어긋나는 해로운 결과를 낳을 뿐이다.

ㅁ씨는 우직한 사나이로서 충실하게 열심히 일했다. 그러나 자기보다 나중에 직장에 들어왔으나 약삭빠른 사람이 훈장을 타자 그만 병이 나버렸다. 그의 병은 우울증이었다. 옛날 같으면 화병이라 했을 것이다.

관료주의란 본래 그런 것이 아닌 줄 알지만 우리가 과거에 일본을 통해서 들여온 채 지금까지 청산하지 않고 있는 통폐는 형식적 완전무결주의이다. 글자 하나, 도장 하나, 종이 한 장 틀림이 없어야 한다. 게다가 상하 좌우의 관계에서도 몸조심을 하여 허술한 데가 없어야 하고 때로 훌륭한 착상으로 히트라도 해야 한다고 생각할 때 그런 관리들은 만성적인 긴장에 사로잡힌다. 밤에 잠을 못 자는 사람이 많고 심인성 소화불량, 심인성 두통을 앓는 사람들이 생겨난다.

ㅂ씨는 국가적으로도 중요한 어느 산업기관의 장이다. 양심적이고 꼼꼼하고 철저한 성격이어서 그렇게 틀림없이 일하고 살아왔다. 그는 쉬고 싶으나 쉴 수가 없다. 많은 사람들이 이 훌륭한 공장을 시찰, 방문하기 때문에 일요일도 없는 것이나 다름이 없다. 그는 그래서 답답할 때면 골프를 치러 나간다. 그러면 사장이 골프나 치고 일을 안 한다고 비난하는 사람이 있다. 그리고 아랫사람들이 사장 흉내를 내어 아무 때나 골프를 치러 나가 자리를 비운다. 안 되겠다 생각하고 다시 들어와 질서를 바로잡으려니 일 년 내내 휴가도 없다.

그러다가 그는 지칠 대로 지쳐서 병원의 문을 두드렸다. 그는 말했다. 아무도 모르는 유럽 외딴 곳, 시골 주막집에 소박한 농부들과 함께 앉아 있을 때가 제일 행복한 순간이라고—.

국가경제의 발전을 위해서 모든 사람들이 눈코 뜰 새 없이 바쁘다. 그만큼 해야 할 일이 많고 갈 길이 급하다. 아침부터 밤늦게까지 토요일은 물론 일요일도 없는 기업체가 많다. 당사자가 뛰어다니는 동안 내버려진 부인과 아이들이 심각한 정신적 위기에 빠지는 경우를 나는 적지 않게 목격한다.

우리는 어디로들 뛰어가고 있는가. 우리는 진실로 바빠야 할 일을 두고 바쁜가, 형식과 체면을 차리느라고 바쁜가. 때때로 우리는 우리가 뛰어오느라고 무엇을 잃어버리고 있는지를 돌이켜볼 시간을 필요로 한다.

양심적이고 책임감 있는 ㅂ사장에게, 그리고 모든 일하는 사람에게 다음의 처방을 적는다.

"공식휴가 연 사주."*

* 이 글을 쓴 뒤 40년, 2018년 현재 근무시간은 단축되고 휴가기간이 늘었다. 자발적이기보다 강제로. 획일적으로.(2019년)

제3장 가정을 위한 정신건강

건강한 어머니와 자녀의 인격형성

성격장애가 된 사람의 어린 시절을 보면 일찍 부모와 헤어져 고아원에서 자란 사람이 대부분이었다는 보고가 있다. 또 정신과의 여러 가지 병이 생기는 원인은 유전이나 신경조직의 이상보다도 환자가 어렸을 때 부모와의 관계가 좋지 않아 어려운 일을 이겨나갈 건전한 성격을 형성하지 못한 때문이라는 학설이 우세하다. 부모와의 관계가 문제되는 경우란 가령 어머니가 아이를 미워해서 내버려 두었다든지, 반대로 너무 감싸고 끼고 돌아 마음이 약한 아이를 만들었다든가, 또는 부모가 밤낮 의견이 갈라져서 아이가 누구 말을 들어야 할지 혼란에 빠진다든가, 혹은 어릴 때 양친이 헤어졌거나 죽어서 특히 어머니의 사랑을 못 받고 자랐다든가 하는 여러 가지 경우가 있다.

아이의 성격형성에서 갓난아기 시절의 모자관계가 결정적인 역할을 한다고 생각하는 사람들은 아버지보다도 어머니의 아이에 대한 태도를 무척 중요하게 생각한다. 그러나 어머니의 감정생활에 큰 영향을 끼치는 것은 아버지이기 때문에 어머니의 문제를 아버지의 문제와 떼놓고 생각하기는 사실상 어려운 일이다.

세상에는 여러 종류의 어머니들이 있다. 그리고 그 어머니들이 여러 모양으로 아이를 기른다. 한 어머니가 아이를 기를 때도 아이마다 다른 환경 속에서 다른 감정으로 대하게 된다. "모두 똑같이 아이를 길렀는데 왜 어느 아이는 뒤에 건강한 성격이 되고 어느 아이는 아파서 정신과의 신세를 지게 되느냐"고 묻는 것은 대개 자기가 아이를 기를 때의 상황을 자세히 생각해 보지 않기 때문이다. 다음에 몇 가지 예를 들어보자.

어머니가 될 준비 없이 어머니가 되어 버린 사람이 있다. 유복한 가정에서 세상 어려운 것 모르고 자라난 명랑한 소녀가 어떤 〈매력적인 남자〉를 만나 소설에 나올 만한 낭만적인 연애를 하다가 애기를 가진다. 어차피 양가에서도 찬성이고 이왕 이렇게 된 바에는 식을 올리자 해서 나이는 어리지만 결혼을 시킨다. 소녀는 결혼을 했으나 여전히 처녀시절의 낭만적인 생각에 사로잡혀, 예쁘게 몸치장이나 하고 남편과 함께 고급 레스토랑에 가서 식사를 한다든가 자가용으로 드라이브나 즐길 뿐 살림엔 흥미가 없다. 아이는 낳았으나 기저귀 빨래는 식모에게 시키고 아이는 할머니 손에 길러진다. 고운 옷, 장난감은 무엇이든지 다 사주지만 그것은 아이를 생각해서이기보다는 체면을 지키기 위해서거나 아이를 떼어두는 수단일 뿐이다.

이렇게 자라난 아이가 앞으로 어떻게 될 것인가. 한마디로 단언하기 어렵지만 어머니의 성격을 닮아 허영심 많고 체면을 지키되 인정이 없는 냉담한 사람, 어머니의 따뜻한 사랑과 한결같은 안정된 감정을 못 가지기 때문에 늘 불안에 시달리는 사람이 되기 쉽다. 이런 어머니는 자기 자식에 대한 어머니로서의 애정을 가지지 못하고 매사에 자식과 경쟁을 하게 되므로 아이의 성장을 은연중 가로막는다.

우리나라에는 이런 종류의 어머니보다 너무 아이를 끼고 도는 어머니가 더 많은 것 같다. 어머니가 아이의 건강을 지나치게 염려하고 매사에 걱정이 앞서고 추울세라, 더울세라 감싸는 경우 정상적인 모성애의 정도를 넘는 때가 많다. 또한 지나치게 아이의 성적에 신경을 쓰면서 부산을 떠는 어머니가 많다.

대개 어머니 자신이 남편과 사이가 나빠서 불안하거나 외로운 때 어머니는 곧잘 자신의 외로움이나 불안을 아이 속에서 발견한다. 사실은 자기 마음이 약해졌는데 아이의 건강이 나빠진 것처럼 생각하고 공연히 아이 걱정만 하다가 보면 오히려 긁어 부스럼이 된다. 이것은 물론 아버지의 경우도 마찬가지다.

그렇지 않은 경우에는 어머니 자신이 하고 싶던 것을 아이를 통해서 이루고자 하는 욕망이 치맛바람을 일으키게 된다. 어머니 자신이 자기의 정신적인 성장을 위해서 해야 할 일을 안 하고 마음이 허전해져서 아들을 일류 대학에 보낸다든가, 법과에 보내서 고시를 시킨다든가, 딸을 여류 피아니스트를 만든다고 감당하지도 못할 일을 억지로 시키게 된다. 그 결과는 대개 비극적이다. 이렇게 자라난 아이는 커서도 남에게 의지하는 게으름뱅이가 된다. 자기가 하는 일에 책임을 지지 않고 잘못은 남에게 돌리고 독선적이고 자기중심인 사람이 된다. 그리고 그것이 허용되지 않는 사회에서나 또는 자기를 보호하는 사람이 없는 상황에 큰 타격을 받고 술이나 여자에게 빠지는 등 쉽게 자포자기를 하게 된다.

세 번째 종류의 어머니는 너무 이지적이고 똑똑한 어머니의 경우이다. 대개 고등교육을 충분히 받고 정신의학이라든가 심리학이나 교육학 등에도 남달리 많은 지식을 가지고 있는 사람이거나, 그런 것에 특히 관심을 가지고 이것저것 책을 읽고 있는 어머니들이 여기에 해당된다. 지적이고 독립심이 강해서 직업을 가지고 자기생활을 충실히 하는 사람 가운데에서도 찾아 볼 수 있다. 아이들을 과보호하면 의존심이 생겨 좋지 않다고 일찍부터 아이를 독립시키고 아이들의 의견을 존중하며 일체의 간섭을 삼간다. 따라서 〈일류병〉이나 〈치맛바람〉과는 아예 거리가 멀다. 아이들은 자유롭게 스스로 하고 싶은 것을 선택해서 공부하고 자기 장래를 결정한다. 물론 이러한 자율정신을 목표로 하는 교육신조라는 것이 어머니 자신의 이기주의와 자기중심주의의 변명으로 이용되는 수도 있다.

그러나 어쨌든 아이들은 이러한 가정환경 속에서 제법 자유롭게 자라는 것처럼 보인다. 아이들은 어머니나 부모의 이러한 뜻을 받들어 말을 안 해도 스스로 지킬 것을 지키며 책임감이 강하여 공부도 잘하게 된다. 그러나 문제는 아이가 커서 대학에 들어간 뒤 어쩌다 시험에 실패하거나, 고등학교까지는 잘 적응하다가 대학입시에 〈재수 없이〉 떨어지거나 했을 때부터 밖으로 나타나게 된다. 아이는 이때 지금까지의 독립심보다 몇 갑절이나 되는 의존심의 노예가 된다. 속으로는 의지하면서 겉으로만 독립한 것처럼 행동해 왔던 것이다.

사람이란 모두 제 능력과 소질에 맞추어 살아야 건강하게 살 수 있다. 부모에게 의지할 때가 있고 독립할 시기가 있다. 그 시기가 개인마다 다소 다르기 때문에 부모들이 그것을 잘 살펴서 거기에 맞추어주지 않으면 안 된다. 한편 이 세상의 모든 것이 부모의 노력만으로 다 되는 것이 아니다. 사람의 성격도 마찬가지다. 아기가 태어날 때부터 거기에는 독자적인 생명의 가능성이 움트고 있다. 나의 자식은 나와 한 몸일 수 없고 제각기 자기의 갈 길을 가게 마련인 것이다.

가장 훌륭한 어머니란 이런 것이다 하는 보편타당한 하나의 전형이 있는 것은 아니다. 어머니가 어머니이면서 동시에 개성 있는 〈사람〉이 되었을 때, 그녀는 자녀들을 자녀의 테두리에서가 아니라 하나의 개성을 지닌 〈사람〉으로 키워낼 수 있을 것이다.*

* 아이가 건강하게 성장하는 데 어머니의 역할이 매우 중요한 것은 두말할 필요가 없지만 그렇다고 어머니가 아이의 정신건강에 모든 책임을 져야 하는 것은 아니다. 어머니를 대신해서 좋은 영향을 줄 수 있는 대상들이 주변에 얼마든지 많다. 그리고 무엇보다 인간에게는 어떤 역경도 견디고 극복하는 창조적 잠재력이 선천적으로 부여되고 있음을 잊어서는 안 된다. (2018년)

아버지의 길, 아들의 길

인간 가족관계를 어머니의 역할, 아버지의 역할 등으로 따로따로 나눌 수는 없는 것이다. 특히 자녀에게 미치는 영향 면에서도 부모 중 어느 하나 덜 중요한 것이 없고 부모 사이의 관계가 부자 또는 모자관계를 좌우하는 경우가 많다.

이제 〈아버지〉에 관한 이야기를 할 때도 이런 문제를 설정한다는 것부터가 인공적인 것이라는 사실을 알아야 한다. 왜냐하면 누구나 처음부터 아버지로 태어나는 사람은 없으며 어떤 아버지도 아버지로서만 살고 있는 것은 아니기 때문에, 아버지라는 보편적인 역할이 없는 것은 아니지만 그보다 더 복잡한 인격자로서 자식들에게 영향을 주고 있다고 보아야 한다. 따라서 가족관계에서 〈아버지의 역할〉 같은 것을 말하려면 자칫하면 피상적인 이야기거나 독단적인 이론을 펴게 되고 읽는 사람도 그것이 전부인 것처럼 오해하기 쉽다.

가령 여기 한 젊은 아버지가 있다고 하자. 정상적인 가족에서는 그는 아버지인 동시에 아내의 남편이며 아직 생존하고 있는 부모의 아들이다. 동시에 형제 중의 형이고 동생이다. 형식적으로 모여 살지 않아도 정신적으로는 아직 대가족주의적인 우리나라 가정에서 아버지의 대가족 안에서의 위치를 아는 것은 중요하다. 왜냐하면 아버지는 가족의 도덕적 가치관, 그 가족의 생활신조 같은 가통(家統)을 계승하고 이를 자식에게 전달하는 역할을 하기 때문이다. 그러나 때에 따라서는 이 가통을 깨뜨리고 새로운 방향을 내세우는 아버지도 있으니 문제는 간단치 않다.

아버지는 아이들에게 규율적인 생활, 도덕관념, 책임감 같은 것을 특히 가르쳐 주게 된다. 아들과 아버지는 그리스의 오이디푸스 신화에서 보는 것처럼 서로 경쟁을 하거나 반발하는 경우도 있으나 아들은 결국 아버지를 닮고자 하여 아버지의 정신세계를 자기의 것으로 흡수하려고 한다. 따라서 아버지에게 도덕관념 같은 것이 결핍되어 있으면 아들도 그것을 배우지 못하게 될 가능성이 있다. 반사회적 성격장애 환자가 대개 어렸을 때 그러한 아버지 밑에서 자란 사람이라는 연구결과가 이것을 뒷받침해준다. 그러나 이것도 반드시 절대적인 진리가 아니다. 왜냐하면 어머니의 태도 여하에 따라서 아버지의 결함이 보충되는 수도 있고 아버지 이외에도 집 안에 아버지 역할을 하는 사람이 생기는 경우도 있으며 또한 아들 자신의 마음속에 이 모든 결함을 메울 수 있는 창조적인 능력이 있기 때문이다.

어머니가 아들에게는 이 세상에서 제일 처음 만나는 여성으로서 아들의 감정생활을 분화시키는 데 큰 역할을 하듯 아버지는 딸에게 아버지일 뿐 아니라 이성으로서 딸의 정신세계를 계발시키고 〈생각하는 힘〉을 길러 주게 된다. 따라서 아버지의 태도 여하가 딸에게 주는 영향도 무시할 수 없다.

아들에게는 가혹하고 엄격하면서 딸에게는 무한히 관대하고 심지어는 딸을 아내보다도 더 아끼는 아버지도 있고, 그런가 하면 딸에게는 못살게 굴고 아들이라면 무조건 끼고 도는 어머니가 있다. 이런 편애는 아이들의 건전한 발전을 더디게 한다.

이런 바람직하지 못한 관계가 생기는 이유 가운데 중요한 것이 아버지나 어머니 개인 상호간의 불만이라는 것을 생각하면 아버지와 어머니 사이의 관계가 얼마나 자녀교육에 중요한가를 알게 된다. 그러나 이것도 더 깊이 그 원인을 살펴보려면 아버지나 어머니 자신의 부모, 그리고 또 그 위의 부모의 자녀에 대한 태도까지 거슬러 올라가게 된다. 그래서 정신과에서는 가족관계를 알아볼 때 적어도 환자 본인의 3대 전까지를 본다.

이렇게 생각해 들어가면 사람들은 숙명론자가 되기 쉽다. 그러나 사람은 환경의 산물이기도 하지만 환경을 바꾸어나가는 힘도 가지고 있기 때문에 비록 부모나 조부모가 자녀들을 잘못 다루었다고 하더라도 대개는 별로 탈을 일으킴이 없이 잘 되어나가는 것이 보통이다.

어린 아이에게 아버지는 무엇이 옳고, 무엇이 그른가를 몸소 가르쳐주어야 하며 말보다도 실천을 통해서 보여주어야 한다. 그러나 아이가 크면 아버지의 가치관과 아이의 가치관이 달라져서 부자간에 갈등이 생기게 된다.

아버지는 이 갈등을 아이가 어른이 되는 데 꼭 필요한 과정으로 받아들이고 그 까닭을 생각해 볼 줄 알아야 한다. 자식에게 무턱대고 자기 생각대로 자기의 욕심대로 행동하라고 강요해서는 안 된다.

이 세상의 어느 누구도 어떤 사회적인 틀, 어떤 부모의 욕망을 위해서 태어나는 것은 아니다. 모두 다 역사 속에서 자기가 해야 할 임무가 다르다.

부모란 그들이 어른이 되기까지 일시적으로 맡아서 기르는 사람이며 부모의 역할도 거기에서 끝나야 한다. 부모의 역할이 끝나면 비로소 그들은 각자의 〈사람〉의 길을 갈 수 있게 될 것이다.

(1975년)

〈되는 대로〉 기른다

"아이를 어떻게 기르느냐"는 물음에 나는 대답한다.
"되는 대로 기른다"고.

아이들이 아직 어렸을 때 이야기다. 아이들을 볼 때마다 나는 생명의 신비를 감탄하지 않을 수 없었다. 아이들 말 가운데 별안간 뜻하지 않게 복잡하고 긴 문장이 툭 튀어나오는 때라든지, 새로운 버릇이 생기거나 엉뚱한 소리를 할 때라든지, 우리가 모르는 생(生)에의 의욕이 이 삼척동자의 행동 속에 불현듯 모습을 보이는 것을 알았을 때 인간의 모든 성격이 오직 태어난 뒤의 부모의 교육 여하에 따라 달라진다고만 생각하는 사람들은 하나만 알고 둘은 모르는 사람들이라고 생각했다.

부모가 도둑질을 안 하는 이상, 부모가 늘 서로 다투지 않는 이상, 부모가 밤낮 나가 돌아다니고 아이들을 내버려두지 않는 이상, 그리고 부모가 아이를 사랑하는 이상 아이들은 큰 잘못 없이 자라게 마련이다. 쓸데없이 설익은 정신분석 이론을 가지고 이러쿵저러쿵 하는 것부터가 아이의 자연스러운 태도를 부자연스럽게 만들어 놓을 위험이 있다. 그래서 우리는 아이들을 〈되는 대로〉 길렀다. 되어가는 대로 자연스럽게 길렀다는 말이지 아무렇게나 막 길렀다는 말은 물론 아니다.

다만 우리는 한 가지 기르는 목적이 있었다. 아이들로 하여금 부모에 의지하지 않고 혼자서 모든 어려움을 극복해나가는 힘을 일찍부터 길러 주어야겠다는 것이었다. 그래서 우리는 아이들을 어릴 때부터 딴 방에서 자도록 했다. 너무 서양식을 따르면 문화와 전통이 다른 한국 아이에게 나쁘지 않겠느냐는 염려도 있을 법하다. 그러나 이것은 서양식도 아니었다. 아이들은 밤중에 깨어 엄마를 부르면 엄마는 언제든지 오는 사람이라는 것을 알고 있었다. 그리고 아이들은 하루 종일 엄마의 따뜻한 사랑을 맛보기 때문에 열쇠로 잠근 방안에서 혼자 노는 서양의 아이들과는 달랐다.

간혹 우리가 함께 외출을 나가서 아이들을 일하는 아이에게 맡겨야했을 때 우리는 아이들에게 어디에 갔다 온다는 것을 자세히 설명해주었다. 우리가 아이들에게 돌아올 때 무엇을 사주겠다는 말을 하면 이것을 꼭 지키는 것을 철칙으로 삼았다. 아이들에게 절대로 거짓말 약속을 하지 않는 것, 허황한 소리로 당장 궁한 입장을 얼버무리지 않는 것이 아무도 특별히 주장한 것이 아니지만 어느덧 우리 집의 교육지침이 되고 말았다.

때때로 나는 아이들과 숨바꼭질을 했다. 때때로 나는 아이들이 너무 못되게 굴면 야단을 쳤다. 연년생의 두 아이가 서로 싸우면 공정하게 재판을 해서 판결을 내리려고 노력했다. 이러한 육아방법이 과연 어느 만큼 아이들의 자립성과 책임감을 길러주었는지 아직은 잘 모르겠다. 이제 정치와 사회와 세계에 대하여 눈을 뜨기 시작했고 키가 제 어미를 능가하게 된 아이들을 바라보며 아이들은 그저 소나무처럼 자라나는구나 생각할 따름이다.

어쨌든 나는 나의 환자 가족들에게 늘 아이의 문제를 걱정하기 전에 부모 자신의 문제를 반성하라고 말하지만 이 말은 반드시 환자에게만 적용되는 말이 아님을 믿고 있다.

폭력과 어머니의 사랑

— 양구 · 진주사건이 주는 교훈 —

진주에 이어 양구에서 잇단 납치사건이 신문 사회면을 어지럽히고 있어 세상이 이제 어떻게 되려나 공연히 걱정을 하게 된다. 그러나 이런 일은 지금 새삼스러운 것이 못되고 남의 나라에도 있고 옛날에도 있던 일일테니까 너무 공포감을 느낄 필요는 없겠고 다만 이 기회에 왜 이런 일이 생기는지 차분히 생각해보는 것이 더 중요할 것 같다. 왜냐하면 이번 일은 특수한 사건이지만 일반 청소년의 폭력사건과 공통된 문제를 안고 있기 때문에 어디 먼 곳에서 난 화재처럼 생각할 수 없는 일이기 때문이다.

신문보도만 가지고 상황을 판단하는 것은 아주 위험한 일이지만 거기 알려진 몇 가지 사실만 보고 나는 우선 여성의 역할이 남성의 폭력행위에 얼마나 큰 영향을 주었는가를 느끼지 않을 수 없었다. 진주에서는 사랑하는 여자가 변심하여 자기를 만나주지 않는다는 것이 직접 화근이 되었다고 하고, 양구의 불행한 청년은 사춘기 무렵부터 계모 밑에서 자라났다고 한다. 그러나 진주의 경우는 애인과 함께 다방에서 마지막 이별을 할 수 있었고 남자는 감옥에 갔으나 여자의 굳은 사랑의 언약을 받은 반면 양구의 청년은 마지막 인질로 남은 다방 레지마저 잃어버리고 혼자서 발광하다가 자결하고 말았다.

공교롭게도 두 사건이 모두 다방에서 끝을 보았다는 것도 심리적으로 우연이라 할 수 없고 그 사람들에게 주는 소읍 다방의 어머니로서의 생리를 잘 보여준다. 한 남자는 다방에서 여자의 사랑 속에서 붙들리고 한 남자는 여자의 버림 속에서 죽었다.

양구의 청년이 여자 인질을 그대로 두었다면 그는 죽지 않았을지도 모르고 혹은 또 하나의 죄 없는 여자가 그와 함께 죽었을지도 모른다. 두 사람은 모두 가난했고 두 사람은 다 군대에 있거나 있었으므로 총을 다룰 줄 알았다. 총과 여자, 인질과 다방의 요소들 뒤에 무슨 뜻이 있는가를 여기서 길게 이야기할 겨를은 없다. 눈에 띄는 것은 이 사람들을 설득했거나 설득하러 나선 사람은 여자가 아니라 같은 또래의 남성이었다. 형님이 아니면 전우였고 경상도 말을 쓰는 신문기자였다는 것도 의미 있는 일일 것 같다.

청소년범죄에서 가장 문제되는 것은 무엇보다도 어머니의 사랑이다. 〈어머니〉는 〈아들〉이 이 세상에서 제일 먼저 만나는 이성이다. 어머니의 건전한 사랑은 아들을 건전하게 하고 어른을 만드는 데 없어서는 안 될 〈거름〉이 된다.

그러나 어머니가 너무 아들을 끼고 돌면서 그가 어른이 되어 독립하는 것을 막는다면 아들은 너무 거름을 주어서 시들어버린 화초처럼 상처를 입게 될 것이다. 어머니가 아이들에게 따뜻한 정을 줄 수 없거나 아예 어머니가 없으면 사랑에 굶주린 아이들은 어머니 대신 사랑을 줄 수 있는 사람을 찾아 헤매는 나머지 제때에 제대로 어른으로 성장하지 못한 채 항상 누구에게 의지하는 사람이 되고 그것이 안 될 때는 자기도 모르게 발광하게 된다.

세상의 어머니 가운데는 이렇게 너무 자식을 끼고 도는 어머니와 자식을 내버려두는 어머니의 두 종류가 있다. 둘 다 참다운 사랑이 아니다. 그리고 둘 다 문제아동, 문제 청소년을 만드는 원인이 된다. 그러니 건강한 어머니가 된다는 것은 얼마나 어려운 일인지 모른다. 그리고 어머니가 중요하기는 하지만 어머니만으로 처리할 수 없는 일도 많다. 어머니가 불안한 마음을 가졌으므로 자식에게 사랑을 줄 수 없다면 그것은 아버지 탓인지도 모른다.

사람의 마음 깊이에는 누구에게나 창조적인 면도 있지만 사람답지 않게 파괴적인 요소도 지니고 있다. 인류는 아직도 이 문제를 해결하지 못하고 있다. 평화를 원하지만 지구상에는 〈전쟁〉이라는 이름으로 사람들은 합법적으로 살인을 하고 있다. 인간의 불행, 범죄영화, 납치기사를 보는 우리의 마음이 심상치 않고 혀를 차면서도 무언가 흥분을 느끼는 것은 무슨 까닭인가. 그 내용이 자기 마음속에 도사리고 있는 어떤 초인적인 힘과 맞아들어가기 때문이다.

자식에게 항상 선(善)해지라고 가르치고 〈좋은 것〉만 보여주고 나쁜 것은 가르쳐주지 않았는데 왜 우리 자식은 깡패가 되었는가 하는 부모가 있다. 나는 그분들에게 묻는다. 부모들은 자기 자식에게 하는 그 〈좋은 말씀〉을 진실로 믿고 있으며 그대로 실천하시는지 혹시 간혹 가다가 자기 마음속의 〈폭력〉에 시달리거나 그것에 사로잡히지는 않는지.

건강한 태도란 책에 적혀 있는 글자나 사회가 좋다는 것을 그대로 순종하는 것이 아니고 자기 마음이 성실해지고 꾸밈이 없는 것인데 이것은 결코 쉬운 일이 아니다. 우리는 우리의 자녀와 함께 이 어려운 일을 참을성 있게 노력해 가야 할 것이다.

(1970년)

죽음과 한(恨)의 비리(非理)

— C판사 자살을 보고 —

어떠한 죽음 앞에서도 한(恨)은 있다. 그러나 그 한 때문에 누구나 목숨을 끊지는 않는다. 그러나 한은 독소와 같이 인간의 의식을 침습(侵襲)한다. 그리고 때로 그것은 그의 목숨을 빼앗아 간다. 더욱이 작금의 보도처럼 비명에 아내를 잃은 한 판사가 아내를 죽인 가정부의 판결을 지켜본 날 부흥회를 다녀와 유서를 남기고 목숨을 끊은 사건은 우리에게 착잡한 감정을 일으킨다.

모든 죽음에는 그 개인의 역사가 있다. 이 역사를 모르면서 이 사건에 관해서 뭐라고 말할 수는 없다. 비록 안다고 하더라도 개인의 죽음을 공개적으로 논평하는 것은 옳지 못한 일이라 생각한다. 다만 이것을 계기로 자살충동이 얼마나 위험한 것인가에 주의를 환기하고 싶다. 친족의 죽음 뒤에 자살은 소리 없이 준비되어 있음을 직시하고 예방에 힘써야 할 것이다. 무엇보다도 이 비극적인 죽음이 남은 아이들의 성장에 영향을 주지 않도록 그들을 보호해야 한다.

죽음은 하나의 전염원(傳染源)과 같은 것이다. 주위의 사람에게 슬픔의 씨를 뿌려 그들을 허탈하게 만든다. 가까운 사람의 죽음은 언제나 살아있는 사람의 의식의 일부를 빼앗는다. 이 정상적인 상실감의 정도는 생자(生者)가 사자(死者)와 어느 만큼 동일시하고 있었는가에 따라 달라진다.

급격히 떨어져 나간 자아의 분신은 무의식에 남아 강렬한 콤플렉스를 형성한다. 사람들은 이것을 저승에 간 영혼에 비긴다. 죽은 자를 위한 애도의 과정은 이 무의식의 응어리를 의식화(儀式化)하는 것이고 우리나라의 장례나 민간의 사령제(死靈祭)는 모두 생자의 〈한〉의 응어리를 푸는 치료적인 제도였다.

대개는 이러한 애도의 과정을 거쳐서 비명에 간 자와의 정당한 이별이 가능해지고 일정시간 후에 생자는 다시 〈이승〉—현실에 발을 붙이게 되지만 이것이 잘되지 않으면 생자는 이승과 저승, 삶과 죽음 사이에 매달리게 되고 심지어는 사자(死者)의 세계에 대한 이상한 매력을 느끼게 되는 것이다. 이러한 마력은 다소 과격한 수단으로 제압하지 않으면 동반자살의 길을 열어주는 결과가 된다. 따뜻한 사랑과 설득, 저승의 존재에 대한 종교적인 암시는 오히려 그 사람으로 하여금 죽음에의 동경을 더욱 촉진하는 요소가 되기 쉽다.

문명사회는 이 죽음의 원한이 갖는 심각한 해독과 이에 대한 방어를 경시하고 이성으로 죽음을 극복하려고 한다. 이성과 합리주의의 뚜껑—그 단적인 표현인 가정의례준칙 아래서 저주와 원한과 통곡과 온갖 비합리적인 감정의 소용돌이가 억압되면 이것들은 언젠가 의식을 뚫고 나와 이성을 빼앗아 장님을 만든다.

그는 그의 분신이 저승에 간 것이 아니라 마음속에 떨어져 나갔음을 못보며 사자의 한이 그의 한임을 그는 모르게 된다. 버려야 할 것은 목숨이 아니라 그의 낡은 체면, 쓸개 빠진 의존심이었음을 모르게 된다. 죽어야 할 것은 그의 지성과 그의 이성이며 그것을 통하여 소위 지식인의 마음속에 도사린 작은 원시인을 살려야 했던 것이다. 그래서 새로운 나로 재생되어야 하는 것이다.

오늘날 지식인은 이중의 질고를 극복해야 한다. 하나는 사회가 떠맡기는 도덕적 완전무결성이라는 짐이고, 다른 하나는 그들 자신의 창조성의 빈곤과 그 기회의 상실이다. 그렇기 때문에 지식인의 개인적인 사건의 과도한 보도는 이들의 고통에 부채질을 하고 더욱 큰 부채를 지우는 결과가 되기 쉽다. 신문은 그러한 보도에 신중을 기하는 것이 좋겠다.

그리고 지금도 이 순간에 죽음과 유희를 하고 있는 이들에게, 그리고 대문짝 만한 자살보도에 호기심을 가지고 저승을 기웃거리는 이들에게 말하고 싶다. "자살은 개죽음이다—결코 미화될 수 없는 것이다"라고.

(1977년)

대중 매체의 자살 관련 보도

벌써 오래전, 그러니까 2000년도에 세계보건기구 정신보건국에서 정신건강을 위한 지침서 소책자를 발간했는데 "자살예방"에 관한 일련의 책자 가운데 "자살예방: 대중매체 전문직을 위한 참고자료"라는 책자가 있었다. 우리나라 대중매체 종사자들이 꼭 읽어야 할 책자라고 생각되어 당시 책임을 맡고 있던 한국정신사회재활협회에서 번역하여 신문 방송 매체의 해당자들에게 배포한 일이 있다.

우리나라처럼 자살을, 특히 유명인인 경우에는 대서특필하는 나라도 없다고 할 정도로 자살에 관한 보도가 생각없이 이루어지고 있던 때였다. 세계보건기구는 그러한 과장된 보도가 나간 뒤 자살율이 급격히 증가한다는 연구보고를 근거로 대중 매체 종사자들의 자살 보도시에 주의해야 할 점, 꼭 지켜야 할 점을 간단 명료하게 지적하고 있었다. 우리가 그 책자를 번역 배포한 뒤에도 신문 방송은 여전히 여러 건의 유명 연예인, 기업가, 정치인의 자살을 대서특필하고 있었다. 최근에는 매체마다 의료전문기자를 채용하고 의료기사의 객관성과 신뢰성을 회복하려는 움직임이 있고 자살 등 사건 보도도 '선동적인' 측면이 줄어든 것처럼 보이지만 '항상 극적인 것을 좋아하는 다수 독자, 시청자층'의 소위 '알 권리'를 완전히 외면할 수 없는 매체의 생리상 자살을 대서특필할 위험성은 여전히 남아있다고 할 것이다.

세계보건기구는 결코 자살보도를 하지 말라고 하는 것이 아니다. 여러 가지를 고려하여 신중히 하라는 말인데 그 여러 가지 점이 매우 합리적이고 실제적이며 국민의 정신건강을 위해 매우 유익하고 의미있는 조치라고 믿기 때문에 나는 여기에 다시한번 그 내용을 소개하고자 한다.

1. 자살현상에 대한 일반적 기사를 작성할 때 유의할 점:
   - 믿을 만한 통계를 사용할 것.
   - 아무리 시간이 촉박해도 즉흥적인 논평은 하지 말 것.
   - 작은 사실을 일반화해서 “자살유행”이니 “자살율 세계최고”같은 말을 쓰지 말 것.
   - 자살이 사회문화변동이나 붕괴에 대한 반응이라는 암시를 주지 않도록 조심할 것.

2. 자살 사례에 대한 보도는 어떻게 할 것인가.
   - 선정적 보도를 피할 것. 특히 유명인의 경우, 과장보도를 피하고 죽은 사람의 사진, 자살 장소, 방법 등의 사진이나 자세한 보도는 자살위험이 있는 사람에게 부정적 영향을 주므로 절대 실어서는 안 되고 일면 톱기사는 전혀 바람직하지 않음.
   - 자살은 여러 복합적인 요인으로 나타나므로 단순한 해석은 삼갈 것.
   - 유가족에게 주는 상처를 고려할 것.
   - 자살자를 영웅시하거나 순교자처럼 다룬다면 자살위험을 가진 사람들을 자살 행위로 몰아줄 위험이 있으므로 삼갈 것.
   - 자살 미수자의 신체적 손상에 대한 보도는 자살을 막아 주는 요소로 기여할 수 있음.

3. 국민에게 도움을 주는 보도:
   - 자살예방에 대한 여러 기관, 연락처에 관한 정보를 제공.
   - 우울증이 자살과 밀접한 관계를 가지고 있음을 알리고, 정신건강센터의 소개, 방문하는 방법 등을 알려줌. 자살 위험도를 알아내는 방법을 제시함.

• 유가족을 위로하고 이들이 편견의 대상이 되지 않도록 유의함.

세계보건기구는 마지막에 전체를 요약하여 대중 매체가 해야 할 것과 해서는 안 될 것을 다음과 같이 열거하고 있다:

해야 할 일:

- 사실을 보도할 때 건강전문의와 긴밀히 협동할 것.
- 자살을 완수한 것으로 말할 것이며 성공한 경우로 언급하지 말 것.
- 오직 꼭 관련된 정보만 보도할 것이며 앞면이 아닌 뒷면에 실을 것.
- 자살 아닌 다른 선택의 가능성을 부각시킬 것.
- 공동체내 도움을 주는 사람 또는 방법에 대한 정보를 알려줄 것.
- 자살위험도를 나타내는 지표들과 경고의 징후에 대해 널리 알릴 것.

해서는 안 되는 일:

- 사진이나 자살 노트같은 것을 간행하지 말 것.
- 자살방법을 자세히 보도하지 말 것.
- 자살의 이유를 단순하게 속단하지 말 것.
- 자살을 미화하고 선동하지 말라.
- 판에 박은 종교적 문화적 언사를 되풀이하지 말 것.
- 자살에 대한 비난을 나누지 말 것.

오늘날 대중 매체는 대중의 사회의식과 심리적 정서적 자세에 막대한 영향력을 행사하고 있다. 자살을 포함해서 살인, 죽음, 파괴, 부패, 모든 인간정신의 어두운 충동을 어떻게 보도하느냐 하는 것은 대중의 건강한 의식을 위해서 매우 중요한 과제가 되고 있다. 왜냐하면 그런 어두운 충동들은 모든 인간의 무의식에 잠들고 있는 원형층을 활성화하고 전염병처럼 전 인간집단으로 퍼져나갈 수 있기 때문이다. 자살을 영웅행위처럼 떠받친 뒤에 모방자살 시도가 증가한 사례를 우리는 과거 역사속에서 목격해 왔다.

대중매체는 본의아니게 대중을 위험한 생각과 충동에 빠뜨리게 할 수도 있고 집단빙의의 위험에서 구출할 수 있는 힘도 가지고 있다. 세계보건기구의 지침은 사람들에게 사실을 알리면서도 자살이라는 위험한 영향력에서 보호하는 방법을 우리에게 가르치고 있다.

오늘날 대중 매체는 모든 개인에게 깊숙이 연결되어 있다. 개인이 기사를 쓰고 댓글을 올리는 시대에 세계보건기구의 이상의 충고는 알려진 공공 매체뿐 아니라 개인개인의 네티즌에게 호소하는 말이기도 하다.

(2018년)

시어머니와 며느리의 갈등

정신과에서는 부인들의 노이로제가 일어나게 된 요인의 하나로 시어머니와 며느리 사이의 갈등을 든다. 그러나 시어머니와 며느리란 본래 갈등이 생길 만한 사이이고 정상적인 경우에도 이 두 사람의 관계는 반드시 좋기만 한 것은 아니다. 그것은 시어머니와 며느리는 본래 남이고 이 두 사람은 모두 같은 여자이기 때문이다. 시어머니가 며느리에게 잘해주는 경우에도 며느리는 시어머니를 어려워하며, 며느리가 시어머니를 아무리 잘 모셔도 시어머니로서는 섭섭하게 느낄 수 있다.

물론 예외적으로 시어머니와 며느리 사이의 관계는, 며느리와 친정어머니의 사이가 좋지 않을 때는 오히려 가까워질 수도 있다. 그러나 그 때문에 오히려 모성에 대한 부정적인 감정 때문에 시어머니에게도 좋지 않게 대할 수도 있으니 간단한 문제가 아니다. 또한 시어머니와 며느리 사이는 남편이 그 중간에서 어느 만큼 이 두 사람의 관계를 조절할 수 있는 능력을 가지고 있느냐에 따라 다르다. 며느리의 시어머니에 대한 감정도 시아버지가 어느 만큼 며느리를 이해하느냐에 따라서 달라질 수 있다.

그러므로 고부간의 관계란 결코 이 두 사람 사이의 관계에만 그치는 것이 아니라 온 가족, 특히 남편과 시아버지와의 관계, 시누이·시동생과의 관계, 며느리의 친가 부모와의 관계 등 가족 간의 역학(力學)과 가족성원의 개인적인 성격상의 차이들과 서로 연관성을 가지고 있는 것이다.

고부간의 갈등이 병의 원인이 될 정도로 심해지는 경우는 대개 아들을 자기의 소유물처럼 지나치게 보호하는 시어머니와 며느리 사이의 아들을 중심으로 한 삼각관계가 이루어졌을 때이다. 보통 이 경우 남편은 어머니 편을 들게 되어 며느리는 히스테리성 신경증과 같은 노이로제로 도피하거나 심인성 신체장애와 같은 병을 앓을 만큼 심한 갈등을 일으킨다. 며느리의 갈등은 시어머니뿐 아니라 남편에게도 그 원인이 있다.

한국에 많은 이른바 히스테리성 전환장애는 여자에게 흔한데 이 병은 마음속의 불안과 갈등이 몸의 증세, 이를테면 팔다리가 마비된다든가 아프다든가, 눈이 갑자기 안 보이게 된다든가 목소리가 잘 안 나오게 되는 등의 증상으로 바뀌는 병이다. 그래서 이 병을 전환(轉換) 신경증이라 부르기도 했다. 요즘은 감각마비보다 몸의 통증으로 나타나는 경우가 많다.

시집살이에 불만을 가진 며느리가 그 불만을 표시하지는 못하고 체면을 지키려다 보니 마음속에 억압된 감정이 신체증상으로 나타나 병이 된다. 환자에게는 병이 듦으로써 시집살이의 귀찮은 일들을 합리적으로 피할 수 있고 다른 사람의 동정과 위로를 받게 되는 동시에 며느리로서의 체면도 유지되는 이득이 있다.

그러나 대가족이 모여 사는 풍습이 무너지고 가족이 흩어져서 부모와 따로 사는 경향이 강해진 오늘날에는 이 히스테리성 신경증은 고부간의 갈등보다는 남편과의 관계에서 일어나는 갈등, 예를 들면 남편의 외도를 발견했을 때, 또는 남편 몰래 돌려쓴 돈을 떼었을 때 등 잘 발병한다.

며느리의 갈등은 또한 며느리 자신의 약한 자아 때문인 경우도 있고 요즈음은 그런 경우가 제법 많지 않은가 생각된다. 과거와는 달리 물질적으로 비교적 풍부하고 봉건시대를 지배하던 엄한 남존여비 사상도 많이 개선된 상황에서는 젊고 아름다운 여성들은 남성들의 총애를 받게 되며 따라서 다소의 자만심이 생기고 어려움을 견디어 나가는 인내심과 용기를 기를 기회가 없어진다.

그러나 일단 결혼이라는 인습적인 과정을 거치고 나면 상황은 달라진다. 남편은 약혼시절과는 달리 봉건적인 폭군이 되고, 부인에게는 며느리의 굴레가 씌워지고 시어머니에 대한 봉사와 순종이 강요된다. 온실과 같은 따뜻한 환경에서 자란 며느리에게 이것은 충격적인 변화이다. 젊은 신부가 신혼

초에 곧잘 심한 우울증이나 심신장애를 나타내는 이유가 여기에 있다.

무서운 시어머니는 마치 동화에 나오는 의붓어머니같이 나쁜 일을 하면서 결과적으로는 선행을 하는 존재일 수도 있다. 자아를 든든하게 하고 참는 법도 배우고 고생도 해보려면 자기의 어머니를 떠나 본질적으로 남의 어머니인 시어머니를 모시는 것도 정신적인 성장에 과히 나쁘지 않다. 그러므로 수개월 정도는 현대여성에게 시집살이를 시키는 것이 결코 편안한 일은 아니지만 약이 되리라 생각한다.

좋은 시어머니가 된다는 것은 어려운 일이다. 시어머니는 손자를 데리고 노는 데서 인생의 낙을 삼으려 하는데 손자들의 교육을 본의 아니게 간섭하게 됨으로써 그 부모와 갈등을 일으키게 되기도 하기 때문이다.

결국 중요한 것은 개인개인이 누구에게 매달리지 않고 살 수 있을 만큼 경제적으로나 정신적으로 독립하는 길이 아닌가 생각된다.

(1975년)

노인의 심리

1.

"그러나 사람이 혼자 있을 때, 너무나 어둡고 고요한 밤이 다가와서 남은 세월을 가감하는 생각이라든가 얼마나 시계바늘이 돌아갔는가 하는 것을 무자비하게 증명하는 일련의 불쾌한 사실들이라든가, 내가 사랑하며, 원하며, 소유하며, 그리워하며, 노력하는 모든 것들을 마침내 삼켜버릴 저 어두운 검은 바람벽이 천천히 그리고 쉬지 않고 다가오고 있다는 것 이외에 아무것도 보이지 않으며 아무 것도 들리지 않을 때, 모든 인생의 지혜 같은 것은 모두 보이지 않는 구석에 숨어버리고 불안이 잠 못 이루어 하는 사람 위에 마치 무거운 질식할 듯한 덮개처럼 덮어버리는 것이다."(C. G. 융)

「넋과 죽음」(Seele und Tod)이라는 논문에서 스위스의 심리학자이고 정신의학자인 칼 구스타브 융(C. G. Jung)이 한 말이다. 이 글이 발표될 무렵, 융은 아직 만 49세였다. 그 뒤에 융은 37년을 더 살아, 죽기 전까지 글을 쓰다가 86세의 고령으로 이승을 하직했다.

젊은 사람들이 현재의 인생이나 죽음에 대하여 두려움을 가지고 있다고 할 때 누구나 그것을 좋지 않은 것, 불합리한 것, 심지어 노이로제라고 할 것이다. 그러나 노령에 가까워온 사람이 얼마 살지 못하리라는 것을 알고 남모르게 불안이나 공포를 가지고 있다면 그것은 우리의 마음에 뼈저린 일종의 공감을 불러일으킨다. 임기응변으로 머리를 써서 "누구나 다 죽는 것 아니겠느냐" 또는 "사람은 영원히 살 수는 없는 법이다"라고 해도 이런 '생활의 지혜'가 그 노인에게는 별로 소용이 없다는 말이다.

노인의 심리를 말하라 한다. 그러나 노인이 되어보지 않고 어떻게 노인 심리를 말할 수 있겠는가. 노인의 심리는 노인으로 하여금 말하게 하는 것이 적절할지 모른다. 눈이 안보여 돋보기를 쓰기 시작하며 젊은이들이 이제는 자기를 귀찮은 존재로 보기 시작하는 듯한 눈치를 채며 남모르게 서글퍼지는 연령에서 노인을 말하게 하는 것이 옳을지 모른다. 그러나 그들은 과연 솔직하게 노인의 심리를 말해 줄 것인가.

"아침저녁 적당한 운동을 하고, 나의 기분은 아직 20대의 청년과 같다"고 하는 70세 노인도 있다. 그러나 그가 49세의 융이 묘사했듯이 잠 안 오는 밤에 죽음의 불안에 허덕이고 있지 않다고 누가 보장할 것인가. 노인은 자기가 노인이라는 것을 잊어버리는 수가 있을 것이며, 자기도 모르게 자기의 마음을 속이고 있는지 모른다.

"노인이란 이런 것이다", "노인의 심리란 이렇고 저렇고 한 것이다"라고 말한다고 해서 큰 도움이 되는 것도 아니다. 어린이란 이런 것이고 청년이란 이런 것이고 중년은 이렇고 노인은 이렇다는 공식적인 견해는 사실 그럴싸한 객관성을 제시하지만 그런 견해가 모든 노인의 심리를 대변해주는 것은 아니다. 그것은 잘해야 통계적인 〈노인심리〉의 평균치인데 이것을 너무 절대적인 사실처럼 믿으면 이런 설명이 하나의 관(觀)을 이루고 〈관〉이 하나의 〈주의〉를 낳고 〈주의〉는 모든 사람으로 하여금 그것을 믿도록 강요하게 되고, 그렇게 해서 모든 사람을 만들어진 청년, 중년, 노인의 틀 속에 두들겨 맞추려는 제도를 주장하기에 이르면 인간의 개성의 자유로운 성장이 침해를 받게 되는 것이다.

인간은 청년이거나 노인임에 그치는 존재가 아니고 개성을 가진 존재라는 것을 잊어서는 안 된다. 우리는 노인을 말할 때 "노인에게도 개성이 있다"는 지극히 평범한 진리를 잊어버리는 수가 많다. 우리가 말하는 〈노인의 심리〉는 노인들의 심리의 다양성 가운데 어느 한 보편적인 측면이거나, 아니면 우리가 노인에 투사하는 우리 자신의 심리 혹은 노인에 대한 우리의 견해, 즉 〈노인관〉인 것이다.

2.

가끔 나는 유럽을 여행하고 돌아온 사람들이 서양 노인이 얼마나 고독에 몸부림치고 있느냐, 거기 비해서 한국의 노인들은 얼마나 행복하냐고 말하는 것을 듣는 일이 있다. 이들의 결론은 대개 "그러니까 노인들은 가족과 함께 있어야 하고 노인의 권위가 존중되어야 한다"는 방향으로 귀착한다. 이들은 대개 노인들이 개를 데리고 공원 벤치에 홀로 쓸쓸히 앉아 있는 것을 보거나, 양로원의 〈비참한〉 광경을 예로 들거나, 때로는 노인의 자살률이 서양에서는 높다는 사실을 든다. 아마 어떤 사람은 백발의 노인이 전차간에 서 있어도 새파란 젊은 여자들이 자리를 비켜줄 생각도 하지 않고 있는 데 분개할 것이다.

그러나 이러한 인상은 서양 노인의 어느 한 측면만을 보고 느낀 결과이고 노인을 우대하는 전통적인 동양 사람의 사고방식에서 내리는 일방적인 평가인 경우가 많다. 다시 말해서 동양문화의 노인관에 따라 생기는 주관적이고 어떻게 보면 감상적인 평가이고 결코 사실의 전부라고 할 수 없다.

나는 가족과 함께 단란하게 지내는 서양의 노인들을 알고 있다. 나는 공원 벤치에서 혼자 개를 데리고 졸고 있는 노인이 향수에 젖은 한국의 여행객이 느끼듯 그렇게 쓸쓸하거나 외롭지 않다는 것을 알고 있다. 외로운 것은 나그네의 마음이며, 이 순간 그는 자기의 부모를 생각하며 고향에 홀로 떨어져 있는 부모에의 그리움, 부모에게 미안하다는 생각을 거기 앉아 있는 노인의 모습에서 보고 있는 것이다. 그러나 그 노인은 그 벤치에 앉아 따뜻한 햇살을 즐기고—그것은 건강에 좋기 때문에—강아지의 재롱이나 모이를 주워 먹는 백조의 길고 화사한 목을 눈여겨보거나, 오늘은 무슨 좋은 음식을 어느 레스토랑에 가서 먹을까 생각하고, 이번 주말에는 조카인 제니가 손자들을 데리고 찾아오겠지 생각하다가 깜빡 졸았을지도 모른다. 그 노인은 부족할 것이 없는 연금을 받고 불편하지 않은 집에서 살고 있다. 무엇이 그다지 불행하단 말인가.

나는 서양거리의 전차 안에서 젊은 부인에게 정중하게 자리를 내어주거나 어쩌다 바닥에 떨어진 핸드백을 주워주거나 코트를 입는 것을 거들어 주는 백발의 노신사를 흔히 보았다. 남존여비, 장유유서의 전통에 젖은 동양인의 머리로는 도저히 이해할 수 없는 처사일 것이다. 그러나 이것은 동양의 유교적 가치관과 꼭 같은 서양의 전통에서 우러나온 지극히 자연스러운 서양인의 관습임을 잊어서는 안 된다.

〈가련한 여성〉에 대한 남성으로서의 보호의식을 거의 의무처럼 여기는 하나의 기사도정신을 그 백발의 노신사는 몸소 실천하고 있는 것이다. 또한 나는 그 보호받는 여성이 그로 인해서 결코 교만해져서 노인을 깔보고 학대하는 것이 아님을 잘 알고 있다.

스위스의 한 연구소에 다닐 때 일이다. 나는 연구소 계단에서 한 노인이 지팡이를 잡고 힘겹게 한 걸음 한 걸음 올라오는 것을 보았다. 다른 사람들은 모두 이에 아랑곳없이 노인을 스쳐 지나 빠른 걸음으로 앞서 오고 있었다. 나는 달려내려가 노인을 부축하려고 했다. 그런데 그 노인은 나의 선의가 오히려 역겨운 듯이 저리 가라고 손을 젓고 끝내 혼자서 지팡이에 의지하여 한 걸음 한 걸음 올라오고 있었다. 동방예의지국에서 서양에 갓 들어온 당시의 나는 무척 무안했으나 유럽생활을 오래 하면서 나는 그의 뜻을 이해할 수 있을 것 같았고 우리의 〈예절〉이 반드시 보편타당한 절대적인 진리가 아님을 깨달았다.

근대사회의 서양의 노인들은 그들이 어릴 때 교육을 받은 대로 자기의 일은 자기가 한다는 투철한 자주성을 노인이라는 연령 때문에 포기하지 않는다. 그들이 자녀를 그렇게 키웠듯이 그들 자신도 또한 그러한 자주성을 자신에게 적용하며 결코 자녀양성의 대가로 자식들에게 효도와 무조건의 순종을 강요하지 않는다.

죽을 때까지 책을 쓰며 피아노의 건반을 두드리며 또한 화필을 놓지 않는 개성 있는 노인들이 건재함으로써 유럽 문명은 그 많은 소용돌이 속에서도 그들의 문화를 견실하게 지탱해 왔다고 나는 믿는다. 이러한 노인의 창조적인 역할이 반드시 서양에서뿐 아니라 동양에서도 가능한 것이며 동서를 막론한 큰 과제라고 생각해 보고 싶은 것이다.

3.

"생을 두려워하는 청년은 노년에 가서 죽음도 두려워하는 것 같다." 많은 사람들을 치료했던 융의 경험담이다. 노년은 청년 없이 존재하지 않고 청년은 소년이나 소아(小兒) 없이 존재하지 않는다. 어떻게 살아왔느냐 하는 것은 어떻게 늙느냐 하는 것을 규정한다. 노인을 이와 같은 성장의 과정을 빼놓고 생각하는 것은 상당히 인공적인 것이다. 그러므로 삶을 두려워하지 않은 사람은 죽음도 두려워하지 않는다는 말이 나온다. 다시 말해서 진실로 살 줄 아는 사람은 진실로 죽을 줄도 아는 사람이다. 청년기에 부딪히는 정신적인 문제가 인생에 뛰어들어 살고자 하지 않는 데 있다면 노년기의 정신적인 문제는 죽음을 외면하려는 데 있다.

누구에게나 개성이 있고 인생의 여러 시기에 자기 나름대로의 삶의 방식이 있는 것은 사실이지만 한 가지 움직일 수 없는 노년의 보편적인 특징은 죽음에 가장 가까이 와 있다는 사실이다. 또한 모든 면에서 신체적으로도 쇠약해 가고 있다. 그의 기력은 약해지며 기억력도 많이 감퇴되고 정력도 쇠약해진다. 피부는 이미 팽팽하지 않고 주름이 생기며 시력과 청력도 감퇴한다. 이것은 자연의 이치이니 별 도리가 없다.

얼마 전 60세의 생일을 맞았던 나의 스승인 융학파의 심리학자 폰 프란츠 여사가 편지 끝에 "이제는 나도 늙어서 모든 일을 가능한 한 천천히 하는 버릇을 익혀야겠다"고 적어 보낸 일이 생각난다. 자기의 신체적인 한계와 인생의 자연적인 과정에서 지금 어느 지점에 와있는가를 알고, 이를 겸허하게 받아들이며 동시에 그 한계 안에서 최선의 삶을 살며 죽음을 준비하는 사람은 참으로 성숙한 사람이다. 그러나 과연 우리는 모두 그렇게 살며 그렇게 죽을 수 있을까. 이것은 아직 그렇게 죽음이 가까이 있지 않다고 착각하는 청장년의 이상적 희망에 불과한 것은 아닌가.

나는 80세를 넘은 어느 노인이 기억력이 좋지 않다고 고민하는 것을 본 일이 있다. 그의 생활은 건강을 돌보는 프로그램으로 거의 차있었다. 〈기억력을 좋게 하는 약〉을 쓰는가 하면 〈적당한 운동〉, 〈신경을 쓰지 않는 것〉 그리고 〈성관계의 조절〉 등 그밖에도 많은 자질구레한 일과표에 의하여 진행되고 있었다. 그의 생에 대한 애착, 신체적 생명에의 헌신적인 귀의, 그것은 거의 종교와 같은 것이었다. 그는 그 밖의 다른 종교를 갖고 있지 않았다. 〈죽음〉이란 말은 하나의 금기—아예 입 밖에 내어서는 안 되는 단어였다. 인생을 정리하고 죽음에 대비한다는 생각이 그의 의식에서 얼마나 까마득히 먼 곳에 있는 것인가. 그러나 그의 마음은 죽음을 의식하고 있음에 틀림없는 것이다. 그는 단지 그것을 〈아무 일도 아닌 것처럼〉 피하고 있을 따름이다.

죽음을 앞에 둔 강렬한 생에의 집착은 거의 본능적인 충동이기 때문에 이러한 삶에의 환상을 무자비하게 깨뜨리는 것은 치료적인 태도가 아니다. 그러나 우리의 노인은 어찌하여 의연한 자세로 죽음을 맞이할 수 없는가를 생각하지 않을 수 없다. 이것은 결코 노년에 생긴 반응이 아니라 노년에 이르기까지의 그의 인생에 대한 태도의 결산이라고 볼 때, 젊어서부터 삶에 대한 태도를 고쳐 나가지 않으면 안 될 것이라는 생각을 해본다.

"죽음은 인생의 종말이나 결과가 아니라 목적이다"라고 융은 말한다. 인생의 정점에의 상승과 죽음으로의 하락, 그것은 생의 자연적인 곡선이다. 이 자연의 생활에 따라가지 못하는 사람은 공중에 떠 있는 사람이다. 사회적인 성공과 번영이 삶의 목적이라고 생각하는 사람은 죽음으로의 하강을 견디지 못한다. 이러한 하강이 결코 몰락을 의미하는 것이 아니라 삶의 결실이며 내면생활에의 심화, 내실임을 깨닫지 못한다.

죽음이 눈앞에 다가올수록 이런 사람들은 세속에 집착하게 된다. 세속이란 사회적 지위, 명성 등을 존중하는 입장이다. 그들은 자기가 늙었다는 것을 인정하려 하지 않는다. 70세의 할머니가 분을 바르고 진한 루즈를 칠하고, 빨간 무늬의 와이셔츠를 걸친 같은 또래의 할아버지와 소년소녀같이 "하니, 하니" 하면서 행동을 하는 경우를 미국의 거리에서는 가끔 보지만 이것은 차라리 애교에 속한다. 항상 젊어야 한다는 것을 강조하는 나라일수록 노인들은 어딘가 그 나이에 어울리지 않는 어색함을 드러낸다. 이것이 지나치면 동양에서는 〈늙은이의 주착〉이라고 한다. 그러나 이런 생각이 잘못일 수도 있다. 어린이같은 면을 활성화하는 것이 때론 노인의 삶을 활기 있게 만들 수도 있기 때문이다.

노인의 완고성, 욕심, 잔소리, 간섭, 노파심, 편견, 권위의식—젊은이들이 가장 싫어하는 이런 부정적인 특징은 뇌의 기능이 전같지 않은 데도 그 까닭이 있지만 죽음을 외면하려는, 세속에 대한 지나친 집착의 표현이라 볼 수 있다. 이런 경우 노인은 마음대로 되지 않으면 쉽게 노여워하는, 자기중심적인 아집에 사로잡힌다. 아들을 독차지하고 젊은 며느리를 질투하며 미워하는 시어머니의 태도도 이와 같은 과거에 대한 집착, 홀로 남는 것에 대한 무한한 공포감에서 오는 집착이라 볼 수 있다. 앞을 바라보고자 하는 용기가 없는 노인은 자꾸만 과거로 뒷걸음질을 치고자 하는 것이다. 그러나 어느 날 갑자기 저승의 사자가 그의 생명을 차압하고자 왔을 때, 그는 아무런 마음의 준비 없이 어느새 세월의 시간에 실려온 자기를 발견하고 놀랄 것이다.

노인의 어린이로의 퇴행이 극도에 도달하면 그것은 거의 병적인 증상으로 나타난다. 오줌, 똥을 아무 데나 싸고 도덕심, 수치감이 없어져 되는 대로 행동하는가 하면 남을 의심하는 정도가 지나쳐 망상이 되는 등 흔히 〈노망〉이라 불리는 상태가 된다. 이것은 노인성 정신병이라는 병이어서 정신과 전문의의 치료를 받도록 해야 한다. 무엇보다도 이런 병은 예방하는 것이 더 좋다. 신체적인 건강을 돌보는 것도 중요하지만 마음의 건강을 돌보는 것이 무척 긴요하다. 마음의 건강이란 다름 아닌 청장년시대의 생활 속에서 소홀히 했던 것, 잊어버린 자기의 여러 분신을 되찾아 실현하는 것이다. 그런 의미에서 노년이란 정리하고 보충하는 시간이다.

"죽음이란 생의 완성이다" 하거니와 잊어버렸던 〈나 자신〉을 찾아 키우는 것이며 그것이 무엇인가는 개인마다 다르기 때문에 각자가 자기 마음에 물어보아야 할 것이다. 죽음에 대비하는 마음으로 사는 사람은 오히려 오래 살고, 삶에 매달리고 죽지 않고자 하는 사람은 오히려 노년에 여러 가지 장애를 일으키게 되는 경우를 우리는 의학의 창을 통해서도 목격하게 된다.

4.

밖에 보이는 효과, 밖으로 향한 관심, 작업의 신속성, 적극성, 합리성, 조직성—이와 같은 젊은이에 어울리는 특징을 능력으로 삼는 사회에서는 노인의 존재는 쉽게 소외되게 마련이다. 범세계적으로 청년의 역할이 비대해지는 경향이지만 한국사회도 어지간히 청년중심경향이 제도화되어 가고 있는 듯하다. 그렇다고 해서 청년의 창의성이 그만큼 존중되고 있는지는 의문이다.

청소년만 있고 건강한 노인이 없는 사회는 팔다리만 있고 머리는 없는 기형과 같다. 그 사회는 철학이 없이 행동만 하는 사회가 되기 쉽다. 소아-청소년-중장년-노년이 각각 특징을 갖춘 하나의 생의 여러 매듭이라면, 이 특징을 모두 골고루 살릴 수 있는 사회가 건강한 사회가 아닐까 생각된다. 그러기에 앞서 말한 노인의 부정적인 측면이 아닌 건전한 측면이 요청되고 또한 이것이 키워지고 보호되어야 하는 것이다. 노인의 고집과 완고함이 지혜로운 철학과 인생에 대한 의연한 자세로, 노인의 잔소리와 간섭이 조용한 설득으로, 그의 소심한 노파심과 유약한 체념이 인자한 사랑과 달관의 경지로 바뀌어야 하는 것인데 한국사회에도 이러한 노인들이 많이 건재하고 있으리라 믿는다.

노인은 하나의 거목과 같다. 아이들이 그 그늘에서 쉬고 뛰어놀 수 있는 울창한 나무이다. 이 나무는 인생의 여러 시기가 연륜을 그리며 자라온 것이다. 백발이 성성한 노인에서 우리는 그 연륜을 읽는다. 노인의 마음속에는 어린이도 있고 젊은이도 있고 노인도 있다. 그는 이 모든 시간의 총화이다. 이러한 생의 여러 단계는 이미 인간이 태어날 때부터 그 가능성을 가지고 나오는 것이다. 그러므로 우리는 생에서 이미 죽음을, 시작에서 끝을, 어린이의 마음속에서 미래의 청년, 미래의 노년에의 완숙 가능성을 보는 것이다.

이런 점에서 융은 어린이 원형, 영원한 젊음의 원형, 그리고 〈늙은 현자의 원형〉(archetype of old wise man)을 말하고 있다. 〈늙은 현자〉는 우리들의 꿈이나 신화에 나오는 백발의 도인과 같은 요소이다. 늙은 현자뿐 아니라 늙은 현녀 원형(old wise woman archetype) 또한 이와 마찬가지로 중요하다. 스스로 늙은 현자라고 착각하는 노인이나, 젊은이들이 늙은 현자라고 잘못 보는 노인은 이 세상에 많이 있을 것이다. 그러나 진실로 현자의 경지에 도달한 사람은 인류의 역사에 그리 많지 않다.

우리는 다만 노력할 것이다. 우매와 아집과 탐욕을 벗고 지혜를 기르며, 고독과 죽음을 용기 있게 받아들여 영원을 향하여 눈을 뜨며, 편견과 독선의 일방성을 지양하고 양극을 하나의 마음으로 화합하고자 힘쓸 뿐이다. 이것은 대단히 어려운 작업임에 틀림없다. 오직 창조적인 작업을 통해서만 그 가능성이 열릴 것이다. 그러나 창조에의 길은 개인마다 다르므로 하나의 〈규칙〉이나 〈방법〉을 제시할 수는 없다. 각자가 자기 자신과 더불어 자기의 갈 길을 모색할 따름이며 또한 사회는 노인의 그러한 노력을 최소한 막거나 무시해서는 안 될 것이다. 오늘날의 한국처럼 노인의 형안(炯眼)과 지혜를 필요로 하는 때는 없다고 생각되기 때문이다.

(1977년)

* 필자가 노인이 되기 전에 노인을 이야기하는 것과 노인이 된 뒤에 실제로 겪는 것과는 많은 차이가 있다. 어쩌면 노인은 자기가 노인임을 잊고 사는 경우가 더 많지 않나 생각된다. (2018년)

인격형성의 과정

1. 어린이와 세계

출생 후의 아이가 어떻게 정신적으로 성숙해 가는가에 대해서는 프로이트를 비롯하여 많은 사람들이 설명하고 있다. 프로이트의 소위 정신성욕 발달기는 구순기(口脣期)라든가 항문기(肛門期)라든가 하는 괴상한 말을 써서 아이의 정신적 성장을 성욕의 관심 대상을 중심으로 단계적으로 시기를 나눈 것이다.

아직도 이 학설을 신봉하는 사람이 많고 부분적으로 일리가 있는 면도 없지 않으나 전체적으로 억지가 많고 억측과 속단으로 어린이를 판단한 흠이 있다. 그래서 에릭슨 등은 이를 다소 바꾸어 주로 주체성의 확립과 관련하여 성장기를 나누고 어린이뿐 아니라 그 성인기에까지 성장단계를 확장했다.

지능발달에 관해서는 피아줴의 직접관찰에 의한 무척 믿을만한 기술이 있으나 이것은 지적인 사고형식의 변화를 본 것이므로 아이의 감정에 관한 것이 결여되어 아이의 전체상을 보기에는 부족하다.

어린이의 성장을 꼭 단계로 나누어 기술할 필요가 있는가에 대해서 칼 융은 특히 프로이트의 〈정신성욕 발달론〉을 비판하면서 문제를 제기하고 있고 사람들이 어린이를 너무 어른의 선입견으로 판단하고 있다고 비난했다. 그리고 아직 잘 모르는 사실을 단정하여 생물학에 정신기능을 종속시키는 잘못을 저질렀다고 했다.

어린이에게 있어 부모의 영향이 크다는 사실을 누구보다도 먼저 주장했던 융은 그러나 그것이 반드시 성욕에만 관계되는 것은 아니라고 주장한다. 또한 융은 어린 시절 못지않게 중년 이후의 성장을 중요시함으로써 모든 정신건강상의 문제가 어린 시절의 마음의 상처에 의해서 결정되었다는 정신분석계열의 학설과 큰 대조를 이루고 있다. 사람이란 항상 달라질 수 있는 존재이며 태어나서 죽을 때까지 사람은 정신적인 성숙을 위하여 꾸준히 변화해 가야 한다는 것이 그의 견해이다.

이제 주로 융의 분석심리학적 입장에서 사람의 인격성숙에 관한 설을 엿보겠는데 그 이유는 순전히 필자가 이 학설을 더 잘 알고 있고 그 타당성을 믿고 있기 때문이다.

어린이에게 있어 이 세계는 무엇인가? 그것은 아무도 알 길이 없다. 로망 롤랑의 소설 『쟝 크리스토프』에는 〈아침〉이라는 제목 아래 요람 속의 아기가 자기의 방과 사람과 방에 들어오는 햇살과 소리를 어떻게 지각하고 있는가를 사실적으로 또 감각적으로 표현하고 있다. 심리학자가 여러 가지 테스트를 써서 그 이상의 것을 아기로부터 알아낼 수 있으리라고는 생각되지 않는다.

아기는 하나의 커다란 미지수이다. 그의 의식은 마치 넓은 바다에 드문드문 놓인 작은 섬과 같은 것이고 그의 생활의 대부분이 본능이라는 불가지(不可知)한 기능 속에 잠겨 있어 마치 아기는 무의식 그 자체인 듯이 보인다. 그러나 이 작은 생명 속에 장차의 모든 체험 가능성, 모든 성장 가능성이 숨어 있는 것이 아기이다.

이 섬들과 같은 불연속적 의식을 가진 아기의 세계와 인간에 대한 지각은 어른이 세계나 인간을 보는 것과는 판이하게 다르다. 그것은 마치 원시인이 나무나 돌을 신비롭게 여기고 폭풍과 번개에 두려움을 느끼고 메디신 맨(주의(呪醫))에 대해서도 두려워하고 신성시하는 마음과 비슷하다. 한마디로 고태적(古態的)이며 나와 너의 구별, 객관적 사물과 정신성과의 구별이 되어 있지 않은 주객(主客)의 신비적 융합 속에서 세계를 바라보는 것이 특징이다.

어린애에게 있어 어머니의 존재란 절대적이다. 뒤미처 아버지의 상(像)도 큰 영향을 준다. 어린애들이 보는 부모의 상도 실제적인 부모의 특징 이상으로 보다 크고 힘 있는 존재처럼 감득(感得)된다. 부모는 어린애에게 거의 〈하느님〉과 같이 신성한 의미를 지닌 것으로 비추어진다.

이러한 것이 단순한 상상의 산물이라거나 승화(昇華)의 결과라고 생각한다면 이는 참으로 피상적인 생각이다. 어린이의 마음속에는 그런 체험을 갖게끔 하는 요소가 본래부터 있어서 그들로 하여금 사물이나 인간을 그렇게 지각하도록 한다고 볼 수 있다.

2. <자아(나)>의 탄생

가느다란 실 같은 어린애의 의식이 차차 분화되고 강화되어감에 따라 어린이의 고태적인 객체와의 동일시 즉, 신비적 융합이 차차 뒷전으로 물러가며 우리가 현실이라고 부르는 밖의 사물들을 제대로 보기 시작한다. 신비스럽게 여겨진 나무나 돌이나 동물이 생물학적 범주에 드는 일개 화강석(花崗石)이나 느티나무과의 식물임을 알게 되며, 거의 하느님 같은 부모가 평범한 인간임을 구별하기 시작한다.

이러한 구별의 과정은 어린애에게 적지 않은 실망을 안겨 주기도 한다. 그러나 고태적 사고, 다시 말해서 융이 원형(原型, Archetype)이라고 부르는 신화적 체험내용은 없어지는 것이 아니고 의식에 의하여 그 작용이 일시적으로 차단될 뿐, 배후에서 언제나 밖으로 투사되어 경험할 수 있는 준비태세를 갖추고 있는 것이다.

의식이 강화되어 나가면 의식과 무의식 사이의 단절이 점차 심해지고 따라서 그들 사이의 긴장도도 커진다. 〈나〉라는 것이 뚜렷해지고 여기 대한 〈너〉에 대한 관심이 커진다. 그것은 바깥 세계에 대한 관심이며 탐구욕이다. 분방한 상상력은 가시고 합리적 판단을 배운다. 원시적이고 신화적인 것은 미신이라고 업신여기게 되고 관심을 가진다 하더라도 어디까지나 지적인 탐구의 대상일 뿐 그것과 공감하는 것을 부끄럽게 생각한다. 이것은 청소년기의 특징이다.

청소년기에 모든 것은 이분(二分)된다. 의식이 무의식에서 갈라져 나가듯 선과 악, 정(正)과 부정, 좋은 것과 나쁜 것, 아름다운 것과 추한 것이 양자택일의 도마 위에서 이분된다. 청소년기 사고의 특징은 '이것이냐 저것이냐' 하는 것이다. '이것이기도 하고 저것이기도 한 것'은 곧장 기회주의자로 낙인찍힌다. 그러므로 가장 순수한 것을 추구하는 것도 이 시기이고 또한 가장 불순한 것에 빠져서 유달리 강한 갈등에 사로잡히는 것도 이때이다. 증오와 사랑이 엄청나게 커지는 것도 이 시기인데 이때 잘 일어나는 것이 자아에 속하나 자아가 미처 모르고 있는 무의식적인 요소—이를 융은 〈그림자〉라고 했다—를 다른 사람이나 이념에 투사하게 된다.

친구 간에 〈짝〉이 생기는 것도 이 시기인데 〈짝〉은 자기의 〈그림자〉에 해당하는 사람이 된다. 즉 대개 자기에게 없다고 생각하는 성격의 부분을 이 〈짝〉을 통해서 보충하게 된다. 그러나 그것은 자기가 실상 가지고 있고 스스로 자기의 것으로 보충해야 할 마음의 일부분인 것이다.

3. 집단과 개인

청소년기에는 사회집단이 어떤 여건에서나 그 개인에게 큰 역할을 한다. 부모에게 향했던 신비감은 부모로부터 다른 곳으로 옮겨진다. 그것은 때로 사회적 규범일 수 있다.

법이라든가 사회적 사명, 도덕규범, 이런 것이 부모를 대신해서 청소년에게 절대적인 권위를 행사한다. 사회교육, 학교교육은 특히 가정교육과 함께 "사람은 사회 속에서 어떻게 살아야 하는가"를 가르쳐준다. 무엇이 좋은 일이고 무엇이 나쁜 것인가를 가르치기도 한다. 청소년은 이와 같이 〈누구나 지켜야 할 법〉을 자기의 사명으로 알고 거기에 자기를 순응시키고자 한다. 그러나 머지않아 그렇게 하지 않으려는 자기 내부의 요청 때문에 갈등에 빠진다. "나의 마음대로 할 것이냐", "남이 나에게 기대하는 것대로 할 것이냐"에 깊은 고민을 하게 된다. 그러나 이같은 갈등 속에서 그는 자기 자신의 개성을 키워나간다.

집단적 규범, 개인의 사회적 역할을 융은 페르소나(Persona)라 했다. 그것은 우리가 흔히 쓰는 〈어느 대학 학생〉이라는 가면, 누구의 〈아들〉, 누구의 〈딸〉이라는 가면, '여자'라는, 또 '남자'라는 가면, 동창생, 어느 나라 국민, 누구의 〈아내〉, 누구의 〈남편〉, 어느 학교 〈선생〉이라는 가면처럼 집단이 우리에게 준 칭호이다. 그러나 그것은 모두 나 자신의 참모습이 아니라 하나의 가상이다. 물론 가면이나 가상이라고 해서 거짓이라거나 내버려야 할 하잘 것 없는 것이라고는 할 수 없다. 다만 그것이 나 자신과 동일하지 않으며 나의 전부가 될 수는 없는 것이다. 왜냐하면 집단사회가 정한 규정과 역할은 평균적인 인간에게 보편적으로 적응되는 것이어서 결코 개성을 가진 하나하나의 사람에게 반드시 맞는 것이 아니기 때문이다.

우리나라 사회에서는 특히 이런 페르소나를 중요시한다. 사회적 지위나 출신이 그 사람 자신보다도 더 중요시된다. 일류병이 생기는 이면에는 우리 사회의 페르소나 중시경향이 크게 영향을 끼치고 있다. 〈남에게 보이는 나〉가 〈내가 있는 것〉보다, 〈남이 만들어준 나〉가 〈나 스스로 있는 자기 자신〉보다 중요시되는 사회는 인격성숙을 역행하는 사회이다.

이러한 사회 속에서 자신을 지켜나가는 것은 그렇지 않은 사회보다 더 어려운 일이지만, 그렇다고 사회나 부모를 탓하고 아무 것도 안 한다면 젊은이로서의 기백을 잃은 사람이다. 〈사회적인 자아〉와 〈자기 자신〉(Self) 사이의 갈등은 필요한 갈등이다. 청소년 가운데는 이 갈등을 해결하는 방법으로 사회에서 요구하는 것은 무엇이든 배격하고 사회에서 좋다는 것의 반대방향으로만 행동하는 극단적인 반사회적 개인지상주의에 빠지는 경우가 있는가 하면, 그런 갈등 자체를 시시한 것으로 냉소하고 마치 시녀처럼 사회의 시류에 맹목적으로 따라갈 뿐 아니라 그보다 더 앞서서 사회의 페르소나 존중경향을 이용하려드는 사람도 있다. 그러나 두 가지가 다 올바른 해결책은 아니다.

인간은 공동체 안에서 살고 있는 한 도덕규범이라든가 사회의 가치관을 아주 무시하고 살 수는 없다. 또 그러한 규범 가운데는 개인이 성장하는 데 필요한 것들이 포함되어 있다. 청소년기에는 그것을 배워야 한다. 옳고 그르다는 것에 대하여, 사회적 책임과 의무에 대하여 배워야 한다. 그래서 규율을 익히고 남자는 남자답게 여자는 여자답게 자라야 한다. 우리나라에서는 좋은 의미의 페르소나조차 가르칠만한 적당한 상황이 되어 있지 않지만 그러나 그런 것을 가르쳐 주는 사람이 없는 것은 아니다.

페르소나가 나의 전부가 아니라는 인식은 페르소나도 형성되지 않은 단계에서 이루어질 수 없기 때문에 우선은 그것을 만드는 일이 성장의 한 단계가 된다.

4. '자기'(Selbst, Self)의 발견

의식의 중심으로서의 자아(Ich)는 우리 인격의 전부가 아니고 한 작은 부분이다. 우리 속에는 우리가 모르고 있는 부분, 무의식이 무한히 크게 자리 잡고 있다. 그것을 하나씩 깨달아 나가면 우리는 우리 자신에 보다 가까워질 수 있다. 다시 말해서 부분으로서의 생(生)이 전체로서의 생으로 전환된다. 이 전체로서의 나를 융은 '자기'(自己, Selbst)라 했고 인간에게는 누구에게나 자기가 되고자 하는 충동과 가능성이 태어날 때부터 부여되고 있다고 보았다.

정신건강을 해치는 요인은 무엇인가. 심리학적으로 이야기하면 이 각자의 '자기'가 되고자 하는 내적인 지향성이 억압되거나 방해를 받을 때 생긴다. 자기 자신으로부터 멀어진다는 것은 바로 노이로제의 위험성을 마련하는 것이 된다.

자기 발견을 어떻게 해나갈 것인가. 여기에는 일정한 기준이 있을 수 없다. 왜냐하면 모든 개체는 그 개체로서 해야 할 일이 다르고 또한 그가 처하고 있는 인생이란 시간 속에서의 좌표에 따라 해야 할 일이 있기 때문이다.

젊은이들은 생활 속으로 나가야 한다. 생활에서부터의 후퇴는 젊은이를 병들게 한다. 반면에 중년 이후 사람들은 너무 깊이 참여한 사회생활에서 물러서서 자기의 내면으로 돌아와 스스로를 관조할 필요가 있다. 그러나 이것도 개인에 따라 다를 수 있다.

정신건강 또는 인격성숙이라는 말을 할 때 사람들은 곧잘 과거의 생, 어린 시절의 불행했던 가족관계, 부모의 상실, 부모의 불화, 부모의 가난 등을 문제삼는다. 나는 그 환경의 중요성을 결코 과소평가하지는 않으나 모든 잘못을 환경 탓으로만 돌리는 태도는 미숙한 태도라고 생각한다. 이 세상에서 훌륭한 일을 한 사람들이 모두 결코 행복한 환경에서 자라난 사람은 아니었음을 기억할 필요가 있다. 환경을 바꾸는 것은 자기 자신이라는 자각이 필요하다.

현대인은 될 수 있는 대로 고통을 피하려는 경향이 있다. 그러나 적당한 갈등과 적당한 고통은 오히려 인격성숙의 거름이 된다. 또한 그것을 과감히 받아들이는 사람이 된다는 것을 누구보다도 젊은이의 특권임을 알아야 한다.

제4장 빛을 기다리는 마음

압사사고와 집단심리

언덕 위에서 많은 양떼들이 조용히 풀을 뜯고 있다고 하자. 별안간 숲 속에서 이리의 울부짖음이 혹은 그와 같은 소리가 나서 모든 양떼들이 그 소리가 주는 위협을 직감했을 때, 한두 마리의 양들이 달려나가기 시작했다고 하자. 그것은 이 양의 집단에 돌이킬 수 없는 비극의 도화선이 된다. 모든 양떼가 앞을 다투어 달려나가며 목동의 피리소리도 목견(牧犬)의 인도도 헛되이 맹목적인 양의 돌진이 가속될 때, 그들이 지금 어디를 어떻게 달려가는지 알고 있다고 생각하는가. 그들은 그저 앞으로 앞으로 뛰어갈 뿐이다. 그러다간 절벽 밑으로 떨어져 떼죽음을 하는 수가 있다. 동물의 심리학적 상징을 말할 때 나의 스승들은 곧잘 양의 이와 같은 충동성과 공포와 집단성을 예시하곤 했다.

인간집단에도 이런 경향이 있다. 전쟁과 같은 위기에는 말할 것도 없고 크고 작은 여러 가지 상황 아래서 인간은 집단적으로 공포에 질려 수습할 수 없는 사고를 저지르거나 집단적으로 증오와 분노의 화신이 되어 집단학살, 집단폭행 같은 행동을 일으키게 된다. 하나의 인격을 갖춘 개인은 집단이라는 복면 속에서 그 이름을 상실하며 체면과 책임을 모르고 양심도 마비된 무명의 폭도로 변하기 쉽다.

양떼들로 하여금 자살적인 질주로 내몰도록 한 것이 반드시 이리의 목소리 그 자체가 아니라 어떤 자극에 의한 본능적인 공포인 것처럼 사람들로 하여금 충동적 집단행동으로 치닫게 하는 것도 외부의 어떤 구체적인 자극만이 아니라 그 자극으로 유발된 혹은 피부의 자극과 관계없이 일어난 그들 자신의 내심의 공포, 위기의식, 그들 자신의 내부에서 투영된 증오의 형상, 그들 자신의 불안이다.

그 감정의 성질이 그들의 공통된 콤플렉스와 부합될 때 그것은 전집단에 전염병처럼 번지며 사람들은 열병환자처럼 그러한 집단감정에 들떠서 혹은 노하고, 혹은 환희에 날뛰며, 혹은 슬퍼한다. 암시에 잘 걸리는 아이들처럼 남의 웃음에 덩달아 웃고 남의 슬픔에 공연히 통곡하는 평균인간이 된다. 오직 건강한 주체를 가진 자만이 이러한 집단신경증 상태에서 벗어날 수 있다.

추석 하루 전, 서울 용산역에서는 수많은 사람이 좁은 층계를 달리다가 쓰러지고 짓밟히고 죽고 상했다. 이 어처구니없는 죽음을 우리는 어떻게 받아들여야 할지 망연해진다. 인구학자는 인구가 너무 많다고 개탄할 것이다. 어떤 사람은 이 현상 속에서 자기만 잘 살겠다는 한국사회의 이기주의적 병폐를, 어떤 사람은 한국인의 성격상의 약점이나 전통적 행동유형과 관련시킨다. 이것은 모두 일리가 있는 말이긴 하다. 그러나 이 사건을 한국인의 가족중심주의까지 결부시키는 것은 오히려 이 사건이 주는 감정적 핵심에서 벗어나 이것을 지적(知的)으로 일반화하는 것이며 이 사건에 한국사회의 병폐의 유형을 적용하는 것은 가혹하다는 느낌이 든다.

추석, 수많은 귀성객, 제한된 차량, 좁은 계단—이 조건 속에서 도대체 어느 점잖은 나라의 국민이 천천히 걸어가며 어떻게 사고가 안 날 수 있겠는가. 서구의 문명국에도 서서 기차여행을 하는 것을 좋아하는 사람은 없다. 좌석이 없을 것을 뻔히 알면서 초조하지 않은 사람이 어디 있을까. 그러나 그렇게 앞을 다투어 갈 필요까지야 없지 않은가 생각해 볼 수도 있다.

나는 그 광경을 보지 않았으므로 그들이 어느 정도로 서둘렀는지 모르지만 완행열차를 타본 사람이면 아마 좌석을 차지하지 못하고 가는 것이 얼마나 고통스러운가를 알 것이다. 이들이 앞질러 달려가고자 했다 하더라도 그것은 그들이 높은 관직을 차지하려고 남을 앞지른 것도 아니요, 돈이나 명예를 얻으려고 남을 밀친 것도 아니며 단지 〈나무 의자의 자리〉

를 차지하고 싶어 했을 뿐이다. 이 소박한 욕망을 채워줄 수 없는 현실과, 이런 소박한 욕망이 죽음을 초래했다는 데 말할 수 없는 비극이 있는 것이다.

고통을 겪는 사람들, 항상 안 된다는 말을 듣는 사람들, 하루하루 끼니를 이어가는 사람들에게 미래란 언제나 불안한 미지수이다. 그들의 여행길의 좌석은 예약된 자리가 아니다. 그들은 항상 남는 것보다는 모자라는 것을 겪어온 사람들이다. 그러길래 모자라는 것에 대해 남달리 민감하게 반응한다. 그들은 인생에서도 "내 자리가 없으면 어떻게 하나" 하는 불안에 쫓겨 달린다. 그들은 포성에 쫓기는 것이 아니라 불안에 쫓겨 다닌다. 그들이 그 불안을 항상 의식한다고는 할 수 없다. 오히려 그들은 아무 걱정 없는 듯이 행동한다. 그들은 잘 참는다. 그러나 발작적으로 극히 자그마한 구체적인 일에서 불안을 느낀다. 그러면 무척 급해진다. 영원한 시간으로 눈을 돌릴 수 없기 때문이다. 개찰구에서 열차까지의 시간을 인생의 결판장처럼 착각한다.

크리스마스 때가 오면 이탈리아 노동자들이 집으로 돌아가므로 스위스의 큰 기차역마다 한참 법석댄다. 그러나 사고가 났다는 말을 들은 일이 없다. 인구 50만의 취리히시 주역(主驛)에는 열여섯 개의 플랫폼이 있고, 정부는 귀성객을 위한 증차 등 미리 손을 쓰고 기다리며, 평지를 통해 열차까지 가게 되어 계단의 위험성이 없으며 열차기관사는 후한 월급을 받으며 그들의 의무는 엄격하게 통솔되고 있으니 부러운 일이다.

철도가 푸대접받고 있다는 인상을 받는다. 승용차의 만연이 이기주의의 온상이 될까 염려스럽다. 사고를 일으킨 대중을 탓할 게 아니라 모든 사람이 같이 탈 수 있는 국민의 공기(公器)를 육성해야 할 것이다.

인간의 집단적 행동은 좋은 방향으로 움직일 수도 있는 것이다. 인간은 뉘우칠 수 있는 동물이다. 이 후회와 반성이 밝고 희망적인 미래를 열어줄 수 있는 유일한 열쇠다. 그러므로 용산역의 죽음을 위자료 지급으로 급히 해결하는 것 같은 인상을 주는 것은 현명하지 못하다. 그 예산은 어떻게 그렇게 빨리 지급될 수 있느냐고 묻는 소리가 들리는 것 같다.

그때 그 자리에 있던 사람은 모두 자기의 체중이 남의 귀중한 목숨을 끊게 한 것에 대한 도의적 책임을 느껴야 한다. 비록 무명 군중의 하나일지라도 그 장소에는 차라리 조기(弔旗)를 달아두는 것이 좋겠다. 그러한 참사가 다시는 일어나지 않게 하기 위하여 그 죽음의 기억이 쉽게 잊혀져서는 안 될 것이다.

그리고 추석날 완행열차를 탈 필요가 없던 사람들은 자기 주변을 둘러보아야 할 것이다. 지금 나 자신이 나도 모르게 압사시키고 있는 사람은 없는가, 눈여겨 살펴보아야 한다.

(1975년)

스트리킹

바이코프라는 사람의 소설풍의 모험담은 오래 전에 읽어서 책의 제목도 다 잊어버렸지만 머리에 남은 몇 장면 중에 다음과 같은 것이 있었던 것으로 기억한다. 어떤 포수가 북아시아의 밀림에서 호랑이에게 쫓기고 있었다. 도망치는 도중, 옷이 나뭇가지에 걸려 찢어지고 벗겨지는 바람에 포수가 가까스로 어느 나무 위에 기어올랐을 때는 완전히 벌거숭이가 되었다. 포수는 두려움과 추위에 양손으로 나뭇가지를 붙잡은 채 〈큰 대자(大字)〉가 되어 사시나무 떨듯 떨고 있었다. 호랑이가 달려와 포수를 올려다보았다. 호랑이는 나무 위에서 떨고 있는 이 벌거벗은 인간을 한참 물끄러미 바라보더니 잡아먹을 생각을 안했는지 어디론지 사라져 버리고 말았다. 바이코프는 여기에 다음과 같은 설명을 더하고 있다. "—일찍이 호랑이는 이런 괴상한 모습의 인간을 본 일이 없었던 것이다."

인간의 육체란 반드시 보티첼리의 「봄의 행진」에 그려진 여성들처럼 아름답기만 한 것도 아니고 그리스 조각처럼 균형이 잡혀 있는 것도 아니다. 바이코프식으로 말한다면 〈호랑이도 어리둥절해지는 괴물〉이다. 그런 벌거숭이 몸이 밀림이 아닌 자동차와 빌딩과 쇼윈도와 행인으로 구성되는 도시 한가운데를 질주한다면, 그건 가관이요 가관을 넘어서 충격적인 풍경임에 틀림없다. 불협화음이나 현대의 추상화처럼 그것은 평소 같으면 도저히 같이 있을 수 없는 것이 시간과 장소의 조화를 완전히 뒤바꾼 채 병존하고 있다는 데서 오는 불가해(不可解)한 충격, 혹은 센세이션을 일으킨다.

그러나 바로 이렇게 인간의 허를 찔러서 사람을 화나게 하든지 기가 막힌 폭소를 유발하든지 아니면 어쨌든 골탕을 먹이려는 곳에 바로 스트리킹의 목적이 있다. 어떤 사람은 스트리커의 〈괴이한 행동〉을 정신병 환자의 소행이라고 나무란다. 그러나 그것은 지나친 걱정이다. 서양의 정신병원에는 법에 걸려 붙잡힌 노출증 환자들이 적지 않다. 그들도 옷은 벗는다. 그러나 모든 관심은 성기관과 성적 쾌락에 집중되어 노출 자체가 성행위를 대신하는 것이다. 그러나 스트리커를 그런 종류의 성도착증이라고 할 수는 없다고 생각된다.

서양에는 나체주의자라는 것이 옛날부터 있었고, 높은 울타리로 둘러싸인 정원이나 북해 연안의 어느 섬을 중심으로 나체의 남녀가 평화스럽게 일광욕을 즐기는 특별한 장소가 있다. 갔다 온 사람 말을 들으면 의외로 질서가 정연하고 자연스러워서 마음이 놓였다는 것이다. 일광이 부족한 데다가 어릴 때부터 해수욕복에 묶여 자라나다가 보니 문득 옷을 벗어버리고 알몸으로 돌아다니고 태양을 쬐고 싶은 충동이 생긴다는 것이다.

호젓한 계곡이 아니면 하다못해 공중목욕탕에서 자연스럽게 옷을 벗고 목욕을 즐기는 한국인의 눈으로 보면 높은 울타리를 친 나체주의자, 혹은 자연주의자의 정원은 차라리 부자연스럽다. 경우에 따라서는 점잖은 체하는 나체주의자보다는 스트리커들이 더 솔직하고 순진하게 보인다. 그들은 어쨌든 후다닥 뛰어가 숨어버리니까. 마치 발가벗고 목욕을 즐기다가 엄마가 이제는 그만 나와 옷을 입으라 할 때 싫다고 알몸으로 도망치는 아이들과 흡사하다.

인간에게는 낙원에의 끝없는 향수가 있다. 어른이 되는 동안에 몸에 익혀 온 모든 규범, 사회적 역할을 모두 벗어던지고 자기가 이 세상에 처음 태어난 그러한 벌거숭이 모습으로, 그리고 어머니의 품속에서 영원한 열락을 맛보던 그 시간으로 돌아가고자 하는 충동이 어떠한 인간의 가슴 속에도 살아 있는 것이다. 자기를 지배해 온 합리주의의 틀을 벗어버리고 싶은 욕망, 해서는 안 된다는 금기를 깨뜨려 보려는 충동, 그리하여 모든 것이 하나이던 원초적 대환희를 재현하려는 희구(希求)가 스트리킹이라는 비근한 현상 뒤에도 숨어 있고, 이것이 모든 인간의 보편적인 내적 필요성이기 때문에 스트리킹이 유행할 가능성이 있고 또한 그것을 경계하는 경향도 생기는 것이다.

다만 이러한 내적 충동은 합리적인 것을 지나치게 강요하는 세계에 더욱 심해질 수 있기 때문에 본능을 역제하고 사회적 역할과 도덕규범에 철저했던 청교도의 나라 미국에서 스트리킹의 현상이 일어난 것은 우연이 아니다. 물론 젊은이들의 파격적인 모험에 대하여 무척 관용적인 미국의 현대적 풍토가 이 현상을 대규모로 유행시킨 이유도 된다. 또한 이런 현상이 유행을 일으키게 되는 데는 모든 인간의 마음속에 이런 현상에 관심을 가질 만한 요인이 있다는 데 큰 이유가 있지만 이런 관심을 자극하는 외부의 영향도 적지 않은 역할을 한다. 신문・텔레비전을 통한 이 현상에 대한 논의—긍정적이든 부정적이든—그리고 이것을 돈을 버는 데 이용하려는 상업주의의 재빠른 편승이 값싼 스트리킹의 모방을 조장하는 결과가 된다. 그러나 내부에서 호응하지 않는 모방은 오랫동안 유행되지 않는 것이 보통이다.

인간이란 참으로 변덕이 심한 동물이다. 남들과 비슷하게 옷을 입고 비슷한 행동을 하지 않으면 곧장 위험시하고 불안해한다. 상징적으로 보면 우리의 〈옷〉이라고 하는 것은 집단생활에 필요로 하는 수단이며 집단 속에서의 우리의 역할을 표시하는 것이지 결코 우리 자신이 아니다. 옷을 벗는다는 것은 그러한 우리가 집단이 내세우며 집단에 의하여 만들어진 탈(페르소나)을 벗어버린다는 뜻이다.

알몸이란 자연스러운 자기 모습이다. 우리는 일상적인 꿈속에서 혹은 환상 속에서 누구나 스트리킹을 할 가능성을 가지고 있다. 스트리커들을 보고 경멸에 찬 조소를 보내는 사람의 무의식은 더욱 가관일지 모른다. 스트리커는 보통 무의식에 일어나는 것을 현실에서 구체화하려는 사람들이다. 자연스러움이라는 것이 꼭 벌거벗고 뛰는 것으로 성취되는 것은 아님에도 불구하고 스트리킹은 하나의 비극적 희극이다. 웃다가도 무엇인가 느끼게 하는, 혀를 차다가도 웃지 않을 수 없게 하는 그러한 연극이다.

카니발이 없는 미국인이 창안한 촌극—스트리커는 그 주역이지만 그는 절대로 관객의 지대한 성원을 필요로 한다. 경찰은 중요한 조역이다. 그는 될 수 있는 대로 눈을 부라리고 몽둥이를 들고 좇아가야 하고, 스트리커는 될 수 있는 대로 잘 도망가야 하고, 정신의학자는 또 뭐라고 유식한 해석을 가해야 하고, 도학자(道學者)는 이를 또한 통렬히 비난해야 한다. 그러나 나중에는 모두 용서하며 한바탕 웃고 가벼운 기분으로 극장을 나와 각자 자기의 맡은 일을 해야 할 것이다.

봄이 오는 거리에는 숱한 일이 쌓여 있다. 청소년 범죄, 살인, 강도, 날치기, 근엄한 마스크 뒤에서 썩어가는 인간의 마음—지금 스트리킹 같은 사소한 일이 문제가 아니지 않는가.

(1974년)

누가 용감하고 누가 비겁한가?

존 F. 케네디가 자기의 반대세력이 우글거리고 있는 댈러스로 뚜껑도 없는 차를 타고 입성하여 들어가다가 흉탄에 맞아 쓰러졌을 때, 온 세계의 사람들이 그의 죽음을 애도하고 그의 정의로운 행적을 기념했다. 그러나 심리학자들은 과연 그가 용감한 사람이었던가를 반문했다.

그는 용감했으나 성숙하지 못한 용기를 행사한 것은 아닌가, 오히려 남의 이목을 피하여 항공기 속에서 대통령의 권한을 계승한 존슨이 훨씬 노련하고 상황판단을 정확히 한 사람이 아닌가 하는 것이다. 물론 노련한 것이 성숙의 징표는 아니다. 그러나 영웅심에서 악의 위험성을 가볍게 여기는 것도 성숙한 것이 아니다.

누가 용감하며 누가 비겁한가를 판단하는 것은 생각처럼 단순한 일이 아니다. 2차 세계대전 때 목숨을 초개같이 던져 자폭한 일본군 특공대는 과연 용감했다. 이들은 포로가 되기보다는 죽음을 택했고 폭탄을 실은 비행기를 몰고 그대로 미군 함정에 부딪쳐 죽어갔다. 그러면서 그들은 미군이 제 목숨을 아까워하는 비겁자라고 비웃었다. 그러나 누가 과연 인간으로서 성숙한 사람들이었을까.

선은 무엇이며 악은 무엇인가, 그리고 양심이란 무엇인가. 용기와 비굴에 대한 사회의 평가가 반드시 옳은 것이라 보기는 어렵다. 오늘의 지사(志士)가 내일의 범법자가 되며, 어제의 살인자가 내일의 영웅이 된다. 시대와 사회에 따라 가치기준이 달라진다.

영웅심리에서 나오는 용기는 미숙한 용기다. 그는 자기가 신화에 나오는 영웅신처럼 착각하며 자신의 한계성을 깨닫지 못하고 있기 때문이다. 그는 구세주의 환상에 사로잡혀 목숨을 걸고 모험을 한다. 심리학에서 이것을 자아(自我)의 팽창이라 한다. 이러한 자기도취에서 하는 행위가 아무런 의미도 없다는 말은 아니다. 다만 그는 목숨을 부지하고 더 많은 일을 할 수 있는 자신을 못 보고 있다.

사람에 따라서는 목숨을 건 모험에 스릴을 느끼며 사는 사람도 있고 거기서 거의 병적인 쾌감을 느끼는 사람들도 있다. 만성적인 자살충동이 남을 위한 희생행위로 나타나는 경우이다. 겉으로 보면 이념을 위해 희생을 감수하는 상당히 용감한 사람처럼 보일지 모르나 속에는 지독한 허무감과 고독, 신경증적인 불안이 있다. 그러나 모든 용감한 행위가 다 영웅주의나 자살충동이나 신경증의 보상이라 할 수는 없다.

강한 자 앞에 굽실거리고 약한 자를 괴롭히는 자, 어린이를 미끼로 협박하는 자, 자기가 져야 할 책임을 지지 않고 슬쩍 다른 사람에게 죄를 뒤집어씌우고 모르는 체하는 자, 온갖 부정수단을 떡 먹듯 하면서도 다만 목적을 위해 수단방법을 가리지 않는 자, 이들 가운데는 상당수의 정신병질자(精神病質者)가 있다. 이들은 대개 '내가 비굴하다'고 느끼지조차 않는 사람들로서 사회적 도덕심이 결여된 자이다.

그러나 대부분의 사람들은 아주 용감하지도 아주 비굴하지도 못한 채, 때로는 자신의 비겁함을 알며 이를 뉘우치고 그 때문에 가책을 받는 법이다. 용감하냐 비겁하냐의 문제보다 어느 만큼 자신의 부족함을 깨닫고 있느냐 하는 데 우선 성숙의 조건이 있다.

신중한 것이 도가 넘치면 비겁해지고 용감한 것이 도를 넘으면 만용이 된다. 그러나 사람에는 각기 태어날 때부터 활발한 행동형인 외향형이 있고 행동보다 자기 자신의 성찰을 더 선호하는 내향형의 인간이 있다. 행동형은 변화하는 시세에 잘 적응하므로 내향형이 볼 때 기회주의자로 보일 수 있고, 내향형은 외향형의 눈에 고집불통의 보수주의자로 보인다. 한 사람의 평가기준으로 다른 사람의 겉에 보이는 행동이 전혀 다르게 평가된다.

그러나 모든 가치기준이 그렇게 상대적이기만 한 것은 아니다. 절대적인 가치는 각자의 개성 속에 있다. 다만 그것은 처음부터 알려져 있는 것이 아니라 무의식에 감추어져 있어 그것을 알기 위해서는 번민과 갈등을 거치지 않으면 안 된다. 이것을 따를 것인가, 저것을 따를 것인가, 어느 것이 옳은 길인가, 사회적 도덕규범과 이에 저항하는 내심의 욕구와의 부딪침을 통하여 비로소 마음속에 있는 근원적 양심의 소리가 들리게 된다.

이러한 고통스러운 모색을 거친 뒤에 내리는 결단이야말로 진실한 것이다. 그가 그때 목숨을 던지든, 그가 의식적으로 세상의 편견을 받아들이든 그것이 진실로 온 정신이 일체가 된 마음의 바탕에서 우러나는 것이라면 그 결단은 그에게 옳은 것이다. 그러길래 역사상의 위대한 인물들은 행동하기 전에 무엇이 그의 갈 길인가에 대한 끊임없는 물음과 회의와 방황의 준비기간을 가졌었다.

남을 두고 비겁하다 말하기는 쉽다. 그러나 자신이 자신의 마음에 부끄럽지 않게 용감해지는 것은 쉬운 일이 아니다. 진실로 용기 있다 함은 자신이 가장 하기 싫은 것, 하지 못하는 것을 하는 일이기 때문이다. 그런 의미에서 그것은 자기를 극복하는 일이다. 자기를 극복하는 과정에서 일어나는 갈등을 받아들이고 지탱해가는 용기인 것이다. 그럴 용기를 지닐 때 그는 우주와 온 세상을 자기 안에서 개혁할 수 있다.

대극(對極)의 지양

1.

“태초에 신이 하늘과 땅을 만들었다. 땅은 아직 뒤죽박죽이었으며 어둠이 그 심야에 깔려 있었다. 성신이 물 위에 떠다니고 있었다. 첫날 신이 말하기를 〈빛이 있어라!〉 하였다. 그러자 빛이 있었다. 이리하여 빛이 어둠에서 갈라졌으며 그 빛을 신은 낮이라 이름하였고 그 어둠을 밤이라 불렀다.”

구약의 창세기편에는 대략 이런 말이 적혀 있다. 어둠과 빛, 밤과 낮이 나누이는 태초의 시간을 그린 것이다. 태초의 시간은 이제 지나갔는가, 아니다. 그것은 항상 되풀이되고 있다. 아침이 오면 새로운 태양이 뜨고, 그런가 하면 다시 캄캄한 어둠이 모든 것을 앗아간다.

낮과 밤의 분리, 그것은 창세기의 시초인 동시에 인간의 고통의 역사적 시초이기도 하다. 왜냐하면 낮과 밤의 분리는 하나의 긴장상태를 야기하기 때문이다. 낮을 독점하고자 하는 자와 밤을 향유하고자 하는 자 사이의, 바꾸어 말해서 태양을 즐기려는 욕망과 어둠의 보금자리에서 잠을 자려는 욕망사이의 갈등이 생기는 것이다.

사랑의 단맛을 경험한 사람은 그러므로 잉태의 고통을 겪지 않으면 안되었다. 행복을 느낄 때 이미 그 그늘에 불행이 깃들고 있으며, 절망의 도가니 속에서 외치는 절규 속에 일말의 광명이 서린다.

낮과 밤이 갈라지듯, 한 인간의 정신 속에서도 창세기적 분별이 생긴다. 아니 창세기는 바로 인간정신의 분화과정을 그린 상징적 표현이다.

낡은 해를 보낸다는 말 속에 이미 새해라는 전제가 들어 있고, 어둠 속에서 광명이 그렇게 빛날 수 있듯이 악의 그림자가 짙을수록 선은 순수해지며, 부정부패가 심할수록 정의는 더욱 돋보이게 마련이다. 위가 있으면 아래가 생기고 좌는 우 없이 성립하지 못한다. 우월한 것이 있으면 반드시 열등한 것이 있게 마련이며 승자가 있으면 패자가 없을 수 없다. 부(富)가 있으면 빈(貧)이 있고 전진이 있으면 후퇴가 있으며 남성 하면 여성이 있다. 정상을 강조하면 비정상이 갈라지며 건강이란 병을 전제로 하지 않으면 안 되게 된다.

이 양극은 개인의 생활사 속에서 명멸하고 사회의 역사 속에서도 교차하며 인간정신이 관계되는 어떠한 현상 속에서도 양극의 긴장과 대립, 지양 혹은 좌절의 변환을 목격할 수 있다.

2.

어린이가 이 세상에 갓 태어났을 때 그는 주객미분리(主客未分離)의 혼돈 상태에 있다. 너와 나는 혼동되며 네 것과 내 것의 구별도 없다. 그것은 마치 원시인들의 사유(思惟)양식과도 흡사한 주객일치의 혹은 공유의 상황이다. 그러나 어둠 속에서 빛이 생기듯이 나라는 의식이 크낙한 무의식 속에서 응고되면서 어린이의 정신 속에서 형성될 때, 어렴풋이나마 그의 마음에는 여러 종류의 대극(對極)이 생기기 시작한다. 정확하게 말하면 어린이의 마음속에 이미 있어온 대극들이 더욱 뚜렷하게 제 모습을 드러내는 것이라 할 수 있다.

그러나 어린이는 그러한 대극을 인식할 만한 분화된 자아를 가지고 있지 않기 때문에 그 대극 중 한 극(極)을 자기의 것으로 삼고 다른 극을 외부 세계의 대상에 투사한다. 특히 청소년기는 이러한 투사가 활발히 일어나는 때이기 때문에 대극 형성이 마치 밖에서 일어나고 있는 것처럼 보인다. 남자다운 것을 유달리 강조해서 여자를 낮춰 보고 시시하게 생각한다든지, 선과 악행을 지나치게 나눠서 어떤 규범에 어긋나는 것은 모조리 죄악시한다든지, 합리적인 것을 존중하는 나머지 모든 비합리적인 것을 미신이라 낙인찍는다든지 하는 경향이 유달리 극단화되는 것이 보통이다.

청소년들은 이 두 가지 극 가운데서 어느 한편에 서기를 좋아하며 중간지점이라는 것을 거부한다. 중간에 선다는 것은 바로 기회주의이며 뜨뜻미지근한 태도이기 때문이다. 그리하여 청소년 특유의 "이것이 아니면 저것이다" 하는 양자택일의 극단적인 판단경향이 생긴다. 어린이가 어머니를 떠나 자기를 찾아나서는 하나의 노력이라고 볼 수 있으나 이것은 아직 과도기적 현상이라 할 수 있다.

서양 19세기에서의 합리주의 신봉은 이와 같은 청소년기의 심리를 방불하게 하거니와 한국 근대의 사회상도 이를 암시할 만한 특징을 더러 나타내고 있다. 대체로 극단주의, 광신주의, 확고부동한 신념이란 항상 의혹과 자기상실과의 보상(補償)작용의 결과라고 할 수 있다.

정신과의 임상에서 보더라도 과대망상의 뒤에는 뿌리 깊은 열등의식이 도사리고 있으며, 치료자는 환자의 병상을 잘 이해하지 못해서 자신이 없을 때일수록 과격한 수단을 써서 환자를 치료하게 됨을 볼 수 있다. 왜냐하면 이런 때 치료자에게는 조용히 기다려서 환자를 관찰할 만한 마음의 여유가 아주 없어지고 말기 때문이다.

극단주의란 무의식적인 불안에 대한 반작용이다. 자기의 미숙한 면이나 약점이 드러날 것을 두려워하는 사람이 곧잘 극단적인 방향으로 판단하거나 행동한다.

자기 민족의 고유성을 목마르게 강조하는 민족은 아직 진정으로 자기의 주체성에 대한 확신이 없는 민족이다. 자기의 역량에 대하여 자신을 가지고 있는 오케스트라 단원은 서투른 지도자에게 지휘를 잘하라고 불평을 하지는 않는다. 각자가 스스로 연주자일 뿐 아니라 지휘자로서의 긍지를 가지고 있기 때문이다.

진정으로 성숙한 사람은 성숙한 전형에 집착하여 모든 미숙한 것을 배척하는 사람이 아니라, 자기의 미숙한 점을 알고 이를 외면하지 않고 받아들일 수 있는 사람이다. 그러한 용기와 아량을 가지고서야 비로소 그는 자기 자신으로 돌아갈 수 있는 것이다.

따라서 남자다움을 내세우며 여성을 지나치게 멸시하는 사람은 오히려 여성에 의존하는 경향을 무의식적으로 가지고 있는 증거이며 항상 독립과 자주를 부르짖는 사회는 아직 의존의 쇠사슬에서 벗어나지 못한 사회다. "해달라"—"못해주겠다"의 반응은 마치 사춘기의 아들이 아버지에 대한 반항과 같은 것이다. 그러나 이 반항에는 무궁한 의존심이 깃들어 있음을 알아야 한다. 누가 누구에게 해주는가, 누가 누구에게 바라는가, 모든 사람이 아들이 아니요 아버지가 아니라 성인일진댄—.

3.

이것이냐, 저것이냐의 물음에는 반드시 두 개의 대극중 하나를 억압해야 한다는 귀결이 숙명적으로 내포되어 있다. 그러나 이것으로는 문제가 해결되지 않는다. 단지 해결이 연기될 뿐이다. 왜냐하면 대극이 하나로 소화됨이 없이 억압된 것이 의식에서 선택된 다른 극을 다시금 제압할 가능성을 남겨 두기 때문이다. 이것은 개인의 심리학적 성숙과정에서 흔히 거론되는 이야기이다.

악을 누르고 선을 택한 사람이 머지않아 악에 의하여 타락하는 경우는 흔히 보는 일이다. 정의를 부르짖는 사람이 부정을 저지르며, 자유를 주장하는 사람이 권력에 도취되는 넌센스가 생기는 것은 자기의 무의식 속에 형성되는 대극을 본인이 전혀 깨닫지 못하고 있기 때문이다.

대극의 긴장은 의식이 어느 하나의 극에 맹목적으로 집착할 때 강해진다. 따라서 대극의 지양은 양극 가운데서 어느 하나를 없애거나 누르는 데 있지 않고, 바로 그 대극의 존재를 대극으로서 깨닫는 데 있다. 왜냐하면 대극은 인공적으로 형성된 것이라기보다는 정신구조의 원초적인 조건이기 때문이다. 이런 원초적인 요청으로서의 대극을 의식하는 가장 기본적인 과정을 거치지 않고서는 대극의 합일은 어려울 것이고 양극 사이의 긴장은 돌이킬 수 없는 정도로 격화하는 것이다.

밤과 낮이 하나의 시간의 두 가지 측면이듯, 전진과 후진은 생의 원초적 율동의 두 가지 요소로서 결코 어느 것이 더 좋고 나쁘고 한 것이 아니다. 전진은 우리로 하여금 외부세계로 향하게 하는 때이며, 후진은 내면세계에 시선을 돌리게 한다. 항상 전진만 하려고 하는 것은 청소년기 사고의 미숙성을 말한다.

우리가 스스로 우리 자신에게 충실해질 수 있는 것은 언제나 외부적으로 순경(順境)에 있을 때보다는 역경에 처해 있을 때이다.

(1975년)

빛을 기다리는 마음

“자 여러분 산타클로스 할아버지가 나오셨습니다. 한 말씀 해주십시오. 아이구, 우리말도 잘 하시네요. 어디서 배우셨습니까?”

“여기 오느라고 미리 배워 두었지요.”

“아, 그러세요. 하늘에도 학원이 있나 보지요?”

아이를 모아 놓고 하는 무슨 성탄 축하 놀이인 모양이다. 산타클로스는 왜 서양말만 하게 되어 있나? 하기야 기독교는 서양 사람들이 가져온 종교이고 성인으로 말하더라도 요한, 베드로, 프란치스코, 어거스틴, 줄줄이 서양 이름을 달고 있다. 이름이야 무엇이라도 그 정신이 이 땅에 살아 있으면 될 테지만 산타클로스는 상업주의의 물결에 실려 좋지 않은 선물들을 많이 날라다 주고 있다.

며칠 전에 집의 아이가 중요한 고백을 했다. 산타클로스가 아이들이 잠자는 동안 밤중에 굴뚝으로 들어와서 선물을 놓고 간다는 것은 사실이 아니라는 것이다. 이제 이들도 신화의 시대를 벗어났음을 공언한 것이다. 그러나 막상 크리스마스이브가 되니 선물은 자는 동안에 머리맡에 놓아 달라고 청하는 것이 아닌가.

작은 놈은 누구네 집에는 크고 근사한 크리스마스 트리가 있는데 우리 집에는 왜 없느냐고 자못 불평이다. 그런 것은 중요한 게 아니라고 해도 별로 효과가 없다. 나는 큰 건물 짓기 좋아하고 큰 길 만들고 〈동양 최대〉, 〈세계 몇째〉 등등을 자랑하는 발전도상국가의 심리가 아홉 살짜리 나의 사내아이 기분과 비슷하구나 생각해 본다. 바로 위의 딸아이는 어떤 제과회사에 편지를 보내면 선물을 주는데 그것을 못했다고 조그만 소리로 종알댄다. 이건 또 무슨 해괴한 불평인가. 산타클로스가 어느새 회사의 고용인이 되어 아이들의 마음에 선물바람을 일으키고 있었던 것이다.

책가게에서 소녀를 위한 월간잡지 하나를 샀다. 들추어보니 TV의 소년소녀 탤런트가 성숙한 숙녀처럼 차려입은 천연색 사진부터 시작하여 요리광고, 아무 의미 없는 만화, 날씬해지는 미용체조법, 「내가 제일 예뻐요」라는 표제 아래 내건 독자앨범에 이르기까지 모양내는 것과 입는 것과 먹는 것 빼면 아무것도 없다. 이런 것이 다 아이들의 마음을 이상하게 만드는구나 싶어 한심했다.

"예수님은 말구유에서 태어났어! 외양간 말이야, 외양간!" "병원에서 편안하게 태어난 게 아니야." 이것은 차라리 우리 집 문턱까지 들어선 산타클로스의 탈을 쓴 장사꾼을 몰아내는 저주(詛呪)이다.

나는 모처럼 시간을 내서 나무토막으로 조그맣게 말구유를 만들고 그 속에 지푸라기를 깔았다. 그리고는 얻어다 둔 찰흙으로 아이들에게 그 속에 넣을 것을 만들게 했다. 나는 동방박사와 낙타를 만들고, 딸아이는 마리아와 아기예수를, 사내아이는 소와 말을 만들었다. 아기를 안은 마리아를 너무 날씬하게 만들어 말구유에 넣으니 고꾸라져서 허리가 부러졌다.

"거봐, 허리를 그렇게 가늘게 하면 되니?" 제 엄마가 든든한 요람을 빚어서 그 속에 아기를 놓고 딸아이는 두 손을 모은 성모 마리아를 다시 만들어 앉혔다. 그러자니 밤이 깊어 아이들은 부모가 주는 소박한 선물에 기대를 걸고 잠자리에 들었다.

"기쁘다 구주 오셨네", "기뻐하라", "기뻐하라" 하고 교회에서는 소리높이 외치고 해마다 이때쯤이면 헨델의 『메시아』가 울려 퍼지지만 우리의 마음은 기쁘지만은 않았다. 정의와 이성과 양심의 등불은 어두워만 가고 개성은 말살되고 늘어가는 것은 허영과 낭비, 체면과 위선, 형식주의와 맹목적인 행동주의, 개인의 영달을 위한 사사로운 인정 사이의 결탁, 그리고 평균인간의 양산이다.

어느 해나 그렇지만 1978년은 나 개인에게 무척이나 바쁘고 또 변화가 많은 해였다. 그러나 다른 해처럼 또 많은 빚을 지고 새해를 맞는 마음이 그리 가볍지 않다.

근대화의 물결이 평창동 이 산골 동네를 외면하지 않은 덕분으로 우리는 여름부터 겨울까지 내내 밤새워 작업하는 불도저의 굉음과 암반을 깨뜨리는 폭음 속에서 살았다. 결국 바로 코앞에 말끔히 단장한 두 동의 아파트 건물이 조경사업까지 마치고 문을 열었지만, 덕분에 우리는 큰길로 나가는 길을 잃고 야산을 넘어 출퇴근을 하게 되었다. 길을 만들어준다고 하니 꼭 실현되리라 믿고 있지만 다섯 달을 길 없는 공사장을 헤매고 다니면서 지금까지 느껴보지 못한 현실의 모순을 통감하게 되었다.

우리는 그 잃어버린 앵두나무의 황톳길을 무척 사랑했었다. 장마가 지면 골짜기의 세찬 물줄기가 길을 망가뜨려 나는 늘 삽을 들고 나가 보수하고, 아이들까지 동원하여 잡초를 뽑고 길을 닦으면서 우리는 이것을 〈새마을운동〉이라 불렀고 나는 이 일요일의 노동을 제법 즐겼다. 산의 물이 흘러내려가도록 돈을 들여 토관(土管)을 묻고 개천가에 축대도 쌓고 하면서도 콘크리트길을 닦는 게 어떠냐는 권유를 받았으나 비용도 비용이려니와 흙길이 없어지는 것이 아쉬워 미루어 오던 참이었다.

불도저가 몇 번 밀어붙이더니 앵두나무는커녕 아무것도 남지 않았다. 기계문명이 어떻게 자연을 지배해 가는지를 옆에서 직접 실감한 것이다. 그러나 기계는 사람마저 도구로 부리는 것 같았다. 집을 부수는 사람은 집만 부수고 불도저는 앞으로 전진할 따름이고 그것이 한 개인의 지나가는 길을 막든 말든 관심도 없고 책임도 느끼지 않는 것 같았다. 나는 무엇인가 커다란 무관심한 벽 같은 것을 여기서 느꼈다. 그러나 한 사람 한 사람을 두고 보면 모두 좋은 아버지, 착한 남편임에 틀림없다.

새해와 함께 새 길이 뚫렸으면 하는 염원이 간절하면서 불도저의 발동소리가 나면 또 어디를 어떻게 부수려나 가슴이 덜컹한 채 그러한 처지에 있는 자신에 비감(悲感)을 느낀다.

1978년에는 뜻하지 않은 일들이 우리 주변에 많이 생겼다. 새해에는 또 어떤 일들이 느닷없이 닥쳐 올 것인가. 하여간 선한 의지의 시민들이 최소한 즉흥적인 관의 공사 때문에 피해를 보는 일이 없었으면 좋겠다. 왜 우리는 모두 그렇게 급하게 달려가야만 하는가. 어디로, 그리고 누구를 위해서인가? 왜 그렇게 많은 일을 벌여놓아야 하는가. 공명심을 위한 경쟁을 하려는 건가.

나는 다른 사람 아닌 나 자신의 마음에 이 물음을 물으며 새해에는 일을 좀 덜 떠맡았으면 싶다. 마구간에서 태어난 아기가 걸어간 길처럼 자기 자신의 길을 아무런 속박에도 구애됨이 없이 그렇게 자유롭게 가는 길을 그저 반절만이라도 가고 싶다.

(1978년)

영원한 미소

얼마 전 우연히 텔레비전에서 서산(瑞山)군에선가 출토됐다는 금동불상(金銅佛像)들을 본 일이 있다. 2척이 못되는 작고 날씬한 여래상(如來像) 보살상들이었는데, 그 얼굴이 어쩌나 밝고 화사한 웃음을 띠고 있는지 깊은 인상을 받았다.

삼국시대 우리나라 불상들은 한결같이 해탈(解脫)한 웃음을 머금고 있다. 비굴하지도 않고 야비하거나 간사하지도 않고 교만하지도 않은, 은은히 풍기는 미소는 현세를 넘어선 영원으로 시선을 향하고 있다. 한국의 문화가 화려한 꽃을 피웠던 저 천 년 전 한국인의 모습이 아마 그랬을지 모른다.

외국에서 동양미술관이라도 들를 때면 나는 늘 많은 불상 중에서 이런 한국의 불상을 첫눈으로 찾아내곤 했다. 그러나 한번은 틀림없이 삼국시대 불상이라 생각했는데 그것이 당대(唐代)의 불상이었던 경우가 있다. 그리스의 박물관에 가면 대리석으로 만든 〈코레〉라는 소녀상과 〈쿠로이〉라는 소년상이 있고 그들이 짓는 화려한 미소는 가히 우리의 금동여래상의 웃음에 비길 수 있다.

그러나 어느 시대의 조상이나 불상이 모두 웃음을 머금고 있지는 않다. 언젠가 인류에게 봄이 찾아와 먹구름 사이로 잠깐 햇살이 비치듯 인간들의 마음이 그렇게 활짝 열렸던 때, 아마 그때 비로소 상(像)들이 미소를 짓는가보다. 레오나르도 다 빈치가 모나리자의 신비로운 웃음을 만들어내기 위하여 모델을 앞에 두고 별의 별 방법을 다 썼다는 일화가 있다. 인간들은 아마 그러한 영원한 미소에 끝없는 향수를 느껴 이를 재현해 보려고 하는 듯하다.

오늘날 현대인은 물건을 팔기 위해 호들갑을 떨고, 손님을 많이 받기 위해 미소를 전술로서 이용하거나, 윗사람이 두려워 계면쩍은 혹은 허탈한 웃음을 무리하게 꾸미면서 상대방에게 적의가 없음을 애써 표시하려 든다.

한국인은 본래 무척 격정적이면서도 소박하고 자연스럽다는 평을 받아왔는데, 상업주의가 번창하면서 한국에도 세련된(?) 미소가 등장하기 시작했고, 그러한 웃음과 더불어 인간환경의 외관도 변하기 시작했다. 한국인이 강연을 한 끝에 "감사합니다"라는 말을 붙이기 시작한 것은 그리 오래된 일이 아니다. 공사장 옆에 경례하는 그림과 함께 "통행에 불편을 끼쳐드려 죄송합니다"라고 써놓은 것은 차라리 애교에 속한다.

1969년쯤, 우리나라 거리가 갑자기 반듯하고 매끈해졌다. 나무와 함석으로 된 간판이 아크릴 간판으로 바뀌기 시작한 것이다. 그러면서 어딘가 한국인의 기질과는 좀 다른 이질적(異質的)인 색감과 모양의 장식이(아마도 일본풍의) 여기저기 생기기 시작했고, 그것은 우리의 젊은이들의 언어나 동작 속에도 스며들고 있다.

얼마 전 나는 텔레비전에서 중학교 학생을 모아놓고 아나운서와 이야기를 나누는 프로그램을 본 일이 있다. 몇몇 학생들이 매끄러운 말투와, 말하기 위한 말 같은 내용 없는 말장난에서 나는 저 이질적인 아크릴 간판과, 요즈음 앞을 다투어 연건동 대학가의 건물 벽을 매끈하고 반질반질하게 붙이고 있는 타일벽들을 연상했다.

엉성한 흙벽돌 건물인 주제에 바깥에 타일을 발라 붙여놓고, 맵시 있게 간판을 달아놓으니 마치 화장한 여인 같기도 하고, 어느 방송국의 무대세트 같아졌다. 젊은이의 소박함, 기개(氣槪), 열정, 정의감—그것이 마음껏 활개칠 수 있는 공간은 사라져가고, 그야말로 무대 위에서 남의 손으로 쓰여진 계산된 각본을 아주 그럴싸하게 연출하는 희극배우들이 되어가는 것인가. 서투르더라도 자기의 말과 자기의 소리를 내는 사람들이 아쉽다.

본래 동양의 전통사상은 껍질의 화사함보다는 내면의 깊이를 더 높이 샀었다. 공자(孔子)는 『논어』(論語)에서 "언변이 물 흐르듯 하고, 표정이 그럴 수 없는 사람들 가운데 진정한 사람이 얼마나 드문 것이랴" 했고, 노자(老子)는 『도덕경』(道德經)에서 소박한 천성을 키울 것을 권하고 있다.

88올림픽을 앞두고 국민의 의식개혁이 제창되고 있고 친절봉사정신이 새삼스럽게 소리높이 고취되곤 한다. 병원에서도 그러한 〈운동〉이 일어나 상당한 효과를 거두었다고 한다.

해방 직후 너무 본데없이 자라난 아이들처럼 충동에 따라 되는대로 행동을 하는 사람도 많고 관료적 권위주의도 남아 있어 좀 절도와 규범을 갖추게 하고, 남을 위한, 특히 가난하고 약한 사람들을 위한 봉사정신의 함양이 필요해진 것은 사실이다. 그러나 너무 겉모양과 언동에만 신경을 쓰다 보면 겉과 속이 다른 사람이 되기 쉽다. 인간은 항상 부처님 같은 해탈의 미소를 띨 수는 없는 것이다.

세계에서 제일 돈이 많고 현대문명의 정상을 달리는 스위스 사람들은 아마 세계에서 제일 불친절하고 무뚝뚝한 사람에 속할 것이다. 이 나라는 1등 관광국인데도 국민에게 웃으라고 교육하지는 않는다. 그들은 그들이 생긴 대로 살고 있을 뿐이다. 그러나 그렇게 무뚝뚝한 사람들이지만, 어떤 사람들이 정말 곤경에 처해 있을 때는 발벗고 나서서 도와준다. 진정한 친절은 겉모양에 있지 않고 속마음에 있는 것이다.

불의를 참지 못하고 위선과 나태함과 비굴함을 미워할 때, 인간은 「세계는 지금」의 TV프로그램 아나운서들의 한가한 웃음처럼 그렇게 느긋하게 웃고만 있을 수는 없을 것이다.

때로는 마음속에서 우러나오는 거룩한 분노가 몇 백 마디의 친절한 사설보다 큰 치료제가 되는 수가 있다. 때로는 삶과 죽음과 세계의 문제를 앞에 놓고 심각하게 생각하고 고민하고 토론할 줄 아는 곳에 인간다움이 있다. 그러할 때 우리의 표정이 그리스 조각처럼 명랑할 수는 없는 것이다.

그러나 우리는 점점 그러한 본질적인 문제에 대한 심각한 대면을 피해오고 있다. 사람들은 비판을 견디고 직면할 능력을 잃어가며, 상업주의의 값싼 미소에 중독되어 가고 있다. 그것은 비평의 공간이 제약되고 있어 마음 놓고 비판을 주고받는 연습이 부족하게 된 데도 원인이 있다.

사람들은 그런 구차한 원칙이나 본질보다 수단방법과 효율성, 그리고 체면에 먼저 신경을 쓴다. 배고파 울고 싶은 사람에게 웃으라 할 수 없는 것처럼 친절이니 질서니 하는 것은 사람의 표정이나 언동을 고치려 들기보다 그러한 마음이 일어날 수 있도록 〈조건〉을 만들어 주는 것이 중요하다. 〈영원한 미소〉는 갑자기 만들어낼 수도, 흉내낼 수도 없는 것이다. 왜냐하면 그것은 끝없는 어둠, 끝없는 고뇌의 가시밭을 헤쳐나온 사람만이 지을 수 있는 웃음이기 때문이다.

(1983년)

자연으로 돌아가자

"무사히 도착하였습니다. ……대충 짐을 정리하고 근처에 산책을 나갔었습니다. 서울보다는 가을이 일찍 온 것 같아 길에는 낙엽이 수북이 쌓여 있고 노인들이 산책을 많이 하고 있었습니다. 조그마한 공간마다 꽃과 나무로 그득 차 있어 풍요로움을 느꼈고 서울과 비교해서 너무 부러울 따름이었습니다."

얼마 전 스위스로 간 제자의 편지 한 구절이다. 나는 잠시 지난날의 추억을 더듬고 있었다. 취리히시 프로이덴베르크가(街) 146번지 유스티누스사(舍).—1962년 2월 내가 취리히로 간 최초의 한국인 유학생으로 이 기숙사에 머물게 된 이래 그 집을 거쳐간 한국인들도 제법 끊이지 않았는데 이제 새로 그곳으로 간 제자가 그곳 가을소식을 보내온 것이다.

취리히 호(湖)에서 동북쪽 언덕에 위치한 이 숙사 주변은 유달리 한적한 주택가로서 숙사 뒤편은 하늘을 찌를 듯한 나무가 빽빽이 들어선 숲이어서 새벽 4시경이면 수많은 새들이 모여 지저귀므로 잠을 깨는 일이 적지 않았다. 숙사 앞으로는 마로니에 가로수가 있는 길이고 거기서 취리히 시가와 호수가 보인다. 그 길에서 언덕을 오르내리는 자일바안(쇠줄로 잡아끄는 소형차)의 정거장까지 내려가는 작은 계단이 초원을 가로지르는데 농부들이 그 초원에 벌집을 갖다 놓고 양봉을 할 정도로 숲이 우거져 있다.

부활절의 은은한 종소리가 온 시가와 호수로 퍼져 나가는 시절이 오면 언덕마다 골짜기마다 온갖 꽃이 피고 집들은 모두 조용히 녹음에 묻혀간다. 나무마다 새둥지를 만들어 달아 놓았으며 거기 드나드는 새들은 자일바안의 60넘은 차창 할아버지들의 아주 절친한 친구들이다. 정거장 옆에 아예 먹을 것을 갖다 놓거나 가끔 모이를 주며 새를 부르면 할아버지의 손에서 직접 모이를 주워 먹기도 하여 그 정경은 바라보는 사람의 마음을 흐뭇하게 한다. 산책길을 따로 만들 때는 가능한 한 흙을 다져서 만들고 군데군데 가스등을 켜 놓는다. 어디를 가나 편리한 전차, 전동차, 그리고 기차여행이 그렇게 즐거울 수 없는 스위스에는 소풍을 다닐 수 있는 옛 고성(古城)과 강을 연결하는 길이 자동차길과 별도로 나있고 곳곳에서 좋은 시골 포도주를 맛볼 수 있는 아담한 목조 주막집이 있다.

한편으로는 해발 4천미터 위의 알프스 산맥 곳곳에 거대한 호텔을 짓고 케이블카를 설치하면서도 다른 한편으로는 지극히 소박한 자연 그대로의 산과 들을 보호하여 목장의 소외양간의 구린 냄새와 목장에 핀 풀꽃과 눈위를 풍경 같이 살랑살랑 흔들며 지나가는 소 방울소리 또한 귀에 새롭다. 그 웅대한 산, 그 조출한 산속의 마을, 그 소박했던 호수가의 옛 성, 저녁노을에 빗겨 선 희미한 산 그림자와 마지막 빛을 반사하며 조용히 일렁대던 호수면, 젊은 날의 열락(悅樂)과 고뇌와 보람—이렇게 생각하니 주제넘게 내가 갑자기 늙어진 것 같다.

서울시를 보면 나는 속상해진다. 우리의 세금은 온통 길을 넓히는 일과 하천을 덮는 일에 쓰이는 것 같다. 그러나 차량은 그보다 먼저 늘고 값비싼 기름을 태우는 매연은 나날이 서울의 공기를 탁하게 한다. 녹지대는 늘지 않고 오히려 산이 깎이고 나무가 잘리고 인간들은 꼭 감나무 잎사귀를 갉아먹는 흰 불나방의 유충처럼 언덕이라 할 언덕은 모두 꼭대기까지 갉아먹고, 입추의 여지없이 볼품없는 시멘트 건물로 채워버렸다. 그러고서 무슨 큰 속죄나 하듯 강남에 〈동양 최대〉의 유원지를 만든다고 선전한다.

서울처럼 아름다운 산과 언덕을 가진 수도는 세계에 드물다고 한다. 그러나 이미 그 중 숱한 언덕과 산이 인해에 파묻혀 버렸고 회생할 길 없이 황폐해 버렸다. 고층아파트단지는 배 밭도 갉아먹고 무서운 힘으로 서울의 외곽을 점령하여 마치 전염병처럼 번져나간다. 15년 만에 돌아온 나의 재미동창이 말했다. "오랜만에 돌아온 조국이 그지없이 좋았지만 가는 곳마다 냄새가 나서 참기 어려웠다"는 것이다. 마늘 냄새나 된장 냄새를 두고 하는 말이 아니다. 어느 날 나는 신호등을 기다리다가 후텁지근한 바람과 함께 문득 코를 찌르는 구린내를 맡았다. 나는 바로 청계천변 하수구를 덮은 맨홀 위에 서 있었다. 이 순간 나는 "아하, 이 냄새를 두고 하는 말이구나" 싶었다.

아파트와 도심지에서 가스폭발이 일어나고 심지어 지진과 같은 어쩔 수 없는 천재지변조차 내게는 우리나라가 달려나가고 있는 근대화에 대한 심각한 경고처럼 보인다. 10년, 20년 뒤 우리가 지금 보기 싫다고 건성으로 덮어버리는 하천, 자동차를 위하여 제공하는 지면에서 지진 아닌 메탄가스의 폭발이 일어나지 않는다고 누가 장담할 것인가. 목신(木神)과 지신(地神)이 노한다고 돌 한 개, 나무 한 그루 움직이지 않던 우리나라의 재래의 풍습은 불도저식 건설 붐 앞에 번번이 무산되고 말았지만, 이제 우리는 잠시 걸음을 멈추고 지신(地神)의 소리에 귀를 기울여야 할 때가 온 것 같다.

우리는 너무 고속, 고층—위로 뻗고 옆으로 확장하는 지상의 일에만 열중해 온 나머지 지하의 공간을 소홀히 하고 있었던 것은 아닌가. 우리는 자가용차가 달리고 매연버스가 경쟁하는 도로보다는 공해 없는 대중교통수단—지하철의 보다 다양한 건설과 전동차의 도입을 시급히 필요로 한다. 그리고 〈자연보호〉라는 어깨띠를 두르고 깨진 유리나 줍고 휴지를 태우는 약간 낯간지러운 피상적 보호보다는 산에서 내려오는 물줄기와 도시의 폐수물이 우리가 잠자는 침실 밑에 고여 썩지 않고 흐를 수 있도록, 그리고 우리가 마시는 물에 너무 많은 소독약이 필요하지 않도록 식수와 하천의 오염을 예방하는 사업에 총력을 기울여야 할 것이다. 그것을 외면하고 가각(街角) 정리와 환경미화만 생각하는 것은 회충이 우글거리는 몸을 단장해서 겉만 예쁘게 보이려는 여인과 다를 게 없다.

얼마 전 우리는 아무 죄도 없는 어린이들이 순전히 어른의 무지 때문에 무더기로 죽은 사건을 겪었다. 이른바 〈번데기 살아(殺兒)사건〉이다. 신문보도는 약간 석연치 않았고 또 한두 번 떠들다가 잠잠해졌다. "더러운 것에는 뚜껑을 씌워라"—일본 군국주의 시대의 격언이 아직도 주효하는 탓인가. 이 문제는 그 뒤에 누가 책임을 졌다는 말도 없이 감감 무소식이다. 번데기가 썩지 않도록 농약을 희석해서 뿌리는 일은 시장상인들의 상례라는 뜬소문이 돌았다. 그 진부는 알 수 없으나 농약은 오늘날의 농민들의 증산을 위한 총아인 동시에 또한 자살수단이 되기도 한다. 이제는 가을날 평야를 달리는 버스 속에서조차 개펄의 진흙 냄새가 아닌 이상한 파라치온 냄새가 코를 찌를 만큼 사람들은 논밭에 농약을 설탕처럼 뿌리고 있다.

유해색소 역시 알게 모르게 애용되고 있는 듯하다. 어떤 사람은 식당의 보리차가 색소로 만든 것이라 하여 절대로 보리차를 안 마신다는 말을 들었다. 괴팍한 사람이라고 할 수는 없을 것 같다.

'하면 된다'는 자신감을 갖게 된 것은 확실히 한국인이 최근 얻은 귀중한 소득이지만 '무엇이든지 하면 되는 것'이 아니다. 여기에 '하면 된다'의 신념의 한계와 위험성이 있다. 무엇이든지 하기 때문에 사람을 죽이는 일을 버젓이 하고도 가책을 느끼지 않는 것이다.

〈번데기 살아〉의 책임은 어디에 있는가. 바로 '무엇이든지 하면 된다'의 실로 어마어마한 자기팽창과 한계를 넘어선 초인성에 있는 것이다. 〈무엇이든지〉라는 욕심에 쐐기를 꽂고 논리성을 가르쳐주는 데는 〈생각하는 힘〉을 길러주는 것이 중요한다. 번데기 살아의 기사를 읽고 나는 보사부가 도대체 식품관리를 어떻게 하고 있길래 이 모양인가 생각했다. 번데기는 식품관리법의 적용을 안 받는다는 구차한 변명에 앞서 도의적인 책임을 절감해야 할 것이다. 부처가 아침에 세숫물을 버리려다가 보니 개미가 있어서 그것을 죽이지 않으려고 하루 종일 들고 다녔다는 일화를 놓고 아마 '무엇이든지 하면 된다'고 믿는 사람들은 '무능하다' 할 것이지만 발밑에 움직이는 그런 작은 생명에 보다 세심한 주의를 기울여야 할 때가 왔다. 현대문명의 부산물인 공해, 자연의 파괴가 암 발생률의 증가와 관련된다는 것은 널리 알려진 터이다.

자연으로 돌아가자. 산과 바다와 강과 숲이 자연이듯이 우리의 마음이 자연이고, 우리의 육체가 자연이다. 자연은 우리의 다정한 이웃이며 우리의 시녀가 아니다. 그러므로 자연을 파괴한 자는 자연의 보복을 받는다.

오대산 줄기의 어느 알려지지 않은 약수터에서 맑은 물줄기를 따라 길가를 걸어 내려오며 주위의 산이 너무나 풍성하고 아름다워 오랜만에 나는 알프스의 고지를 소요하던 기쁨을 만끽했다. 한국의 산이 해마다 자라나는 것을 볼 때, 나는 감격하며 비로소 애국자가 된다.

(1978년)

작은 무리의 생각하는 사람들을 위하여

재작년의 일이다. 나는 3년 만에 다시 유럽 땅을 밟을 수 있었다. 그때 나는 유럽이 내가 그리던 유럽은 반드시 아니라는 것을 느꼈다. 유럽인들의 생활은 많이 멍들어가고 있었다. 부자나라 미국이 정신을 차리고 이제 무언가 자기 자신을 찾아야겠다고 몸부림치기 시작할 때, 역설적으로 유럽의 대중은 무거워진 화폐를 향락하기 위하여 차를 사들이고 휴가를 즐기고 덕분에 자동판매기만 늘고 주차장과 고속도로가 아름다운 산야를 침식하지 않을 수 없게 되었다. 고풍한 건물이 마구 헐리며 고급아파트군이 늘어나고 있었다. 사람들은 오히려 무정해졌으며 한편으로는 아랍 게릴라의 행패와 아일랜드의 테러에 겁을 내면서도 도시 먼 나라의 비극엔 무관심했다.

유럽은 살이 쪘으나 추해졌다. 유럽은 내가 거기 있을 때 이미 추해지기 시작했는지 모른다. 나의 주변 사람들이 너무나 상업주의와는 동떨어진 사람들이어서 잠시 유럽의 치부가 안 보였는지도 모른다.

작년에 나는 잠깐 미국에 있었다. 장발의 젊은이들이 자기의 고향이 없는 것을 탄식하고 있었다. 그들을 이해할 수 있을 것 같았다. 그들의 날카로운 비판의식으로 사회의 소금이 되고 있는 것을 알았다. 그러나 다른 한편 폭력이 늘어났다고들 한다. 그것도 살인범이 많이 생겼다 한다. 약물중독이 심각한 사회문제가 되고 있는 것을 피부로 느낄 수 있었다.

유럽의 젊은이도 미국의 젊은이 못지않게 사회참여를 하고 있었다. 그러나 대부분은 오합지졸이고 안일한 유행을 좇는 무리라고 하는 사람도 있었다.

어느 곳에서나 한 가지 특징적인 것은 집단주의에 대한 막연한 동경이었다. 무슨 일이든 집단 속에서 하는 것을 좋아했다. 미국이나 유럽이나 극도로 개인주의적인 나라의 사람들이 서로의 체온 속에서 고독을 나누려고 몸부림치고 있었다.

그런 추세는 약간 위험한 요소를 띠고 있는 것도 사실이다. 그들이 누린 귀중한 자유를 전체주의를 위하여 팔아 버릴 위험성이다. 물질문명에서 얻을 수 없는 어떤 정신적인 것—일종의 종교를 찾고 있는 것이다. 그러나 그들이 찾는 종교는 어떤 종류의 나치의 부활이나 스탈린의 재생으로 이루어질 수는 없는 것이라고 유럽의 지성은 염려하고 있었다.

한마디로 서양은 백가쟁명(百家爭鳴), 소연(騷然)한 모색의 와중에 들어 있다. 오랜 동면을 깨고 잘 돌보지 않던 프로이트의 서적이 독일 땅에서 별안간 각광을 받는가 하면, 미국의 신(新)프로이트파의 이론이 속속 독일어나 프랑스어로 번역되어 출판되고 있다.

또한 프로이트에 치우쳤던 미국 학계에 융의 심리학이 활발히 소개되기 시작하고, 좀 달갑지 않은 경향이긴 하지만 수많은 융의 책이 히피의 손에서 읽혀지고 있을 뿐 아니라 스위스 취리히의 융연구소에 미국인 젊은이가 밀물처럼 몰려와서 그들의 어설픈 신비주의에의 동경을 충족시키려고 한다.

그러한 소용돌이를 뒤로 하고 나는 작년 이 무렵 〈고요한 아침의 나라〉 한국에 돌아왔다. 고요한 아침의 나라는 너무나 고요했다. 그러나 그 고요 속에서도 사람들의 마음은 결코 고요하기만 하지는 않았다. 서양이 당면하고 있는 고민과 우리가 직면하고 있는 문제의 성질이 너무나 다른 것 같았다. 그 무렵 나는 사람들의 마음속에 뒤끓는 그리고 때로는 행동화하여 무고한 사람을 괴롭히는 모든 악한 것을 설화(說話) 속에서 찾아보려고 했다. 그러던 차에 『문학사상』지로부터 비슷한 청탁을 받았다. 이런 것을 인연이라고도 하고 융심리학에서는 동시성(同時性, synchronicity)이라 한다.

나는 현대문명의 위기에서의 구원은 동양에 있다거나 기독교에 있다거나 불교에 있다거나 하는 말은 하고 싶지 않다. 이러한 말은 결국 양자택일의 단순한 논리에 귀착되고 진리를 보지 못하게 하는 결과를 초래하기 때문이다. 구원은 어디에도 없다. 혹은 구원은 어디에나 다 있다. 구원은 누구나의 〈마음〉속에 있다. 마음이 없는 곳에 구원이 있을 리 없다. 구원이란 결국 정신적 위기에서의 구원이기 때문이다. 그러나 구원이란 정신적 위기의식조차 느끼지 않는 사람에게 있을 수 없다. 그들은 구원받을 필요를 느끼지 않기 때문이다.

우리는 여러 번 여러 가지 모양의 위기를 겪고 있다. 그러나 그것을 느끼는 사람은 적다. 인류가 문화를 위하여 위대한 것을 창조한 시대는 결코 물질적으로 풍요하고 행복한 시대는 아니었다. 어떠한 창조에도 진통의 산고가 따르게 마련이었다. 그러나 오늘날 사람들은 무통분만을 창안하는가 하면 아예 단산을 해버린다. 모든 사람이 고통의 쓴 잔을 피하며 달콤한 거짓말 같은 당의(糖衣)를 좋아한다. 진정제와 신경 안정제가 판을 치고 밤을 새워 인생에 관해서 고민하는 사람이 적어졌다. 상품문화의 범람은 안일한 토막지식의 반성을 수반하지 않는 홍행물을 많이 뿌려 놓았다. 그것은 건전한 비판의식을 무디게 하는 향수와 같은 것이다.

인간이란 본래 프로이트의 쾌락충족만으로는 충족되지 않는 구석을 가지고 있다. 쾌락충족은 인간을 오히려 허전하고 무서운 권태 속에 몰아넣고 마는 것이다. 인간은 〈보람〉을 느껴야 산다. 이 보람은 창조적 기능에 연유한다. 그래서 프랑클은 〈의미충족〉이라는 말을 쓰기도 했다. 융은 고통의 진정한 의미를 깨달을 때 인간은 신경증에서 해방될 수 있다고 했다. 신경증은 증세에만 매달리는 경향이 강한데 그는 아직 그 증세 뒤에 어떠한 뜻이 숨어있는가를 모르고 있기 때문이라는 것이다.

고통의 차원에서 볼 때는, 사실 온 지구가 앓고 있다고 할 수 있다. 다만 무엇을 고통하느냐가 다를 뿐이다. 그 고통의 진정한 의미가 무엇인가를 찾아 나가는 과정이 바로 〈창조적 과정〉이라 할 수 있다. 어떤 사람은 과정보다도 결과를 중요시하지만 나는 그 의미를 찾는 태도와 찾아 나가는 과정을 중요하다고 생각한다. 결과는 예측할 수 있는 의식 저 너머에 있다. 이것은 요나의 암야행(暗夜行), 고래의 뱃속에서 다시 태어나기까지의 긴 고행에 비유된다.

용기를 잃지 않고 꾸준히, 더구나 남이 별로 인정하지 않는 길을 가는 사람들은 이 세계에 그다지 많지 않다. 그들도 때로는 고독하며 자기의 가는 길에 대해서 회의를 느낀다.

그러나 나는 믿는 것이 있다. 동서양을 막론하고 이러한 소수의 생각하는 사람들이 존재하는 한, 세계의 미래는 밝다는 것을—.

(1973년)

거룩한 것과 추악한 것

루마니아 태생의 종교사학자 미르세아 엘리아드의 『성(聖)과 속(俗)』이라는 책 가운데 「근대사회에 있어서의 성과 속」이라는 장이 있다. 몇 마디만 뽑아보면 다음과 같다.

"종교적 인간, 호모 렐리기오수스(homo religiosus)는 항상 절대적 실재, 즉, 우리의 세계를 초월하면서도 이 세계 속에 계시되며, 그것으로써 세계를 정화하며 또한 진실한 것으로 만드는 〈거룩한 것〉의 존재를 믿는다." "— 비종교적 인간은 초월성을 부정하고 〈실재〉의 상대성을 인정한다. — 다시 말해서 그는 자기를 단지 역사의 주체와 동인(動因)으로서 본다. 그래서 초월적인 것을 거부한다. — 인간은 스스로 자기를 만든다. 그리고 그가 실제로 스스로를 만들 수 있는 것은 오직 그가 자기 자신의 세계를 비성화(非聖化)하는 정도에 따른다. — 그는 완전히 신비성을 잃을 때까지는 그 자신이 될 수 없다. 그는 최후의 신을 죽여버리기 전에는 실제로 자유로울 수 없는 것이다."

"그러나……" 엘리아드가 하고자 하는 말은 그 다음에 있다.

"전혀 비종교적인 인간은 가장 심하게 비성화(非聖化)된 근대사회에서조차 드문 현상이다. 대체로 〈종교를 잃은〉 인간은 비록 의식하지는 않아도 여전히 종교적인 태도를 보인다."

그는 신화와 종교의 현대적 재현(再現)을 몇 가지 예를 들어 설명하고 있다. 그의 논조는 칼 융과 같은 심리학자의 말처럼 강하지는 않지만 종교사학의 한계 안에서 비슷한 말을 하고 있는 것이다.

동서고금을 막론하고 인간관계에서 우리를 괴롭히는 가장 큰 요인은 가치관의 차이에서 오는 갈등이다. 특히 정신적인 직업에 종사하는 사람 사이에서는 이것은 거의 숙명적인 질곡이며 하나의 〈원죄〉이다.

오래전 일이지만 런던에서 국제심리요법학회가 있었을 때 「정신요법을 하는 사람끼리는 왜 서로 타협을 못하느냐」는 문제를 두고 토론회가 있었는데 결국은 거기서 또 갑론을박, 신통한 해결을 보지 못했다. 그것은 그럴 수밖에 없는 것이 소나무가 버드나무더러 "너는 왜 가지가 축 늘어지고 겨울이면 잎사귀가 떨어지느냐"고 나무라는 격이기 때문이다. 다시 말해서 각자가 서 있는 입장과 주장하는 학설의 전제의 차이를 검토하지 않고 지엽적인 형식을 가지고 왈가왈부하기 때문이다.

지그문트 프로이트에게 있어 〈성욕〉은 거의 신에 비길 만큼 절대적인 것이었다. 그가 성욕에 관해서 말할 때, 그의 눈은 빛났으며 그의 목소리는 떨렸고 그의 숨결은 거칠었다. 프로이트가 게르만민족 가운데서 자기를 계승할 유일한 사람이라고 지목했던 스위스의 칼 융이 그의 회상록에서 이렇게 술회하고 있다. "프로이트는 아무도 그에 대하여 반론을 제기하는 것을 허락하려 하지 않았다. 그에게 있어 성욕설은 거의 하나의 신성한 종교적 도그마였던 것이다."

물론 정신분석만이 종교가 될 위험성을 안고 있는 것은 아니다. 모든 것이 심지어는 언덕의 풀 한 포기조차도 신의 권위와 동일시될 수 있고, 일단 어떤 것이 어떤 사람에게 거룩한 것으로 받아들여지면 그것은 그의 생활 가운데 신성불가침의 성역을 만들어 아무도 쉽사리 그 성역을 침범하지 못하도록 하고 이 성역을 지키기 위한 여러 가지 이상스러운 금기를 창안하게 된다.

어떤 사람에게는 그 거룩한 것이 〈돈〉이고 어떤 사람에게는 〈체면〉이고 어떤 사람에게는 〈법〉이고 어떤 사람에게는 〈이념〉이며, 어떤 사람에게는 〈글자 하나〉가 신성불가침의 성역이다. 따라서 〈돈〉을 신성시하는 사람은 〈이념〉이나 〈법〉이나 〈체면〉에 관해서는 별로 무관심하거나 관대한 편이지만, 일단 돈 이야기가 나오면 별안간 활기를 찾고 자기주장을 하고 확고부동한 신념을 보이고 움직일 수 없는 집념을 표현하여 절대로 타인의 간섭을 용서하지 않는다.

이것은 단순한 세속적인 소유욕이나 탐욕의 경지를 넘어서서 〈돈〉이 그의 전 생명을 바친 신앙의 대상이 되어버린 증거라 할 수 있다. 〈법규〉와 〈체면〉과 외부적인 성과를 가장 고귀한 것이라고 믿는 사람은 개인의 내면적인 이념에 대한 정의가 없다. 그에게 있어 이념은 외부적 행위와 일치하고 있기 때문에 눈에 보이는 변화가 없는 한 이념이란 추상적이며 개념적이고 도무지 뭐가 뭔지 모를 말이라고 불평한다. 그는 언제나 구체화하는 것에 관심을 가질 뿐 아니라 이런 태도가 굳어지면 사람의 마음, 마음의 자세, 인생에 대한 태도, 내면적 가치를 생각하기도 전에 어떤 규칙부터 만들고 무조건 그것을 신봉함으로써 자기 자신이나 타인의 내면세계를 아예 외면해버리거나 무자비하게 짓밟으려 한다. 그리하여 이것을 때로는 〈비장한 사명의식〉이라는 이름 아래 — 아니 실제로 그렇게 느끼면서 실천에 옮긴다.

딱한 것은 각자의 성역이 서로 다르고 경우에 따라서는 그 성격이 완전히 반대여서 남이 가장 고귀하다고 생각하는 것이 자기에게는 가장 나쁜 것이라고 여겨지는 경우이다. 이념을 둘러싼 피비린내 나는 투쟁이 전개된다. 나에게 거룩한 것이 남에게는 가장 추악한 것으로 비추어지기 때문이다.

인류의 역사상 '남이 나와 다른 생각을 가지고 있다'는 단 하나의 이유 때문에 죽은 사람의 수가 전염병이나 천재지변으로 죽은 경우보다 많다는 이야기는 유명한 말이다. 인간을 신과 동일시한다는 것은 그가 초인도 되고 비인간적인 행위를 할 수도 있게 된다는 것을 말한다. 그런데 정말로 사람을 순전히 생각 하나 때문에 죽일 놈 살릴 놈 하고 있는 것이다. 성지 팔레스티나의 소유권을 둘러싸고 테러, 납치, 살인 등 지독한 지옥이 지상에 재현되는 것이 결코 우연한 일이 아니다.

거룩한 것과 추악한 것—그것은 카인과 아벨의 대결에 나오듯이 태초부터 인간에게 주어진 업(業)과 같은 것이다. 좋게 말해서 신이 인간에게 풀어보라고 주었는데 아직 풀지 못하고 있는 숙제 같은 것이다. 거룩한 것이 진실로 '거룩한 것'이기 위해서 그것은 항상 '추악한 것'의 시련을 받아야 한다. 거룩한 것의 허위성을 극복하기 위하여 추악한 것의 증인을 필요로 한다.

그러나 이렇게 생각해보아도, 거룩하다 하는 것과 추악하다 하는 것의 싸움을 말릴 뾰족한 수가 있는 것 같지는 않다. 결국은 추악하다 하는 것이 자기 안에 있는지 없는지 살펴서 스스로 장님이 안 되도록 하는 길밖에 없겠다. 이념의 싸움이란 성역의 소유권을 둘러싼 싸움이기 때문에 세속적인 방법으로 해결할 것이 아니라 성역의 소유권자인 〈신〉에게 물어야 할 것 같다.

(1976년)

제5장 병, 환자, 그리고 의사

가을에

유난히 멀어진 하늘, 창가에 걸친 밤나무 가지가 바람에 소리를 내어 흔들리는 날이면 나는 작년 이맘때 병상에서 본 그렇게 투명하고 화려한 가을을 회상한다.

"의사가 아프면 어떻게 해요." 환자의 가족이 꽃을 사다 화병에 꽂으며 하는 말이 비난처럼 들려 도무지 송구스럽던 나는 공들여 치료해온 환자들을 당분간 못 보게 되었고, '의사가 아프다'는 사실은 그들에게도 큰 충격을 주었다. "저는 어떻게 하고요?" 그러는 사람이 있는가 하면 병원이라는 말만 들어도 두려움이 앞서는 어떤 부인은 '입원했다'는 말에 너무도 놀라서 황급히 수화기를 놓는 것이었다. 그때는 오히려 이쪽이 거절을 당한 듯한 소외감을 느꼈다.

"의사도 사람이니 아플 수 있겠지요." 하면서도 사실 마음속에서는 '내가 왜 이렇게 되었나', '왜 하필이면 내가 아파서 누워있어야 하느냐', '아, 이 좋은 가을에 ─' 안타까운 몸부림이 있었다.

이런 때는 "선생님이 왜 아픕니까?" 하던 제자의 말이 꼭 항의에 찬 울부짖음으로 귀에 쟁쟁 울렸다. 그런데 그러면 그럴수록 창밖의 하늘은 맑고 병동의 지붕 위에 쏟는 뜨거운 햇빛은 유난히도 밝은 것 같았다.

진단이 제대로 서지 않은 채 정양차 집으로 돌아왔을 때, 자그만 뜰에 무성하게 가지를 편 감나무와 우거진 숲이 다정하게 나를 맞아주었다. 그때 나는 나의 골방 북쪽 창가에 드리운 밤나무 가지 사이로 선명하게 솟은 삼각산의 봉우리를 새삼스럽게 경이의 눈으로 눈여겨보았다.

그러나 날이 흐리고 빗방울 치는 날이면 특히 마음이 편치 않았다. 밤나무 가지가 창가에서 스산히 흔들거리는 것을 보면 나의 마음도 흔들려 공연히 나의 내장에서 진행되는 보이지 않는 병적인 과정이 죽음의 그림자를 그 검은 가지에 투영하는 것이었다.

언제 죽어도 좋게 준비를 해야겠다고 마음먹으면서도 만일에 이제 죽어야 한다면 좀 억울하겠다, 한 15년쯤만 더 살게 해주면 좀 할 일을 하고 죽을 텐데 하는 망령된 생각도 했다가 나중에 병이 다 나은 뒤에는 공연히 15년이라고 했구나, 욕심도 없었다고 생각했다. 그때는 생명에 대한 애착이 그만큼 농축되어 10년만 더 살게 해준다고 해도 고맙다고 할 참이었으니 사람의 마음은 참으로 간사하다.

26년 전이었던가, 부산에서 의예과에 들어가 얼마 안 되어 아파서 병원에 누워 있은 일이 있다. 이제 사십 중턱을 넘어 오십을 향하는 나이에 병상에 누워 있으려니 그 당시 생각이 났다.

창은
저만치 멀리에
번듯이 걸려 있어
창이 웃으면 나도 웃고
창이 울면 나도 운다.

그 당시 내가 처음으로 시라는 것을 써본 「창」이라는 제목의 시 한 구절이다. 동인지 『청포도』의 주모자인 김대규(金大奎) 형이 그래도 쓸모가 있다고 우겨 창간호의 한 귀퉁이를 차지하게 되었는데 김춘수(金春洙) 씨가 뭐라고 촌평을 했던 것 같다. 조금 과장해서 말한다면 나는 26년 만에 그 동안 잊었던 저 창 너머의 세계를 병을 통해서 다시 만나게 되었던 것이다.

나는 전문서적과는 다른 소설이나 수필 같은 것을 참으로 오래간만에 읽을 수 있었다. 시미즈 이쿠따로(清水幾太郎)의 『스페인기행』의 일부가 번역되어 주간지에 난 것을 읽었는데 사막에 멀어지는 태양의 묘사가 기막히게 인상적이었다. 단순한 감상이나 한의 눈물, 또는 서정이 아니라 냉혹하다고 할만치 철저한 사고와 비판의식이 감각적 표현을 뒷받침하고 있는 것이 마음에 들었다.

누가 『문예춘추』를 빌려주어 아쿠따가와상(芥川賞) 후보작품을 읽었는데 공교롭게 내용이 정신과의사가 환자 한 사람을 지극한 정성으로 이해하고 그 불가해(不可解)한 언어를 해득하여 결국은 그를 치료한다는 내용이었다. 입원 초에 인내성 있게 끝까지 읽은 『딥스』 역시 어린이 환자의 정신치료 수기 비슷한 것이었다. 병상에서조차 직업적인 것을 대한다는 것이 약간 부담을 주었지만 이 두 가지 작품만은 큰 감명을 준 작품이다. 거기에는 생명에 대한 경외감과 치료자의 혼신의 정신적 노력이 어떻게 그 과정에 창조적 변화를 일으키는가가 그려져 있었다.

그밖에 노자도 들춰보고 불교 책도 읽어보고 퇴계(退溪)의 형이상학적인 글도 읽어보고 또 시시한 잡문들도 읽었다.

여러 가지 우여곡절 끝에 담석증임이 확인되어 수술을 받게 되었다. 그러자니 이제는 수술환자가 겪는 모든 심리를 경험하게 되었다. 의사가 환자심리를 알려면 환자가 되어 보는 것도 좋은 일이라고 자위하면서 환자란 의사에게 무엇을 기대하는가, 환자에게는 무슨 책이 좋은가 등등을 내 딴에는 무척 자세히 관찰했다.

수술은 꼭 재생의 비의(秘儀) 같은 것이었다. 고통과 죽음과 재생의 원시적 성인과정을 현대의학에서 들어보자면 수술이 그 한 예가 된다. 남아메리카의 〈메디신 맨〉들이 행하는 성무(成巫)에의 마술적 수술 — 내장은 꺼내고 값진 보석으로 배를 채운다는 — 이 연상되고 마취에서 깨어 움직이고 일어서고 걷고 하는 과정을 체험하는 것이 꼭 갓난아이가 출생하여 어른으로 성장하는 과정과 같았고, 의사와 간호원은 이를테면 성인에의 길을 돕는 메디신 맨과 그 반려였다.

나는 문병 온 학생이나 레지던트들에게 이런 말을 했다. "너희들이 하는 일이 얼마나 중요하고 좋은 일인지 아느냐? 이 세상에서 제일 훌륭한 직업이 의사다." 환자가 된 의사는 그의 선배, 후배 의사들로부터 많은 것을 배운 것이다. 자기가 하던 일이 그렇게 중요한 일인 줄을 환자가 되고 나서 비로소 깨달은 셈이다.

하루는 최신해 박사가 문병을 와서 병상의 경험담을 이야기했다. "성경도 읽어보고 했는데 별로 어필하지 않아. 누가 불경을 갖다주어 읽어 보았더니 그게 괜찮아. 반야경을 크게 뇌이면 마음이 편안하고 언제 죽어도 좋다는 신념이 생기거든. 그래 마음을 가다듬어 수도를 하리라 생각했지. 그런데 병이 다 나아서 병원을 나와버리니까 웬걸 다 잊어먹었어—."

언제나 재치 있고 꾸밈없는 해학이 선생의 밝은 웃음 속에 깃들어 있었다. 정말 그런 것 같다. 고통을 받을 때는 무엇인가 진실로 창조적인 의욕을 느꼈다가 고통이 사라지면 언제 그랬더냐는 듯이 모두 잊어버린다.

의사들은 병고를 없애는 데 열을 올리다 보니까 병을 견디어가는 심리적 과정의 중요성을 잊는 경향이 있다. 경우에 따라서 병은 손해를 끼치는 것일 뿐 아니라 어떤 사람에게는 그것이 아니면 줄 수 없는 귀중한 반성, 인격의 창조적 변화를 주는 경우가 있다. 인간은 쾌락보다는 고통을 통해서 성숙한다는 점을 현대의학은 많이 간과했다. 그래서 나도 다 지나간 1년 전의 일과 내 사사로운 기억의 일부를 가을 하늘과 더불어 애써 회상하여 여기에 기록하며 이를 공개하는 것이다.

환자로 있으면서 의사란 이래야겠다고 생각한 것은 첫째, 의사란 환자의 말을 잘 들어야겠다는 사실이었다. 몇 마디 묻고 점을 치듯이 진단을 내리고 바람처럼 사라지거나, 선입감에 맞추어 검사만 하고 검사성적만 보고 판단을 내리면 그는 점쟁이는 될지언정 진실한 의미의 명의는 못된다. 오늘날의 의사는 자세한 문진이 진단의 중요한 열쇠라는 것을 알면서도 '시간이 바빠서', '환자가 너무 많아서' 못하는 경향이 있다. 그리고 그것을 대신하기 위해 검사용지부터 집어들기에 바쁘다.

둘째, 의사는 환자에게 설명해 주어야 한다. 설명해 주어서 환자의 노이로제가 심해지는 수도 있다. 그러나 대부분의 지적인 수준이 높은 사람에게는 병에 대한 설명이 치료에 큰 도움을 준다. 그렇지 않은 사람에게도 그의 수준에 맞게 설명할 수 있어야 한다.

셋째, 의사는 뭐니 뭐니 해도 봉사가 그의 천직임을 알아야 한다. 의사는 손해를 보는 것이 원칙이다. 손해를 안 보고 이익만 보려고 하면 언제나 불만이 늘고 무리가 따르고 좋은 진료를 못하게 된다. 그러나 나부터

라도 말은 쉽지만 이 지극히 평범한 진리를 실천하는 것이 왜 그리 어려운가.

가을 하늘에, 병상에 누워서 앞 병동 지붕 위를 까맣게 높이 날던 몇 마리 잠자리를 보고, 잠자리가 저렇게 높이 뜰 수도 있는 것인가 새삼스럽게 놀랐던 기억이 난다. 골목길을 부숴 길을 마구 넓히고 불도저로 산을 마구 헤치고 하늘 높이 치솟는 병실에 들어서면서 돈을 벌어야 한다는 은연중의 압력이 유행병처럼 만연되는 시대에, 잠자리는 이제 저 높은 건물을 넘어 날 수 없게 되었고 길숲이 된 이름 모를 풀꽃에서 자연의 아름다움을 느낄 만한 마음의 여유가 사라져가고 있다.

(1978년)

미국 의사들 이야기

한 3개월 미국의 병원을 다녀왔다. 거기서 본 것들 중에서 몇 가지를 소개한다.

그 첫째는 매주 금요일마다 그곳 병원 강당에서 열렸던 〈죽음학〉(타나톨로지=Thanatology)에 관한 강좌. 큐블러 로스가 〈죽어가는 환자〉에 대한 책을 펴낸 뒤 숱한 〈죽음 전문서〉가 출간된 것은 놀라운 일이 아니다. 출생서부터 청소년기와 성인의 보건에 관심을 집중했던 미국은 지금 노인과 죽음에 관심을 기울이고 있다. 특히 암과 같은 난치의 병이 증가하자 환자들에 사실을 알려야 하느냐, 죽어가는 환자를 어떻게 다루어야 되겠느냐 하는 논의가 분분하다.

또한 불치의 병에 걸린 사람의 심리가 어떤 것이냐에 관한 자상한 설명도 많고 이것을 몇 가지 단계로 나누어 처음에는 병을 대수롭지 않은 것으로 간주하려는 부정의 심리가 작용하고, 다음에는 왜 나만이 그런 병에 걸렸느냐고 화를 내고, 그 다음에는 만사 끝장이라고 절망하고 우울해지며, 다음에는 체념하고, 그 다음에는 자기의 병을 받아들인다는 식이다. 이 순서는 물론 큐블러 로스의 도식과 꼭 같지는 않지만 대체로 일정한 과정을 밟는다고들 주장되고 있다.

〈죽음학〉이라는 이름까지 붙여가며 이렇게 심각하게 토론하는 것을 보면 미국사람들이 무척이나 부지런하다고 느끼게 된다. 그 이론이 또한 수많은 환자를 관찰한 통계적 조사를 바탕으로 하고 있으니 동양 사람으로는 좀 상상하기 어려운 서양인의 학문적 집념에 새삼스럽게 놀라지 않을 수 없다. 책을 읽다 보면 저렇게 그럴듯하게 말하는 사람들 자신은 죽을 때 어떻게 죽을까 하는 생각도 해보고 인간의 운명에 대해서 너무 이러쿵 저러쿵 말이 많다는 생각도 하게 된다.

이 〈죽음학 강좌〉에 늘 흥미를 가지면서도 다른 일에 쫓겨 참여를 못해 오다가 모처럼 결심하고 들으러 간 날이 마침 이 강좌의 마지막 시간이었다. 그날은 지금까지의 이론적인 강연 등을 총결산하는 의미에서 간호사, 사회사업가, 의과대학 연극부 학생 등이 연극을 하고 거기 대한 토론을 하는 시간이었다.

제1장은 환자가 입원하여 누워 있는 장면, 간호사와 주치의가 와서 아주 간단히 어디가 아프냐, 이제부터 이러이러한 검사를 할 것이라고 검사 종류를 엮어내리고는 사라지는데 그 태도가 아주 사무적이다.

다음에는 검사성적을 놓고 아주 딱 잘라 "당신은 암이오" 하고 선언한다. "곧 죽을 것이다"고 말하고는 총총히 나가버리고 환자는 울음을 터뜨린다. 다음에는 — 이 장면이 아주 걸작이다 — 간호사가 들어와서 도표를 벽에다 붙여놓는데 거기에는 죽을 병을 앓는 환자의 심리가 단계별로 적혀 있다. 이를테면 부정, 분노, 절망, 우울, 체념, 수용 등의 단어를 적어놓고 환자에게 매일 매일 자기의 감정상태를 적어놓으라고 이른다.

"당신은 지금 집에 돌아가 꽃밭에 물을 주고 싶지요?" 환자가 "네"라고 대답하자 "그것 보세요. 그것은 디나이얼(부정) 메커니즘입니다. 여기에 공을 치시오"라 말한다. 간호사가 커다란 동그라미를 부정이라고 적은 단어 옆에 표시하고 나간다.

환자를 죽을 사람으로 단정한 채 아무도 따뜻한 말을 하는 사람이 없는 가운데 꼭 한 사람 사회사업가가 이 사람의 농장과 정원의 꽃밭에 관해서 이야기를 한다. 의사들은 오직 이 사람의 생물학적 수명에만 관심을 가질 뿐 마음의 고통을 이해하고자 하지 않는다.

연극은 죽음학의 이론에 상당히 비판적이고, 죽음에 처한 인간의 심리를 너무 도식화해서 갖다 맞추는 태도를 경고했고, 그런 의미에서 성공적이었다. 나는 이 사람들이 역시 인간심리를 잘 알고 비판력이 있는 사람들이구나 생각하고 안심했다.

연극이 끝난 뒤에 한 목사가 일어서서 다음과 같은 말을 했다. "누구나 모두 자기 식대로 죽을 자유를 가지고 있습니다. 아무도 그에게 이렇게 죽는 게 좋다고 강요할 수 없습니다." 문제는 결국 개인에 귀착된다는 뜻이고 일정한 틀이 있을 수 없다는 말이다.

또한 그 자리에 〈암〉을 앓는 환자가 나와서 환자의 입장에서 말을 했다. 그의 말의 골자는 환자에게 병에 관해서 의사가 잘 설명해 주는 것이 좋다는 것이었다. 생명의 종말을 빤히 내다보고 사는 사람의 체험담에 장내가 물을 끼얹은 듯 조용하고 모두 숙연해졌다.

보스턴에 갔을 때 이야기다. 소아정신의학의 연구에 전심하고 한국도 다녀간 일이 있는 월프 박사가 좋은 이야기를 들려주었다.

한 소년이 불치의 병에 걸려 산소텐트 속에서 살고 있었다. 모두 다 그가 얼마 살지 못하리라는 것을 알고 있었다. 하루는 한 젊은 의사가 산소텐트 속으로 예쁜 인형을 들여 놓으며 이렇게 말했다고 한다. "가장 아름다운 것은 영원히 남는단다." 어린이는 그 뜻을 받아들였다. 그 인형과 더불어 놀다가 조용히 죽어갔다.

터프트 의대병원의 정신과의사 한 분은 요즈음 한창 활발한 리에존 정신과(자문 및 조정신경과)에서 일하고 있는 사람인데 주로 심장수술 환자의 자문을 맡고 있었다.

"환자들은 가끔 황홀경에 빠집니다. 하늘에 오른 것 같은 기분이지요. 하늘에 올라 놓고는 지상으로 다시 내려갈 것인가, 그대로 하늘에 머물러 있을 것인가 고민을 해요."

이 말을 듣는 순간 터프트의 낡고 좁은 구(舊)병원 건물이 갑자기 환해지고 그럴 수 없이 풍부하게 느낀 것은 결코 과장이 아니니다. 어디서나 중요한 것은 건물과 외모가 아니라 그 속에서 일하는 의사의 진실된 모습이라는 것을 느끼지 않을 수 없었다.

미국 의료계가, 보는 이마다 보는 각도에 따라 다르게 보이는 것은 사실이고, 미국문화에 문제점이 없는 것은 아니지만 미국인의 생명존중의 이념은 높이 살 만하다.

미국인은 병약자에 대하여 이상할 정도의 애정을 가지고 보살피고 있다. 보도의 턱을 없애서 장님이 지팡이를 짚고 쉽게 건너갈 수 있게 하는가 하면, 엘리베이터에도 장님이 쓸 수 있게 부호를 새겨 놓고 있다. 체능을 대학입학의 중요조건으로 삼고 있는 우리의 각박한 사정과는 너무나 거리가 있다.

물론 너무 모든 것이 기계화되었기 때문에 환자를 차분히 진찰하고 병력(病歷)과 생활사를 물을 만한 여유가 없지 않은가, 무엇이나 기계가 실시한 검사성적만으로 병을 진단하려 드는 경우가 없지 않은가 하는 비판도 있다. 그러나 미국만큼 의사와 환자 사이의 감정관계를 소중하게 여기는 곳도 드물지 않은가 생각된다. 의과대학 학생의 교과과정을 보면 1학년 때부터 의사로서의 자세와 환자와 병의 심리를 상당기간 집중적으로 가르치고 있고, 4학년에서 실습을 할 때는 거의 정신과의사 못지않게 환자면접을 잘할 수 있는 사람이 되어 있다. 한국에서 정신과의사들이 역설하는 의사-환자관계를 그곳에서는 모든 과의 의사가 최소한 그 필요성을 인정하고 기본교육을 받고 있다고 할 수 있다.

물론 미국 의사라고 다 잘하는 것은 아니고 때때로 환자를 잘못 다루는 경우도 있다. 그래서 의사의 재교육문제도 대두되고 있는 실정이지만 의학이라고 하면 생물학만을 가르치는 것이라는 낡은 개념은 이미 미국에 없다고 해도 과언이 아니다.

3개월 뒤 돌아오니 타는 듯한 무더위의 한여름 속을 또 많은 것이 변했고, 의사들은 바쁘게 돌아다니고, 기다리던 나의 환자들은 한꺼번에 저마다의 고충을 쏟아 놓기 시작한다.

낡은 사무실에 학생들이 가져다 준 히포크라테스의 선서를 새삼스럽게 읽어보며 지난여름 이맘때, 환자가 되어 병실에 누워 환자의 심리를 체험하고 의사란 이래야 되겠다고 생각했던 훌륭한 의사상(醫師像)의 몇 분의 일이나 내가 감당할 수 있을까 생각해 본다.

(1978년)

청문사(聽問師)의 길

요즘 나는 가끔 의사란 예술가와 비슷한 존재라는 생각을 한다. 화가가 흰 캔버스에 물감을 칠하듯 의사는 보이지 않는 한 인간의 미래에 붓을 긋는다. 조각가가 굳은 대리석에 끌을 대듯이 의사는 환자의 저항을 가다듬어 그에게 새로운 모습을 새겨주려고 한다. 훌륭한 예술가의 작품은 긴 세월의 잉태와 오랜 진통 끝에 탄생되는 것처럼 의사의 치료도 생명의 창조에 비길 만큼 어려운 일이다. 뜻밖의 사고, 예기치 않은 복병, 치료에 대한 지속적인 저항, 악전고투 끝에 서광이 비치면 그제야 의사는 한숨 놓게 된다. 이럴 때는 의사도 환자와 같이 앓는 것이나 마찬가지다. 진통을 겪는 산모와 다름이 없다.*

예술가의 작품에 실패작이 생기는 수가 있듯이 의사의 치료에도 미완성이 있다. 의사의 실수인 경우도 있고 환자나 환자 주위 사람들의 실수인 경우도 있으나 또한 전혀 아무의 책임도 아닌 불가항력적인 힘의 결과일 수도 있다.

예술가는 자기 작품이 마음에 안 들면 찢어버리고 다시 그리면 되지만 의사의 대상은 흔히 구할 수 있는 캔버스나 돌이 아니고 이 세상에 한 번밖에 없는 생명이기 때문에 치료중단이란 늘 의사에게 씁쓸한 뒷맛을 남긴다. 그러나 돌이켜 생각하면 의사는 다른 의사가 남은 작업을 완성해 주기를 기대해 볼 수도 있다. 의사는 신도 아니고 마술사도 아니기 때문에 저마다 그가 할 수 있는 한계에서 최선을 다할 뿐이다.

어느 분야에나 그 나름대로의 어려움이 있겠지만 정신과(정신건강)의사처럼 어려운 직업도 없다고 나는 생각한다. 그 가운데서도 특히 정신요법을 전문으로 하는 정신(건강)과의는 말할 것도 없다. 정신병 환자는 자기가 병이라는 것을 깨닫지 못하기 때문에 치료받는 것을 달갑게 생각하지 않으며 그의 가족 가운데는 흔히 환자에 못지않는 환자가 있다. 애를 쓰고도 고맙다는 말을 못 듣는 것이 예사다.

노이로제 환자는 자기가 병든 것은 알지만 증세에 매달리기 때문에 좀처럼 그 증세의 근원인 마음의 심층을 들여다보고자 하지 않는다. 편견과 오해, 증오감, 의심, 고집, 맹목, 무제한의 의존성 — 갖가지 장애들을 제거하여 앓는 사람으로 하여금 자기 문제를 바로 보게 하기까지 정신(건강)과의는 언덕에서 굴러 떨어지는 바위를 몇 번이고 다시 굴려 올리는 시지프스와 같은 인내력과 신념을 필요로 한다.

이러한 노력 끝에 환자의 병세나 태도에 창조적인 변화가 생길 때 의사는 다른 어떤 것과도 바꿀 수 없는 기쁨을 느끼게 마련이다. 그것이 의사의 피로를 덜어주고 그에게 새로운 힘을 준다. 그 기분을 의사 아닌 사람은 잘 모를 것이다. 그러나 의사는 이러한 노력을 의심하거나 기피하는 사람을 볼 때 가장 슬프다.

고통이라는 창구를 통해서 보는 인간세계는 결코 밝고 명랑한 것이 아니다. 고죄(告罪)를 들어주는 청문사(聽問師)와 같은 직을 수행하다보면 이 세상의 온갖 모순과 비극의 역사를 들여다보게 된다. 도저히 한 개인의 힘으로 풀어줄 수 없는 문제가 있고, 몇 해를 두고 풀지 않으면 안 되는 문제도 있다.

때때로 나는 보이지 않는 곳에서 기둥을 받쳐주는 주춧돌 같은 사명감을 느낀다. 또한 누구나 한두 번 타고 강을 건너는 나룻배 같은 생각도 든다. 청문사도 하나의 인간이므로 때때로 짜증을 낸다. 치료하는 〈작품〉이 잘 되지 않아 초조해진다.

청문사는 남의 이야기를 들어주지만 이제는 자기 이야기를 들어줄 다른 청문사를 찾아갈 필요를 느낀다. 그러나 같은 언어를 이해하는 청문사가 어디 그리 흔한가. 노자의 말씀을 읽든지, 무명시인의 꾸밈없는 노래에 귀를 적시든지, 아니면 푸른 하늘에 움직이는 흰 구름 속에 단절된 시간을 날려 보내 영겁으로 통하는 길을 열 수밖에 없다.

세상에는 고쳐주기를 원하는 사람과 아예 고쳐주는 것을 거부하는 사람과 그리고 아픈 것만 덜하게 해주고 꼭 낫기를 바라지 않는 사람이 있다. 나의 경험으로는 후자가 제일 많다.

병의 근원을 치료한다는 것은 결국 자기 자신을 아는 작업인데 그것은 결코 항상 유쾌한 일은 아니며 대개 고통을 수반하는 작업이다. 적당한 고통은 〈성숙〉 과정에 없어서는 안 될 소금이다. 그러나 오늘날 세계는 어떻게 하면 인간이 신체적인 안락을 향유할 수 있는가를 연구하기에 바쁘다. 노이로제 환자뿐 아니라 모든 현대의 사람들이 정신적인 가치를 위하여 하룻밤을 새우는 것을 부끄럽게 생각한다.

정신문화의 세계도 차츰 순수성을 잃어간다. 예술이, 의술이, 그리고 학문이 상업주의적 흥행의 수단으로 값싸게 매매됨으로써 그 본래의 정신성에 갖추어져야 할 지조를 잃어버리고 있다. 주관도 없고 책임도 없는 적당주의와, 목적을 위하여 수단을 가리지 않는 현실주의가 우리의 시야를 좁히고 자유로운 창조적 사고를 멍들게 한다. 이런 판국에 서양 사람들이 찾아와서 동양의 지혜를 찬양하고 구원은 동방에서 온다고 하는 말을 들을 때 우리의 심정은 착잡하다.

행동하는 자가 올림피아의 우승자처럼 월계관을 쓰고 사색하는 자가 무능력한 인간이라고 경멸의 대상이 되는 사회처럼 보인다. 그러나 그것은 지나친 기우일지 모른다.

정치나 경제나 사회가 마치 모든 문제를 해결해 주기나 하는 것처럼 떠든다. 〈지성인〉은 마치 상처 입은 짐승처럼 사회부정을 한탄한다. 자기의 무능을 속죄하기라도 하려는 것처럼, 혹은 자기의 양심이 잠들려는 것을 깨우기라도 하려는 듯이 현대인은 모두 너 나 할 것 없이 〈정치〉 〈경제〉 〈사회〉 콤플렉스에 걸려 있다. 그러나 이 세 가지가 오늘의 시대의 주인공이라는 신앙은 터무니없는 환상이다. 중요한 것은 정치나 경제가 아니고 정치나 경제를 하는 그 사람의 〈정신〉이며, 중요한 것은 〈사회〉가 아니고 사회를 이루는 개개의 인간의 정신적 자세이다.

물질이 득세하고 정신의 값이 땅에 떨어진 것처럼 보인다. 그러나 한국인에게 정신은 마치 공기와 같은 것이다. 그렇게 흔하고 그렇게 값지다. 화폐가치와는 전혀 다른 차원에 있다.

언제나 현상의 그늘, 겉의 표정 뒤에 숨어 보이지 않는 마음을 읽어온 동양의 거룩한 전통의 덕분으로 한국인은 비록 침묵을 지키나 무엇이 거짓말이고 무엇이 진실인가를 판별할 줄 아는 민족이다. 그리고 정신 같은 것은 아랑곳없이 행동하는 무뢰한도 침묵에 대하여는 경의를 표시하며, 자기가 스스로 생각하지 않는 사람들도 남이 '무엇을 생각하고 있는가'에 관심을 가진다.

인간이란 본래 지혜롭게 만들어진 존재다. 다만 어둠이 그것을 가릴 때 우리는 장님이 되고 지혜나 구원이 마치 어디 먼 나라에서 오는 것처럼 착각하는 것이다.

* 이것은 의사의 치료과정을 예술창작과정에 비유한 말일 뿐이다. 의사의 대상은 종이나 돌이 아니고 살아 있는 복잡한 인간이다. 그러므로 치료는 개성을 가진 두 인간 사이의 관계 속에서 이루어진다. 물론 어떤 예술가에게는 흰 캔버스나 돌이 수동적인 소재가 아니고 스스로 발언하고 다가오는 영감에 찬 실체이다.

정신과 영역의 재활

1. 재활의 의미

정신과 영역에서 재활(再活, rehabilitation)이라는 말은 그 말을 쓰는 사람의 입장에 따라서 좁게도 넓게도 해석될 수 있는 개념이다.

가령 소아마비 환자에게 물리요법을 열심히 해서 전처럼 잘 걸을 수 있게 만든다거나 한 팔을 잃은 상이군경으로 하여금 기술을 습득하게 해서 무엇인가 생산적인 역할을 시키는 것을 재활이니 갱생이니 한다면 정신과 환자의 경우에는 병들기 전의 노동력이 백퍼센트면 병든 뒤에 제로나 30퍼센트로 떨어진 능률을 적어도 90퍼센트 정도까지라도 끌어올리기 위한 여러 가지 노력을 재활요법이라 해야 할 것이다. 그러나 이것은 신체장애자나 마찬가지로 정신과 환자는 어차피 약간의 결함을 남기지 않을 수 없다는 은연중의 비관주의를 바탕으로 하는 보수적인 치료라 할 것이다.

인간은 그의 가치를 노동능력이나 생산능률만으로 평가받아야 할 존재는 아니며 직업적응이 반드시 정신과 환자의 치료목적의 전부라 할 수는 없다. 정신의 세계는 직업의 세계를 훨씬 넘어서는 것이기 때문이다. 그러므로 정신과 영역에서는 재활이라는 말은 대체로 정신질환의 치료목적에 따라 그 차이가 생긴다.

첫째는 재활을 환자가 다소의 결함을 가지고 있다는 전제 하의 사회적응과 직업수행의 능력을 최대한으로 길러주는 것이라고 보며 이에 대해서 치료는 환자의 심리적 상태를 바꾸는 것을 목적으로 한다는 것이다. 바튼(Barton), 라파포트(Rapaport) 등을 위시하여 많은 사람이 이와 비슷한 견해를 가지고 있다.

둘째로는 재활과 치료를 구별하지 않고 모든 치료는 재활이어야 한다는 주장이다. 병원에서의 약물요법 등도 이에 포함되어야 한다. 그린블래트(Greenblatt)는 재활을 총체적 치료(total treatment)의 입장에서 보고 있고 그 가운데서 심리학적 재활이란 바로 임상증상(臨床症狀)을 완화시키고 마음의 갈등을 중화시키는 여러 가지 치료방법이라고 말한다.

필자의 입장은 전자보다 후자에 가깝다. 후자에서는 구태여 재활이라는 말을 쓸 필요가 없기 때문에 재활이라는 말을 내세우는 사람들은 대개 전자의 입장을 취하는 것이 보통이다. 그러나 재활이라는 말이 나오게 된 것은 과거의 주립정신병원과 같은 큰 병원시설에서의 치료가 환자의 병에 대한 치료에 급급한 나머지 사회적 인간으로서의 환자의 존재를 극히 소홀히 하였기 때문임을 알아야 한다.

2. 재활의 방법론

(1) 치료적 공동사회(therapeutic community)로서의 정신병원

1787년에서 1796년 사이에 유럽 각지에서 일어난 정신병 환자에 대한 인도적 처우는 정신병원의 개혁에 획기적인 기여를 하였으나 19세기를 지나 20세기로 넘어올 무렵까지만 해도 정신병 환자의 치료는 원시적인 수준에 머물러 있었고 정신병 환자에 대한 사회의 냉대는 증가일로에 있었다. 정신병 환자는 치료를 받기 위해서라기보다 사회 질서를 위해서 길거리와 마을에서 병원으로 옮겨졌으며 대개 마을이나 도시에서 멀리 떨어진 곳의 옛 수도원 자리를 빌려 쓰던 정신병원은 필립 피넬(Philippe Pinel)의 인도적 정신과 인간적 치료와는 거리가 먼 거대한 감옥, 아니면 수용소의 역할을 벗어나지 못하고 있었다.

이러한 기계적인 대량수용 및 치료방법에 대항하여 1930년대부터 유럽 각지, 특히 영국을 중심으로 일어난 새로운 소규모 병원운동이 바로 〈치료적 공동체〉이다. 치료적 공동체의 특징은 무엇보다도 환자로 하여금 치료를 받는 수동적 역할에서 치료에 적극적으로 참여하는 능동적 역할을 갖도록 고무하는 데 있고 의사, 간호원의 권위주의, 관료주의를 지양하고 맥스웰 존스(Maxwell Jones)가 주장하듯 치료진 간의 민주적 관계를 촉진시키고 개방병동을 원칙으로 하며 사회와의 격리를 방지할 뿐 아니라 병원 자체가 사회공동체의 기능을 발휘함으로써 환자의 건강한 부분을 최대한으로 활용하여 치료에 도움을 주고자 한다.

그러므로 이런 병원에서는 의사, 간호사, 심리학자 등 각종 치료진 사이의 회합이 활발하고 항상 병원내 모든 인간관계가 환자치료에 도움이 되는 방향으로 조절되어 나가며, 의사·환자관계에서도 환자의 의견과 감정을 존중함으로써 의사가 환자에게 일방적인 명령을 내리는 치료방식을 취하지 않는다. 또한 환자의 자율적인 기능을 발전시키기 위한 환자자치단체를 만들어 주고 이를 지도하며, 각종 작업요법의 실시에도 환자의 자율성을 바탕으로 하게 된다.

치료적 공동체로서의 병원은 그렇지 않은 정신병원이 획일적, 권위주의적, 폐쇄적, 보수적, 대량적인 치료를 하는 데 비해서 개성적, 민주적, 개방적, 진취적, 그리고 소수 환자의 철저한 치료와 재활을 목적으로 하는 데 그 특징이 있다. 따라서 병원의 형태도 높은 울타리를 한 큰 건물이 아니고 자그마한 집이 여러 개 있는 곳으로 의사도 가운을 입지 않고 평복을 입으며 환자도 환복(患服)이 아닌 평상복 차림이다. 될 수 있는 대로 일반사회와 다르지 않게 환경을 꾸미고 입원방식도 다양해서 낮에만 병실에 있고 밤에는 집에 돌아가 가족과 함께 지내거나, 반대로 낮에는 직장에 나가고 밤에 병원에 돌아오도록 하여 독립된 낮병원, 밤병원이라는 것이 생기는 등 각종 형태의 치료적 공동체가 가능하게 된다.

(2) 중간사(中間舍, halfway house)

정신병원에서 퇴원한 사람이 집에 돌아가기 전에 일시적으로 머무르면서 건강한 분위기 속에서 정상적인 책임능력을 기르는 곳이다. 그 가운데는 가족관계가 원만치 못하여 가족이 환자를 받아들일 준비가 안 되어 있거나 돌아갈 만한 가족이 없는 사람들도 있다. 정신과의사가 정기적으로 이런 집에 방문하여 환자와 토론회를 갖는 것이 보통이다. 소규모 병원의 치료적 공동체가 잘 운용되고 그 안에 다양한 주거시설이 설치되어 있으면 중간사는 꼭 필요한 것이 아니다.

(3) 양가족(養家族) 및 가족 내 치료

1세기 전부터 벨지움의 길(Gheel)에는 병원에서 퇴원한 정신과 환자를 특별히 선정한 양가족에 맡겨 간호 및 지도하는 방법이 시작되었다. 길 부락 인구의 약 10분의 1은 정신병 환자라고 한다. 이 마을에는 간호사가 정기적으로 방문하고 입원치료를 요하는 사람은 다시 병원으로 보내게 된다. 양가족은 될 수 있는 대로 협조적이며 안정되고 온정적(溫情的)인 분위기를 가지면서 환자가 자라난 환경의 사회경제적 수준에서 크게 어긋나지 않는 가족을 택하게 된다. 물론 환자의 선정에서도 공격적이고 폭행을 일삼거나 자살위험이나 성적편향을 가진 환자 등은 제외된다. 여기서는 사회복지사가 정신과 간호사와 함께 가족의 선택, 보호자의 교육, 환자의 이동 등을 맡아서 일을 하고 있다.

이러한 양가족 내 치료는 일찍이 스위스에서도 실시되어 왔고 독일, 프랑스, 노르웨이, 네덜란드 그리고 영미에서도 실시되어 많은 성과를 거두고 있다.

정신과 환자에서의 가족치료는 환자 자신의 치료에 못지않게 중요하다. 그것은 첫째로 가족관계의 왜곡이 바로 정신병의 발병에 기여하기 때문이며, 둘째로는 가족의 감정장애를 고치지 않고는 환자가 병원치료를 끝내고 그 가족으로 돌아갔을 때 병세의 악화나 재발을 막을 수가 없다는 사실이다. 그러므로 환자의 재활치료에서는 병원에 입원했을 때 뿐 아니라 퇴원한 뒤의 후치료(後治療, after care)가 무엇보다도 중요하다.

정신과의사가 가족치료를 환자의 치료와 함께 하는 수도 있으나 정신의료 사회복지사에게 가족관계의 조절을 의뢰할 수 있고, 사회복지사는 수시로 가족방문을 하여 정신과의사와 가족 사이에 다리를 놓아주게 된다.

(4) 전환자(前患者) 클럽(ex-patient clubs)

병원과 가정 사이의 일시적인 주거처로서 중간사보다도 역사가 오래다. 본래 전환자들만으로 조직된 클럽인데 나중에 그것이 병원 당국에 의하여 결성되거나 후치료의 한 부분이 되어 의사의 지도를 받게 되었다. 영국, 미국 등지에 많은 환자단체가 있어 각종 행사를 주재하고 회합을 하는데 강력한 지도력하에 치료적으로 활동해갈 때 좋은 성과를 거둔다고 생각되고 있다.

(5) 특수한 분야의 재활시설과 운영

예를 들어 스위스의 알코올중독 환자의 재활은 매우 체계적이며 오랜 역사를 지니고 있다. 알코올중독 환자 전담 의료사회복지사가 1대 1로 환자를 관리하고 있고 각종 제도적 보호조치도 모범적으로 운용되어 우리가 본받아야 할 점이 많다. 이 밖에 환각제 남용환자의 특수한 진료시설의 운용이 실패한 뒤 학교교육에서 환각제 위험을 계몽함으로써 큰 성과를 거두고 있다.

3. 한국의 현실과 재활치료

정신병 환자의 적절한 치료를 위해서는 정신병 환자에 대한 사회적 편견의 해소, 유능한 치료자의 확보, 적절한 치료시설과 치료의 재정적 뒷받침이 선행되어야 한다.

한국에서는 정신병에 대한 계몽이 아직 충분치 않고 정신적인 치료 자체에 대해서도 일반 사람들이 무지한 상태인데다가 치료시설은 전국에 산재하고 있는 환자를 입원 가료케 하기에는 엄청나게 부족한 형편이다. 전문의의 절대수도 아직 충분치 못하며 무엇보다도 훈련된 정신과 사회복지사, 정신과 간호사, 보조간호사, 작업치료사 등의 확보와 활용에는 적지 않은 난관이 있다. 우선 훈련 교육의 제도적 뒷받침이나 그들의 활동에 대한 재정적 보장이 없고 이들을 채용할 제도적 뒷받침도 충분치 않다. 의료행정가의 정신의학에 대한 인식도를 높이는 데도 상당히 인내성 있는 노력이 필요할 듯하다.

현대와 원시의 공존은 한국의료의 특이한 조건이거니와, 이 속에서 정신과 환자의 재활을 포함한 국민정신보건의 향상을 어떤 방향으로 해나가느냐 하는 데는 비상한 지혜가 필요하다.

19세기에서 오늘에 이르기까지도 존속하는 구미의 거대한 주립정신병원 같은 것을 각 지방마다 세우는 것이 — 그렇게 될 위험성이 많거니와 — 반드시 현대적인 해결이 아님을 알아야 한다.

가장 손쉬운 일은 각 지역사회 도립병원과 수련병원에 반드시 정신과를 두는 일이다. 그리고 그러한 수련병원이나 지방 대학병원 정신과에서 그 지역의 정신건강관리를 책임지게 하는 일이며 무엇보다도 지방 어느 곳에 정부가 소규모의 영리목적이 아닌 정신과 환자의 재활센터를 설치하여 사회전신 의료의 모범을 보여주는 것이 가장 바람직한 일일 것이다.

정신보건행정, 그리고 공동사회 정신의학에 관한 한, 한국은 구미보다 약 백년은 뒤졌다고 보아야 한다. 우리가 그들의 뒤를 따라갈 때 주의해야 할 것은 그들이 발전해 오는 도중에 저지른 잘못까지 그대로 답습할 필요는 없다는 것이다.*

(함춘원 1975년)

* 정신과 의사들, 환자 가족, 정부의 거듭된 노력으로 각종 사이비 민간 정신의료시설은 현재 정신요양원 또는 정신요양병원으로 일단 의료가시권으로 들여다 놓았다. 문제는 퇴원 후 치료 및 사회복귀시설의 절대적 부족 때문에 입원가료를 필요로 하지 않는 환자들이 무한정 수용되고 있는 사실이다. 환자가족이 안심하고 맡길 수 있는 낮병원, 밤병원, 작업소 등을 획기적으로 늘릴 필요가 있다. 대형정신병원이 병상수를 줄이고 사회복귀를 위한 재활에 힘쓸 뿐 아니라 소박 미술(l'art brut)관을 설립, 운용하는 등, 재활의 새로운 모델을 실천하는 것은 반가운 일이다.

재활의 새로운 개념은 다음 논문 참조.

이부영(1995), "정신과 재활의 역사와 개념", 『대한의사협회지』 38(10): 1238-1242.

무료진료

돈이 없어서 병의 치료를 못 받는다는 것은 이 세상에서 가장 비극적인 일이다. 하나밖에 없는 생명이 다만 가난하다는 이유 하나로 유린당해야 한다는 것처럼 억울한 일은 없을 것이다. 그러므로 병 앞에서 만인은 평등해야 한다. 그 사람의 출생과 빈부귀천이 병을 치료하는 행위에 조금이라도 영향을 주어서는 안 된다. 적어도 가난해서 치료를 못 받는 일은 없어야겠다.

이것이 아마 인도주의에 입각한 서구의 의료보험정신이 아닌가 생각된다. 우리나라에서도 이런 취지 아래 의료보호, 의료보험이 부분적으로 실시되기 시작했다. 경하할 일이다. 또한 어느 병원이건 무료진료를 할 예산을 책정하고 있고 금년에도 여름에는 무의촌 진료반이 무료진료를 나설 것이다. 모두 다 좋은 일이다.

불우한 이웃에게 인술을 베풀어 주는 것에 반대할 사람은 없을 것이다. 그렇다고 해서 무료진료가 과연 소기의 성과를 거두고 있으며 의술이란 반드시 무료진료를 해야 인술이 되는 것인가, 나는 여기에 좀 생각을 달리한다. 정말 가난해서 도저히 자립할 수 없는 사람에게 무료진료를 하는 것은 물론 좋은 일이다. 그러나 의술은 인술이니까 무료봉사가 당연하다는 논법에는 동의할 수 없다.

의술이 인술이 되기 위해서는 무엇보다도 우리는 환자를 제대로 치료해야 한다. 일시적인 감상으로 스스로 자기의 자선행위에 찬동되거나 그러한 시혜(施惠)에 감격의 눈물을 흘리는 것만으로는 병이 낫지 않는 경우가 많다. 환자에게 약을 주되 근본적으로 치료하지 않는 의술이, 특히 충분히 고칠 수 있는 병의 경우 인술이라 할 수 있을까. 때로는 우리는 일시적으로 증상만을 없애주는 치료만 함으로써 그들의 병을 만성화하는 역설적인 결과를 얻을 수도 있다.

거기에 덧붙여 항상 공짜만 바라고 조금만 아파도 크게 아픈 것처럼 꾸미고 싶은 환자와 그 가족의 의존심을 강화시켜 또 하나의 병을 만들어 줄 가능성도 있다.

물론 무의촌 진료에도 정기적인 주말진료로 꽤 틀이 잡혀 제대로 된 인술을 베풀고 있는 곳도 있다.

그러나 나는 이러한 진료소를 포함해서 어떠한 의료에서일지라도 의술이 진정한 인술이 되기 위해서는 유료진료를 원칙으로 해야 한다고 주장하고 싶다. 그러므로 수족을 쓰지 못해서 자활할 수 없는 극소수의 사람을 제외한 가난한 사람들도 병을 치료받기 위해서는 돈을 내야 하고 돈을 낼 줄 알아야 한다. 가난하기 때문에 무료로 치료하는 것이 당연한 것이 아니라 가난함에도 불구하고 자기에게 베풀어진 의료에 대하여 보답을 하는 것이 당연한 것이다. 그리고 이것만이 가난한 사람이 긍지를 가질 수 있는 풍토를 길러주는 길이라고 믿는다. 물론 그들이 내는 돈은 상징적인 액수이어도 좋다.

그런데 게을러서 가난함에도 불구하고 그것을 마치 특권처럼 내세워 자선을 강요하며 그것이 거절되면 돈만 아는 악덕의사라고 욕하는 경우가 있는 것 같다. 그들은 돈만 아는 것은 공짜를 바라는 그 자신이기도 하다는 것을 잊고 있다. 의료는 인술인데 그럴 수가 있느냐고 신문이 혀를 차는 경우도 인술의 개념을 무조건 봉사에 두고 있기 때문이다.

물론 게으르지 않고 애를 쓰는 데도 가난한 사람들이 있고 게을러도 부자가 된 사람이 있다. 그러나 게을러서 가난한 사람이 그 가난을 담보로 무료시혜를 요구하게 된 데는 아무에게나 무턱대고 무료진료를 해온 지금까지의 의료 시혜방식에도 책임이 있다. 갓난아기가 울기만 하면 젖을 먹이는 어머니의 아기는 커서도 어려운 일에 부닥쳤을 때 하소연만 하면 누군가가 자기를 도와주겠지 하는 바라는 마음이 생긴다.

이러한 의존적 성격은 그 아기의 책임이기보다 넘어지면 다칠세라 일으켜 세우고, 울면 덮어놓고 젖먹이고 아이를 지나치게 보호하는 어머니의 양육방법에 문제가 있는 것이다. 의사가 환자를 제대로 고치려면 이러한 어머니처럼 대해서는 안 될 것이다. 왜냐하면 의사도 환자의 몸의 병만 고칠 것이 아니라 그 환자의 정신의 건강에도 유의해야 하기 때문이다. 환자가 성숙한 마음을 가지느냐 안 가지냐 하는 것은 또한 그의 병을 치료하는 데도 극히 중요한 역할을 한다.

정신건강의학과의 정신치료에 대한 성과를 사회계통별로 조사한 연구들이 있다. 가난한 사람들이 치료 도중에 탈락하는 것을 자주 발견한 연구자가 그 이유를 조사해 보니 여러 가지 이유와 함께 이들은 항상 즉각적인 증상소실을 기대하기 때문에 오랫동안 참지 못하고 얼른 낫지 않으면 치료를 중단하고 다른 사람에게 간다는 것을 알게 되었다.

이러한 특징을 잘 알고, 바로 이런 문제점을 미리 처리해서 치료하면 중상(中上)계층의 사람에 못지않게 치료를 해나갈 수 있고 치료성과도 좋았다는 논문도 있다.

우리나라 환자들의 행태를 관찰해 보아도 이와 비슷한 경향을 가지고 있는 것을 볼 수 있다. 근본적인 치료보다 즉각적인 증상의 소실을 바라고 이것이 안 되면 치료를 중단하는 경향이 있다. 또한 필자의 조사에 의하면 우리나라 환자들에게는 병원 말고도 한방, 침, 민간약, 굿, 안수기도, 양약방 등 무수히 많은 민간의료와 전통의료의 기회가 주어져 있기 때문에 한 가지 치료를 오래하고 있지 못하고 여기저기 전전하며 치료 아닌 치료를 받는 경향이 많다. 이렇게 하다 보면 병은 낫지 않고 만성화되며 의료비는 탕진되고 마지막으로 대학병원에 왔을 때는 입원은 물론 간단한 검사도 할 수 없을 만큼 가난해진다. 이것은 분명 돈이 없어서 병을 못 고친 것이기보다 바른 의료에 대한 인식이 서 있지 못하고 참을성이 없었기 때문에 돈을 낭비한 것이라고 할 수 있다.

나는 대학병원에서 수술을 권고 받은 디스크환자가 입원 수일 후 수술을 거절하고 나와서 무당굿을 하는 것을 본 일이 있다. 이들이 굿을 하고 또 무슨 한약을 얻어다 몇 제를 먹으면 그 의료비는 수술비용에 맞먹는 것이 된다. 그들은 몸에 칼을 대는 것이 싫었고 마침 목돈이 없어 주저하다가 결국 그 이상의 비용을 지출하고도 병을 못 고치게 된 것이다.

그러니 문제는 반드시 돈뿐 아니라 그 사람의 마음가짐에 있다. 이것을 깨우쳐 줄 사람은 다른 누구보다도 의사라고 생각된다. 의사가 착한 일을 해서 칭찬을 받는 것도 좋지만 오해를 받더라도 옳고 그른 것을 분명히 가르쳐 주는 것이 바람직하다. 좋은 교사는 항상 듣기 좋은 말만 하는 사람이 아니라 듣기 싫더라도 바른 말을 해 주는 사람이다.

근대화의 바람이 일어 돈의 효용성이 커지자 돈에 대한 관심이 너나 할 것 없이 커졌다. 그러나 우리는 아직 돈이란 더러운 것이라는 전래의 죄책감을 마음 한구석에 가지고 있다. 그래서 어떤 때는 돈을 마구 숭배하고 어떤 때는 여지없이 경멸하는 모순을 나타낸다. 자본주의 체제이면서도 봉건적인 가치관을 가지고 있기 때문에 서구인들처럼 담백하게, 그리고 합리적으로 돈을 다루지 못한다. 더욱이 동양인이 그렇게도 존중해 온 정신의 세계에 대해서는 도시 이를 돈으로 환산할 줄을 모른다. 학술강연회, 상담, 진찰, 특히 정신건강의학과의 진찰과 같이 정신적인 노력을 쏟아야 하는 곳에 아직도 돈을 내야 한다는 인식이 희박하며 실제로 공짜가 많다.

의료신문에 원고료 없는 원고를 실리는 풍토도 물물교환시대의 유풍이라고 할 수 있다. 왜냐하면 돈 아닌 다른 것으로 보상한다고 여기기 때문이다. 우리는 아직도 여럿이 술을 마시러 갔다 자기의 술값을 따지고 따로따로 술값을 내는 서구의 합리주의를 술맛 떨어지는 일로서 업신여긴다. 그러면서도 돈에 대한 집착에서 헤어나지 못하는 사회 속에 살고 있다. 인술과 돈을 둘러싼 논쟁도 이러한 모순된 심리에서 일어나는 것이다.

건전한 시민정신이란 의사나 환자나 서로가 독립된 인간으로서 서로 존중하는 것이라고 생각한다. 어느 쪽이 어느 한쪽의 주인도 종도 아니다. 이 경우에 환자가 무료로 치료를 받는다는 것은 영광이 아니라 수치, 수치라고까지 할 수 없으면 떳떳한 일이 아닌 것이다. 그가 자기를 위하여 지출할 능력을 전적으로 무시하는 것이고, 그 권리를 박탈하는 것이기 때문이다. 반면에 그것은 다른 형태로 이 고마움을 보상하도록 강요하는 것이 되기도 쉽다. 의료뿐 아니라 모든 경우에 〈무료〉란 근대사회의 성인에게는 적용되지 않는 것이다.

단지 지불능력의 한계에 차이가 있기 때문에 〈할인〉이라는 제도가 필요하고, 어떤 계층에서는 그들의 능력에 따라 상징적인 소액의 유료진료가 유익하다고 보는 것이다. 가난한 농민은 소화제 1일분을 공짜가 아닌 10원을 내도록 한다면 어떨까. 그들은 자신을 위해 최소한의 희생을 한 셈이다.

유료진료 — 결코 새삼스러운 이야기가 아니다. 정부가 추진하는 자립, 자조의 새마을정신은 결국 공짜를 바라는 마음을 극복시키는 데 목적이 있다고 보기 때문이다.

(1978년)

[주] 근래 무료, 무상 시혜가 부쩍 많아졌다. 그것이 국민의 공짜 좋아하는 마음, 의존심을 얼마나 조장하게 될지 주의 깊게 살펴보아야 할 것이다.

암과 환자의 심리

'담배는 폐암에 좋지 않다. 어떤 음식에는 암을 일으키는 물질이 들어 있다'는 등의 연구는 무수히 많다. 그러나 암에 걸릴까봐 좋아하던 담배도 끊고 발암물질과 조금이라도 관계있다고 해서 음식을 먹지 않으려 벌벌 떠는 사람의 불안과 공포의 감정이 암을 일으키는 데 어떠한 영향을 주는가에 관한 연구는 이상하게도 눈에 띄지 않는다. 암 연구는 생물학적인 방향에서만 일방적으로 진행되어 온 것 같다.

그러나 계단에서 발을 헛디뎌 다리가 부러진다든지, 자동차 사고를 일으키거나, 기계에 손가락을 잘린다든가 하는 것이 반드시 우연이 아니고 마음의 불균형, 무의식적인 불안이 원인이 된 이른바 사고성향(事故性向) 상태에 있기 때문이라는 설은 정신의학에서 자주 강조되어온 터이다. 감정적인 스트레스가 신체기능의 장애를 일으킬 수 있고, 때로는 몸의 저항력을 약화시켜서 여러 가지 질병에 쉽게 걸리게 되는 경우가 있다는 것은 심신의학에서 증명되고 있는 사실이다.

서독의 어느 젊은 의사는 암 환자에 관한 논문에서 암 공포증에 걸린 환자에게서 수개월 후에 실제로 암을 발견하게 되었다고 보고하고 있다. 공포의 감정이 암을 유발했다고 단정할 만한 근거는 물론 없다. 암뿐 아니라 중한 신체의 병이 들었을 때 그 사람의 무의식이 먼저 알고 그 사실이 꿈에 상징적으로 나타난다는 보고는 프로이트 이래 많은 정신분석학자들이 보고하고 있는 점으로 보아 이 환자의 공포증은 진단적으로도 의미 있는 현상이라고 할만도 하다.

그러나 종양이 빨리 자라는 환자군(群)에서 천천히 자라는 환자군보다 불안의 정도가 높다는 보고도 있고 보면 암 환자의 불안, 초조, 공포감이 암의 진행과정에 좋지 않은 영향을 끼치리라는 것은 충분히 추측할 수 있다. 그래서 암과 감정과의 관계에 대한 연구가 좀 더 체계적으로 실시되어야 할 필요성을 제기하고 있다.*

융학파의 분석 심리학자이며 필자의 스승이기도 한 폰 프란츠 여사는 자기가 경험한 두 사람의 암 환자에 관해서 나에게 말한 일이 있다. 한 사람은 암이란 진단을 받고 실의에 빠져 모든 것을 거절하다 얼마 안가서 죽어버렸다. 또 한 사람은 죽기 전에 자기 인생을 정리하고 자기 자신을 위해서 무언가 해야겠다고 분석을 받았는데 현재도 살고 있다는 것이다.

물론 모든 암 환자를 이 두 가지 유형으로 나누는 것은 너무나 단순한 일이다. 그러나 전쟁터에서나 마찬가지로 암에 대한 투쟁에 있어서 환자가 앞으로 다가올지 모르는 죽음에 대하여 어떻게 대비하느냐 하는 마음의 자세가 환자의 생명에 결코 무의미한 것이라 볼 수는 없다.

암 환자를 치료하는 의사, 간호하는 가족으로서 제일 어려운 일은 환자에게 암이라는 것을 알려줄 것인가, 숨길 것인가 하는 문제다. 암뿐 아니라 어려운 병에 걸린 사람들의 공통된 심리는 자기의 병을 될 수 있는 대로 가볍게 보려는 경향이다. 이것은 의식적으로 그렇게 생각하기보다는 무의식적으로 죽음에 대한 공포감 때문에 죽음의 심각성을 부인하려는 마음의 작용으로 생기는 태도이다. 따라서 환자들은 자기 병이 심상치 않은 병임을 본능적으로 눈치 채다가도 다음 순간에는 잠만 푹 자고 일어나면 괜찮을 것 같이 생각한다든지, 뱃속의 물만 없어지면 될 것이라든가, 객관적으로 병세는 나빠졌는데도 병이 조금씩 나아간다고 생각하고 희망을 가지게 된다.

이러한 환자의 희망을 무자비하게 깨뜨리고 진실을 알려줄 때, 경우에 따라서는 환자가 너무나 큰 충격을 받고 절망하는 나머지 심한 우울증에 빠져 병세가 악화되든가, 때로는 자살의 위험성마저 없지 않을 것이다.

그러므로 암의 진단을 덮어놓고 사형선고라고 속단하고 침착하게 앞뒤를 가려 생각할 수 없는 정신상태의 환자에게는 그의 소박한 희망을 우선 받아주는 도리밖에 없는 경우가 있다. 그러나, 의사가 진지한 태도로 환자의 상태를 알리고 최선의 방법으로 도와줄 것을 약속할 때, 불안과 공포를 이겨내고 적절한 치료를 받을 수 있는 사람도 많으므로 〈환자는 어차피 약한 존재〉라는 선입관으로 사실을 숨기는 것은 잘못이다.

인간은 누구나 죽는다. 사는 것이 중요한 만큼 어떻게 죽느냐 하는 것도 중요하다. 무슨 원인으로 죽든 죽음을 의식하고 그 고뇌를 견딜 수 있는 것은 인간뿐이다.

"어떻게 우리가 피할 수 없는 운명적인 고뇌를 참고 견디며 그것을 맞이하는가 하는, 바로 이 〈어떻게〉 하는 것에 인간의 가치가 실현될 가능성이 부여되며, 보람 있는 생의 지표를 보여줄 기회가 주어진다."고 비엔나의 한 정신의학자는 말하고 있다.

암이라면 덮어놓고 죽을 병이라고 무서워하는 사람에게 현재 치료할 수 있는 가능성을 알려주고 환자나 가족이 필요 이상으로 절망하지 않도록 설득하는 것도 의사의 역할이다. 또 그 병의 예후에 관해서도 미리 이야기해 주고 최악의 경우에 환자나 가족이 침착하게 죽음에 대비할 수 있도록 도와주는 것도 의사의 역할이다. 그러나 이같은 일은 의사 자신의 사생관(死生觀)이 뚜렷하다 하더라도 참으로 커다란 용기와 지혜를 요하는 어려운 작업임엔 틀림없다.

(1975년)

* 최근 암의 치료경과에 환자의 감정상태와 마음가짐이 중요한 요인으로 작용한다는 조사보고도 나오고 있고 암의 발병이 감정적 부담과 관련된다는 보고가 있어 암의 심리적 측면(Psycho-onchology: 심리-암학)에 대하여 주의를 환기하고 있다.

의사와 기능공

모든 의사는 노동청에 등록하라는 공문을 받은 일이 있다. 노동의 의미를 넓게 생각하면 직업을 가진 사람들은 모두 〈일하는 사람〉 — 즉 노동자다. 그러나 의사를 토목공사를 하는 기술자나 기능직공과 동일시하는 것이라면 여기에는 모순이 있다.

세계보건기구 세미나 같은 국제회의에 가는 의사들을 기술훈련이라는 명목으로 과학기술처를 거쳐 그 여행을 허락하는 경우가 있다. 엄밀한 의미에서 이것은 부당한 일이다. 의사는 과학기술자가 아니고 바로 〈의사〉이기 때문이다.

의사가 의료행위를 위해서 각종 기계를 사용하고 그 기계를 적절하게 운영할 만한 기술을 배우는 경우가 많은 것은 사실이나 그렇다고 해서 그를 전적으로 전기기사와 같은 존재라고 할 수는 없다. 의사가 각종 자연과학이론에 통달하고 이를 응용하는 것도 사실이나 의학자가 반드시 물리학자나 화학자는 아니다.

의사는 의사, 의학은 의학, 어디까지나 독립된 분야라는 것을 알아야 한다. 그 이유 가운데서 가장 중요한 것은 의사는 기계가 아닌 인간의 병을 진찰하고 치료하는 사람이고, 인간이란 신체뿐 아니라 정신을 가진 존재라는 점이다. 따라서 인간의 병은 기계의 고장을 수리하는 식으로 고칠 수 없는 것이며 의사의 역할이 기능공의 역할과 같을 수 없는 것이다. 텔레비전에 가끔 나오는 「닥터 캐논」과 환자나 환자 가족과의 관계를 자세히 보면 이 뜻을 알 수 있을 것이다.

물질과 돈의 효용성에 대한 새로운 발견이 한국인의 마음에 불을 질러 놓은 이래 의학의 사명과 의사의 역할도 그 정도(正道)에서 많이 이탈되고 있음을 목격한다. 19세기적 과학만능주의와 기계에 대한 순진한 매혹에 넋을 잃고 있는 대중의 그릇된 기호(嗜好)에 영합하는 나머지 의사의 판단능력이 기계의 판단에 의하여 밀려나고 의사의 정신적인 치료가 주사와 약에 의하여 대치되는 결과가 되고 있는 것이다. 의사의 기능 가운데 가장 중요한 것이 〈진찰〉인데 그 진찰료가 검사료나 약값보다 훨씬 떨어질 뿐 아니라 경우에 따라서는 아예 검사료나 약값에 포함되어 흔적조차 없다는 기현상이 그 사실을 증명한다. 검사방법이 발달되고 여러 가지 약이 나오게 되다 보니 진단을 내릴 때 안이하게 검사결과에만 의지하는 습관이 생기고 병의 진단을 위한 정신적인 노력을 소홀히 하게 되는 경향도 보이거니와, 의과대학에 들어가 전문의가 되기까지 10년 동안 쌓은 의사의 판단력이 한낱 주사 한대 값으로 떨어진다면 이것은 분명히 의사의 기능공으로의 전락이라 아니 할 수 없다.

여기에는 물론 의사의 책임도 있지만 대중의 맹목적이고 유아적인 욕구에도 그 원인이 있다. 병원에 갔더니 주사 한대 놓아주지 않고 괜찮다고만 하더라고 원망하는 사람들, 링거 병을 꽂아주어야 기운이 나겠다고 성화를 부리는 환자들 앞에서 양심적인 의사는 고독할 수밖에 없는 것이다.

기술이 의료발달에 끼친 공헌을 무시할 수는 없다. 그러나 기술은 의료의 수단이지 그 주인일 수 없고 목적일 수도 없다.*

* 앞으로 인공지능 기계가 활용되는 시대가 올 텐데 이에 대처하기 위해서도 의사와 의학의 본체에 대한 확고한 인식이 필요하다.

의학교육의 한국적 모순

1. '대학'이란 무엇인가?

대학의 이념에 대해서는 사람마다 의견이 다를 수 있겠으나 대학이 어느 개인이나 운영자 측의 사리사욕을 채워주는 수단이 아니라는 점에 반대하는 사람은 없을 것이다. 대학을 사유재산과 기업체와 동일시하고 대학교수를 회사의 고용자처럼 생각한다면 그것은 대학이 아니라 대학의 탈을 쓴 유사(類似)대학이다. 의과대학 신설이 개인의 허영심을 만족시키는 수단으로 행해지며 단순히 종합대학의 구색을 맞추기 위한 것이거나 수지타산에서 이루어진다면 이것은 완전한 가치전도(價値顚倒)이며 올바른 대학의 사명을 모독하는 것이다. 교육이 교육 이외의 어떠한 다른 목적의 수단도 될 수 없다는 것은 대학의 경우 더욱 절실히 요청된다.

나의 의견으로는 대학은 첫째도 둘째도 셋째도 학문적인 진리를 탐구하는 곳이며, 국가발전에 대한 기여도 다른 무엇보다 진리의 탐구를 통해서 이루어져야 하는 것에 대학의 특수성이 있다고 믿는다. 따라서 학자가 없는 대학을 대학이라 할 수 없고 학문을 외면하는 대학을 대학이 아니다. 만일에 대학이 기술자를 양성하는 곳이라면 그것을 대학이라 부르지 말고 기술전문학교라 부르는 것이 마땅하다.

진리에의 길은 다양하므로 대학교육에 있어서의 획일주의는 오히려 대학의 창조적 기능을 억압한다. 중고등학교조차 그런 획일주의에서 벗어나고자 하는 이 시대에 대학에서의 다양성, 자율성은 학문적인 진리를 탐구하는 한 최대한으로 보장되어야 한다. 또한 대학의 현실참여도 현실에 대한 영합(迎合)이 아니라 그것을 높은 차원으로 이끌어 나가는 것이어야 하며, 따라서 건전한 현실비판은 대학의 기능으로서 불가결한 것이다. 대학의 주인은 교수와 학생이며 학문적인 지혜에 대한 사랑이 이 양자의 관계에서 바탕이 되어야 한다.

아무리 제도를 개선하고 형식을 바꾼다고 해도 대학의 가치에 대한 신념이 없는 곳에서 대학의 발전을 기대할 수 없다. 또한 이러한 대학의 사명을 키워 나가기 위해서는 무엇보다도 환경이나 남을 탓하기에 앞서 대학교육에 참여하고 있는 나 자신이 어느 만큼 이에 부합된 행동을 하고 있는가 끊임없이 반성해야 할 줄 안다. 한국교육의 문제점은 결국 교육자 자신의 반성으로 시작해야 할 텐데 우리는 곧잘 이것을 잊어버린다.

2. 의학교육의 문제점과 대책

이상의 원칙에 입각해서 의학교육을 의과대학, 대학원, 전문의 수련교육으로 나누어 나의 사견을 적는다.

의과대학의 역할 : 현재 우리나라에는 12개의 의과대학이 있고 그 중 서울에 7개의 의대가 있다.* 의과대학의 기본조건 — 학술도서관, 실험실습시설, 전문분야 교수의 확보라는 점에서 아직도 미흡한 곳이 많은 것으로 알고 있다. 특히 의학의 뿌리라 할 수 있는 기초의학의 육성은 무엇보다도 시급하고 각 대학에서 노력을 하고 있으나 만족할 만한 성과가 없는 것 같다. 의사의 수가 전국적으로 적다고 해서 무리하게 의과대학 신설을 허용하는 일은 없어야 하겠고, 그 대신에 현재의 의과대학에 대한 사회적 국가적인 지원을 집중하여 기초 및 임상의학교수의 증원, 연구의 장려 등 내실을 꾀해야 한다.

* 그 뒤에 많은 의과대학이 신설되었으며 문제는 여전히 해결되지 못한 채 남아 있다. 또한 많은 부분에서 괄목할 만한 발전이 있었다. 그러나 근본적인 문제는 아직 해결이 안 된 상태이다.

학생의 숫자도 성급하게 의사충원계획에 억지로 맞추려 하지 말고 교육할 수 있는 여건에 맞추어 조절해야 할 것이다. 대학마다 사정이 다르겠고 주관적인 생각이지만 내가 일하는 곳의 교수인원, 실습수용 능력으로 보아 학년별 학생수가 80명 정도면 만족할 만한 개별지도를 할 수 있겠다고 생각하는데 금년에도 160명을 뽑아야 했다니 강의실에서 소리를 고래고래 질러야 할 생각을 하면 아득하다. 근본적인 여건을 개선하지 않고 교수방법이나 교과과정을 바꾼다고 해도 큰 성과를 기대하기 어려워진다.

대학병원의 문제점 : 대학병원은 교육과 진료를 병행해야 할 어려운 임무를 맡고 있고 임상의학분야의 교수는 전문의로서 스스로의 경험을 새롭게 하기 위한 환자의 진료, 학생 실습교육, 수련의 교육, 대학원 지도, 학생 강의 등 최소한 5중의 역할을 떠맡고 있다. 인문사회계 대학교수는 방학기간에 전문분야의 연구, 현지탐사 같은 조사연구 등도 할 수 있는 기회가 있으나 의과대학 임상교수는 여전히 환자진료, 수련의 지도를 해야 하고 1년에 5일 내지 6일의 연가(年暇)를 그나마 고맙게 여길 지경이다. 이러한 상황에서는 제대로 된 연구논문이 나오기 어렵다. 임상의학분야 교수에게 연구할 시간을 주고 1년에 최소한 4주의 휴가가 결코 많은 자선이 아님을 말하고 싶다.

국립대학병원에서는 외래시간을 단축하는 등 그래도 교육과 연구에 편의를 보아주고 있으나 사립대학병원에서는 거의 연중무휴, 하루 종일 환자를 받고 있는 곳도 있어 대학교수를 병원경영을 유지 내지는 팽창하기 위해서 너무 혹사하고 있지 않은가 생각되고, 그런 속에서 강의준비도 하고 연구도 한다는 것은 영웅이 아니고서는 불가능할 것이라 여겨진다. 심지어는 환자를 많이 끌어 들여 병실침상을 채우는 것이 임상교수의 능력으로 평가하는 곳도 있으니 대학병원의 기업화는 의과대학교육의 장래에 심각한 암영을 던져주고 있다.

국립대학병원의 의료체계도 썩 이상적인 편이 못되며 진찰료보다 약값과 검사료가 더 비싼 의료수가(醫療酬價)의 모순, 실지로 이용하기엔 너무나 불편한 학생의 의료보험제도, 사회사업가, 임상심리학 작업치료자 등 비의료인의 채용을 하거나 가령 정신건강의학과의 경우 현대적 치료체계의 하나인 〈낮병원〉 〈밤병원〉의 도입에 따르는 인원부족, TO 획득상의 수다한 난관 등 사립대학병원에서는 비교적 쉬운 것이 국립이기 때문에 어렵다는 넌센스가 있다. 좀더 실질적인 행정상의 부조리를 극복할 길이 없을까 답답하기만 하다.

학생의 정신건강 문제 : 학생으로 하여금 공부를 시키기 위해서 엄격한 시험을 치르게 하고 낙제를 시키는 것은 있을 수 있으나 이런 제도를 너무 완고하게 밀고 나가면 시험점수를 따기 위해서는 수단방법을 가리지 않고 필사의 노력을 하는 〈점수벌레〉를 양성하는 결과를 빚고 낙제된 학생의 좌절감, 정신적인 방황을 촉진시키는 부작용이 생기는 동시에 학생의 창의성이나 정서가 메마르고 의사로서의 원활한 인격을 기대하기 어렵게 된다. 학생들의 노이로제, 정신장애가 꼭 시험제도 때문이라 할 수는 없으나 의외로 많은 학생들이 대학에 들어와서 발병하고 거리의 사이비 최면술사 등을 전전하는 것을 볼 때, 이들을 대학이 책임지고 도와줄 수 있는 전문가로 구성된 상담실이 반드시 필요하고 이미 현존하는 그러한 기구를 보강하여 십분 활용해야 할 것이다.

교과과정 : 〈국적 있는 의학교육〉, 〈교수중심이 아닌 학생위주의 교육〉이 요즈음 많이 강조되고 있다. 한국에서 흔히 문제되는 질병에 관한 공부, 의사로서 꼭 알아야 할 실제적이며 기초적인 수기(手技)의 수련을 소홀히 하고 특수한 분야의 특수한 지식, 희귀한 질병에 지나치게 많은 시간을 할애하는 폐단을 없애자는 취지에 전적으로 공감한다. 그러나 이러한 노력이 학문연구의 도장인 대학의 질적인 격하를 초래하여 의료기술자 양성소의 기능에 머무르게 하지 않도록 조심해야 하리라 생각한다.

필자의 사견으로는 국적 있는 의학교육도 하는 동시에 학문의 세계성과도 호흡을 같이 하며 학생위주의 실제적 교육을 하되 교수의 전공분야에 관해서도 흥미 있는 학생이 참여할 수 있도록 고학년을 위한 선택과목으로서의 강좌나 특강제도가 바람직하다고 생각된다. 그렇게 함으로써 시간표에 얽매인 의대생의 자율성도 키워주고 학문이 어떤 것인가 하는 것도 알게 된다. 이러한 특강제도는 대학생뿐 아니라 이미 대학을 나와 전공분야에 종사하는 전문의, 의학자 그리고 관련분야의 사람들에게도 개방하여 청강케 하면, 대학 간의 학문적 교류는 물론 보다 수준 높은 대학졸업 후의 의학연수교육이 되고 강의하는 교수에게도 좋은 자극을 준다. 이것은 독일, 스위스의 의과대학에서는 상례로 되어있다.

우리나라에서는 의과대학 강의의 수준을 낮추고 대학원에서 이를 대상(代償)하려는 경향이 있으나 의과대학 고학년은 이미 대학원생이나 마찬가지라고 보고 이들을 지도해야 할 것이다. 그런 의미에서 의예과(醫豫科)를 의과대학에 통합시켜 6년간의 교과과정을 만들면 보다 더 짜임새 있고 격높은 교육을 하고 시간의 낭비를 지양할 수 있게 될 것이다. (* 이미 실현됨)

대학원 교육의 문제점 : 의학석사 무용론은 많은 사람의 지지를 받았으나 어찌 된 일인지 전국대학원장회의에서 통과되지 않았다. 대학원 교육과 수련의 교육은 사실상 중복되는 경우가 많은데 일원화하는 것이 교육상으로나 경제적으로 유익하다. 우리나라의 의학박사는 일본식으로 채색된 독일의학의 권위주의적 상징의 찌꺼기인데 아직도 대학이나 일반사회에서 박사에 대한 그런 권위의식이 남아 있어서 그것의 유무가 월급과 취직에 영향을 주고 개원의(開院醫)의 신뢰도를 좌우한다.

이리하여 울며 겨자 먹기로 수련의들은 전문의 수련교육을 받으면서 적지 않은 등록금을 내가며 어려운 박사에의 내키지 않는 걸음을 걷게 된다.

의학교육에 있어서의 석사 · 박사과정은 과감하게 수술하여 개혁하지 않으면 안 될 커다란 문젯거리이다. 사실상 의학석사란 미국에도 없고 독일에도 없으며, 의학박사에 해당되는 칭호를 얻는데 한국처럼 긴 세월과 연구비가 드는 나라는 그 권위의 종주국이었던 독일어권 유럽 여러 나라에도 없고 유례를 찾기 힘들 것이다. 그렇다고 거기서 나온 연구결과가 반드시 훌륭하냐 하면 그렇지만도 않다. 의학석사와 박사제도는 없애고 의학사(M.D.)와 전문의의 두 단계만 남기든지, 박사라는 말을 없애기가 그렇게 아쉬우면 독일, 스위스처럼 한국의 의과대학 과정을 1년 더 연장하여 학생으로 하여금 제대로 된 연구논문을 쓰게 하여 졸업 및 의사시험과 논문통과와 동시에 학위를 주되 이를 박사로 호칭하는 방법이 좋을 것 같다.

의과대학 교육을 기획하는 분들이 미국뿐 아니라 독일 스위스의 의과대학 교육 및 실습제도도 연구해서 좀더 실질적인 개선책을 마련하면 좋겠다. 우리나라 의학의 대학원 교육은 이것도 저것도 아닌 속에서 공연히 형식만 맞추느라 필요이상의 정력과 돈을 낭비하고 있는 것이다. 의과대학이 대학의 사명을 다 하면 의학분야의 대학원 교육은 필요하지 않다는 결론이 나온다. 그러나 특례를 만드는 것이 불가능하면 논문작성을 위주로 하는 졸업 후 2년의 대학원 과정으로 박사학위를 주는 것이 합리적이다.

전문의 수련 : 전문의 수련교육은 필수적인 것이며 일부 대학병원에서는 상당히 틀이 잡혀가고 있다. 수련교육의 성패는 수련병원이 어느 만큼 수련의의 〈교육〉에 힘을 쓰고 있느냐에 달렸다. 그러나 아직도 우리나라 수련병원에는 선진국에서 5대과의 하나인 정신과가 없는 곳이 많다. 정신위생의 중요성에 비추어 이것은 속히 시정되어야 할 일이다. 이에 대한 보완과 철저한 감독을 실시해서 명실상부한 수련병원 운영이 되면 먼 훗날 거창한 전문의 시험을 치르지 않아도 전문의 자격을 줄 수 있는 날이 올 것이다. 그러나 자질평가의 객관성이 서구의 경우처럼 전통으로 정립되지 못하고 있는 한국의 실정에서 그 전망은 요원하다. 또한 언제나 아쉬운 것은 기껏 전문의를 양성해도 군에 입대할 때 자기가 배운 지식과 기능을 계속해서 발휘하게 할 수 있는 기회가 적다는 사실이다. 이들이 배운 바를 활용할 수 있는 훌륭한 국군병원의 육성이 무엇보다 시급하다.

3. 맺는 말

이상에서 필자는 의학교육의 문제점과 대책을 여러 측면에서 생각나는 대로 살펴보았거니와 이것이 문제점의 전부도 아니고 이러한 문제점이 하나도 시정되고 있지 않다는 말도 아니다. 교육자는 성인(聖人)이 아니므로 언제나 고쳐야 할 점이 있듯이 교육이란 어느 시대고 문제가 있게 마련이다. 물론 그것이 현실을 있는 그대로 방치해도 좋다는 구실이 될 수는 없다.

과거 수년간 한국 의학교육에는 많은 개혁이 이루어졌으며 한국의학은 지금까지 꾸준히 발전해 왔다. 또한 의학교육은 유능한 교육자들의 손에 의하여 앞으로도 계속 발전되어 갈 것으로 믿는다.

다만 산에 나무를 심어도 수년을 기다려야 하는데 인간의 교육에 있어서도 백년 앞을 바라보는 인내력과 차분한 계획이 필요하다는 점에 유의해야 할 것이다. 근본적인 문제의 검토 없이 성급한 외형적인 변화를 조령모개 식으로 하면 이것은 결국 막대한 금전과 정신력의 낭비를 초래할 뿐이다.

지금 해외에서는 한국의 돈과 두뇌로 길러낸 의사들이 수없이 많이 남의 나라 의학발전에 기여하고 있다. 그들을 불러 우리나라 의학을 위해서 일하게 해야 하고, 그러기 위해서 우선 일할 수 있는 광장을 마련해 주어야 할 것이다. 임상의 같으면 TO에 묶인 의과대학의 문호를 개업과 교수를 병행할 수 있는 실질적인 임상교수제를 대폭 활용함으로써 개방해야 할 것이며, 기초의학자 같으면 미국의 국립의학연구소(NIH), 국립정신위생연구소(NIMH)에 해당하는 연구만을 위한 국립기관을 두어 거기서 연구하면서 각 의과대학과도 교류하게 하는 것이 좋을 것이다. 예산과 법조항을 들어 못한다는 생각만 할 것이 아니라고 본다.

학문이란 기술과 달라서 당장 실생활에 이용할 수 있는 것이 아니다. 그러나 학문의 토대 없이는 기술도 무력해진다. 대학의 〈생산성〉을 실용성과 혼동하는 분이 있거니와 선진국의 기술이 당장 눈에 띄지 않는 것이 이론과학, 기초의학의 바탕 위에서 발달했고 이러한 학문의 육성을 대학이 담당하고 있다는 것을 알고 실생활의 효용성을 너무 강요하는 연구지원 같은 것도 지양해야 할 것이다.

(1976년)

과학적 인식이란?

한약을 마시는 심리를 생각해 본다. 그것은 아스피린을 거부하는 심리인데 사람들은 작용과 효과가 뚜렷한 그 작고 흰 정제보다는 무엇인지 불필요한 것이 많이 든, 그 시꺼먼 알 수 없는 액체 속에 더 큰 기대를 걸고 싶어 하는 것 같다. 모른다는 것이 힘이 되고 있는지 몰라도 이것은 좀 해로운 착각이다. 점(占)과 마찬가지로 한약을 찾는 조바심은 그대로 인간심리의 허점의 노출인지도 모른다. 하여간 우리나라에는 한약도 점도 너무나 많다.

모든 것에 있어서의 불명확성, 불철저성 — 이것이 미덕으로 통용되고 있는 사회다. 현실을 냉철하게 관찰할 능력과 용기가 없기 때문에 그 착각한 관념에 대한 집착이 사회적 역행현상(逆行現象)을 자아내면서 늘 문화의 전진을 방해하고 있다. 문학이나 미술에서도 우리나라에 진정한 의미의 리얼리즘이 없었다는 것이 이런 정신적 패기의 빈곤을 반증하는 것이다.

암을 앓는 사람이 몇 사람 있었다. 아무도 자기가 암이라고 믿는 사람은 없었다. 그들은 암보다도 암이 일으키는 현상에 더 공포를 느끼고 있었다. 이를테면 열이라든가 복수(腹水) 같은 것들이다. 사실 그들은 그런 현상을 통해서 자기의 암을 어렴풋이 느꼈는지도 모르고, 암의 미래의 선고보다는 현재의 고통이 그들에게 더 중요했는지 모르지만 열만 없으면! 하고 한탄처럼 뇌까리는 환자의 살아 있는 목소리를 들으며, 천정을 향해 뜬 사나이의 괴로운 동공(瞳孔)을 지켜보면서 1년, 또는 그 이내에 언젠가는 끊어지고 말 맥(脈)을 짚고 서서 이건 너무 잔인하다고 나는 생각했다. 암을 정복할 수 없는 것보다도 죽음을 목전에 둔 그 환자의 눈물겨운 착시(錯視)가 나는 더 답답했다.

좀 더 강해질 수 없는가, 숙명 앞에서 인간은 좀 더 강해질 수 없는 것일까. 카뮈의 닥터루나 마를로의 페리칸처럼 전력을 다해서 죽음을 응시(凝視)하는 강한 의지는 없더라도 중국인 같은 커다란 체념도 가질 수 없는 것일까. 나는 그들의 병의 정체를 알려주고 싶은 충동과 그것이 불가능한 현실 사이에서 심한 불만을 느꼈다.

진실은 조금씩 고통스러운 것이니까 때때로 당의(糖衣)나 캡슐에 씌워서 먹어야 하는 때도 있다. 거짓이라도 좋은 착각으로 자기의 이상을 달성하려는 인간의 거룩한 성벽(性癖)은 순전히 감정의 장난인데 그러나 약의 성질을 의식하고 먹는 것과 단순한 미신으로서 먹는 것과는 과학적인 성질의 병에 대해서 엄청난 차이가 있다. 우리 문화에 진정한 의미의 리얼리즘이 없었다는 것은 바로 그런 〈의식〉이 없었다는 말이다. 그러한 〈의식〉은 말하자면 과학적 인식을 바탕하는 의식이다.

임종을 지키며 어디론가 그 사람을 싣고 가는 선박의 아득한 고동소리 같은 것 — 나는 그것을 내 두 손가락 끝에 느끼면서 죽는 그 사나이를 에워싼 가족들의 지켜보는 고통에 일그러진 눈을 바라본다. 그 눈물은 아무 감정 없이 내 눈에 비친다. 아무 감정 없이! 다만 나는 견디는 것이다. 가슴에 울적하게 가라앉는 감정의 무게를 전신으로 견디며 서서 나는 의사의 위대한 〈냉혹〉을 생각하는 것이다. 학생시절에 그렇게 싫어했고 그만큼 이해하려고 애쓴 〈과학적〉이라는 말에서 지금은 어떤 소박한 의의를 발견하는 것을 느낀다.

빛깔도 향기도 없는 세계 — 그러나 감정적인 것이 저지르는 온갖 오류(誤謬)도 일어날 수 없는 세계, 나무나 구름이나 하늘이 크게도 작게도, 아니 있는 그대로 투영(投影)된 흔들리지 않는 그 싸늘한 의식의 수면(水面) — 그것은 숙명을 응시하는 무한히 적막한 그러면서 강한 휴머니즘에 이르는 길가에 있다.

쓰여진 각본(脚本)에 춤추는 집단의 몽매한 착각에 휩쓸리지 않고 다시

금 숙명에서 자유로워지기 위해서 우리는 그런 비정적(非情的)인 의식을 필요로 하는 것이며, 그러한 의식의 기막힌 적막에 무엇인가 인간을 위해 첨가하기 위해서 이해(理解)의 〈꽃〉을 — Amor라도 좋다 — 그 고요한 수면 위에 던지는 것이다.*

(1960년)

* 이 글은 대학병원 인턴시절 「보건세계」에 실은 글이다. 지나간 젊은 시절의 한 징표로 이 책에 포함시켰다.

사람 중심 의료와 인문의학 교육

'사람 중심 정신의학'

2007년 5월 서울에서 열린 세계정신의학회 지역학술대회에서 회장인 메시지 교수는 세계정신의학회가 앞으로 '사람 중심 정신의학'을 지향할 것이라고 선언하였다. 나는 그 말을 듣고 무척 반가웠다. 세계정신의학회에 제법 앞을 내다보는 사람들이 있다고 생각했기 때문이다. 메시지 회장의 'Person oriented Psychiatry'의 person은 정확히 말해서 개인, 즉, '그 사람'이다. 정신의학이 이제 개인개인에 맞추어 진단하고 치료하겠다는 것이다. 정신의학의 역사에 이런 생각을 가진 사람이 없었던 것은 아니지만 세계학회가 이것을 공언한 것은 확실히 파격적인 일이고 신선한 충격이 아닐 수 없었다.

오늘날 의학의 대상은 질병에 국한하지 않고 앓는 '인간'이라야 한다고 교육되고 있다. 일찍이 1931년에 독일 라이프치히에서 의사학자 헨리 지게리스트가 그의 강의록을 토대로 펴낸 '의학서설'의 정신에 입각하여 개발된 의학개론 강좌나 1960년대에 미국의학계에서 특히 활발히 제기되고 연구된 '행동과학'교육이 이러한 정신을 의학도들에게 전달하는 통로가 되어왔다. 그런데 지금 세계정신의학계에서 인간이라는 큰 범주에서 개인으로서의 인간을 대상으로 한 정신의학을 주장하고 나선 것이다. 우리는 오랫동안 환자의 병에만 집중하는 나머지 환자 속에 있는 건강한 부분을 보는 것을 소홀히 해 왔다. 병집을 부수는 것에만 집중하는 나머지 환자 속에 남아 있는 병을 이기고자 하는 건강한 힘을 도외시하였다. 병의 원인만을 캐려 드는 나머지 병을 일으키고 악화 또는 호전시키는 환자를 둘러싸고 있는 가족, 사회 문화 환경의 여러 가지 조건들을 간과했고 그것을 치료나 예방의 수단으로 사용하지 못했다. 더 나아가 우리는 병고가 환자에게 때로는 긍정적 의미를 부여한다는 사실을 전혀 생각하지 못했으며 오직 병을 적으로 삼고 그것을 제거하는 데에만 주력하였다. 우리는 개인 개인으로서의 사람의 특성을 생각할 겨를 없이 진단명에 따른 약 처방을 획일적으로 반복해오지는 않았을까. '사람 중심 정신의학'은 우리에게 여러 가지 반성할 기회와 동시에 새로운 과제를 제시한다. 무엇보다 '사람 중심 정신의학'이 되려면 지금의 진단 체계를 바꾸어 질병이나 질환의 진단 이외에 그 사람 전체를 파악할 수 있는 것으로 만들어야 할 터인데 앞으로 그런 문제들을 어떻게 해나갈지 자못 궁금하다.

정신의학은 그 대상인 정신건강 문제의 복합성 때문에 일찍부터 질병의 생물학적 측면뿐 아니라 심리적, 사회적, 문화적 측면에 관심을 가져왔다. 그래서 전체인간(whole person)에 대한 총체적 의료(comprehensive healing)를 주장해왔다. 그러나 이것은 비단 정신의학 영역에 국한되는 일은 아니다. 모든 질환이 심리적, 사회문화적 요인의 영향을 받고 있고 치료, 재활, 예방에서 이런 요인을 고려해야 한다. 그러므로 사실은 의학 그 자체가 장차 '사람 중심 의학'으로 발전해가야 할 것이다. 그것은 흔히 말하는 '환자 중심' 의료에서 한걸음 더 앞선 관점으로 의학적 접근법의 일대 전환을 필요로 하는 관점이다.

'인문의학'의 도입

최근 10년 사이에 이른바 '인문의학', 또는 '인문사회의학'을 의학교육에 도입하려는 의학교육 분야에 일어난 변화를 바라보면 의학교육에서 '사람'의 가치가 점차 커져가고 있는 듯한 인상을 준다. 그러나 다른 측면에서 보면 사람의 가치가 기계와 물질의 가치에 밀려 너무나 떨어지고 있는

데 대한 반작용이라고도 할 수 있을 것이다. 의과대학에서 시인과 작가들을 모셔다가 강의를 하는 곳도 있었는데 지금은 인문의학연구소, 또는 인문사회의학연구소와 인문사회의학과를 설치해서 본격적으로 의학교육에 '인문학을 접목하려는 노력'을 기울이고 있다. 이러한 일들은 내가 대학에서 정년퇴임한 뒤의 일이어서 그저 의료신문 기사를 통해서 그런 일이 있다는 정도로 알 뿐인데 그래도 과거에 행동과학이나 의학개론 강좌의 조직과 운영에 참여한 일이 있어서 관심을 가지고 지켜보고 있었다. '인문사회의학'과 '행동과학', '의학개론', '문화 및 사회정신의학' 등이 개념상으로 어느 만큼 같고 어느 만큼 다른지, 그 교육목표는 또 어느 만큼 서로 다른 것인지가 늘 궁금했다.

그러던 차에 마침 가톨릭 대학에 인문사회의학연구소와 학과가 새로 생긴 것을 기념하기 위한 국제심포지엄이 있다는 소식을 듣고 기쁜 마음으로 찾아가 외국에서 온 의사학자와 의료인류학자의 강연과 우리나라의 중견 의학교육자들의 논평을 들었다. 그것은 나에게 매우 유익한 자극이 되었으며 무엇보다 평소 가졌던 의문이 좀 더 뚜렷해짐으로써 문제해결의 방향이 분명해졌다. 나는 거기서 '인문 사회의학'(medical humanities, 의료인문학)이라는 큰 틀을 만들어서 종래의 의학사, 의학윤리, 의료심리학, 의료인류학의 연구 성과 등을 통합하여 교육하는 시도는 일단 해볼 만한 시도이겠다는 결론에 이르렀다. 다만 교육목표에 관한 좀더 심도있는 논의가 이루어져야 할 것이고 그 다음으로 교육방법론이 다각도로 강구되어야 할 것이라는 생각이 들었다. 무엇보다도 '왜 인문학인가' 하는 물음에 답하는 일이 시급해 보였다.

모든 의사가 시인이 되고 철학자가 되라는 뜻은 아닐 것이다. 사회과학과 문학에 조예가 깊은 박식한 교양인을 만들려는 것도 아닐 것이다. 의사로서 인간의 가치를 존중하고 그의 고통과 그의 기쁨, 그의 삶을 공감할 수 있는 '태도'를 갖게 하는 동시에 인간이 겪는 문제에 직면해서 '여러 각도에서 깊이 생각할 수 있는' 능력을 갖추게 하는 것을 목표로 삼아야 할 것이고 그러기 위해 '인문의학'이 무엇을 기여할 수 있는지를 분명히 해야 할 것이다. 그런 교과과정을 인문의학이라 부르든, 의료인문학이라 부르든, 또 무슨 다른 이름으로 부르든 문제가 되지 않는다. 다만 인문학적 지식을 가르치는 데 머무를 것이 아니라 인문학적 소양, 인문학적 관점과 태도, 인문학적 사유형식을 터득하게 하는 것을 목적으로 해야 할 것이고 이러한 관점이 문화정신의학, 심층심리학, 예방의학, 의사학, 또는 의료관리학, 의료윤리학 분야에서만 통용되는 것이 아니라 의학의 모든 부문에 한결같이 필요하고 유익하다는 점을 모든 의학교육자들이 인식할 수 있도록 힘써야 한다. '인문의학'이란 종래의 의학을 대치하는 것도 아니고 그에 대립되는 대극도 아니며 의학의 관점을 심화하고 확대하는 하나의 지렛대의 역할을 하는 것임을 주지시켜야 할 것이다.

'인문학적 관점'이란?

여기서 내가 말하는 '인문학적 소양'이니 '인문학적 관점'이란 별다른 것이 아니다. 정의하자면 꽤 복잡한 논란거리가 될 수 있는 말이지만 나는 이것을 '인간의, 인간에 관한, 인간을 위한 학문'으로서 인간의 정신적 가치와 밀접한 관계를 가진 여려 사상(事象)을 탐구하는 것이라고 잠정적으로 가정한다.* 이런 가정에 입각해서 오늘의 의학교육이나 의료가 의학의 궁극적인 대상인 '인간'의 가치를 얼마나 존중하고 살펴왔는가를 생각해 볼 필요가 있다. 과학기술의 발전과 더불어 우리는 인체와 질병의 신체적 측면에 관한 수많은 정보를 얻게 되었을 뿐 아니라 나날이 증가하는 지식을 소화시키기에 바쁘다. 생물의학의 눈부신 발전은 인간을 많은 신체적 고통에서 해방시켜 주었다. 보다 섬세하고 보다 효율적이며, 보다 정교한 의술이 개발되고 새로운 약물이 속속 등장하고 보급되고 있다. 이 모든 성과는 현대의학이 이룩한 귀중한 업적이다. 그런데 정작 의학의 대상이자 주체이기도 한 '인간'은 어디로 갔는가. 신체와 질병과 신체적 치료와 과학기술의 총아, 정밀기계에 가려 '인간'이 보이지 않는다. 최신진단명을 가슴에 달고 있는 '환자'는 있으나 이를 경험하고 있는 '사람'은 보이지 않는다. 건강한 사람의 신체에 관한 교육은 당연히 많아야 하겠으나 그의 정신, 사회적, 문화적 개체로서의 사람에 대한 교육은 너무나 빈약하다. 이른바 '인문 의학'은 이러한 결핍을 보충하고 의학 교육을 더욱 풍성하게 하는 데 이바지하는 것이어야 한다. 그것은 결국 장차 ' 사람중심 의학'의 길을 여는 매개자의 역할을 하게 될 것이다.

몇 가지 문제점

그런데 현재 우리 앞에는 이러한 높은 이상을 실현하는 데 장애가 되는 여러 가지 불리한 조건들이 있다. 첫째, 의과대학, 또는 의학대학원에서 이런 강좌를 해나가기에는 시간이 너무 없다. 충분한 시간과 학점을 획득하지 못한다면 교육효과를 기대하기 어렵다. 그러니 '인문 의학 강좌'는 의예과에서 시작하거나 의학대학원 입학 이전에 일정학점의 인문의학 강좌를 이수하도록 해야 한다. 현재의 전형방법으로는 자연과학을 전공한 사람만이 인문의학에 대한 아무런 준비 없이 의학대학원에 들어올 수밖에 없다. 둘째로 큰 장애물은 우리의 의료현실이다. 대학에서 가르치는 이상적인 의료는 현실에서 적용하기가 매우 어렵다는 사실이다. 의료현실은 오히려 '사람 중심 의학'을 할 수 없게 하는 방향으로 치닫고 있다. 환자를 인간답게 보려면 충분한 시간의 진찰이 필요하다. 당연히 응분의 수가가 책정되어야 할 것이다. 그 어느 것도 해결된 것이 없다. 오히려 낮은 의료수가 때문에 의사들은 외래환자를 많이 보아야 한다는 강박관념에 시달리고 경영자측은 이를 인센티브로 위로(?) 혹은 부추기지 않을 수 없는 것이 우리의 현실이다. 의사의 정신적 신체적 노동과 수기, 또는 검사 판독과 자문 작업에 대한 수가가 기계와 약값 기타 물질적 비용보다 적다면 이것은 의사로 하여금 환자를 자주 보지도 말고 환자와 긴 대화도 하지 말고 빨리 진단 부치고 약을 처방하라고 강요하는 것이나 다름없다. 어떻게 올바른 의사-환자 관계를 기대할 수 있겠는가. 그러므로 '인문 의학' 강좌에는 이러한 현실을 학생들이 직접 경험하고 그 원인을 생각하고 고민하고 그 해결책을 강구하는 시간을 마련할 필요가 있다.

가까운 곳에서 이미 실천되고 있다

'사람 중심 의학'은 생각하기에 따라서는 그리 먼 곳에 있는 것이 아니다. 임상에서 이미 오래전부터 해오고 있고 우리 가까이에 그런 자세로 환자를 보는 의사들이 적지 않다.

1960년대 초에 스위스의 한 주립정신병원에서 일할 때 일이다. 원장이던 브리너 박사는 인품이 섬세하고 차분한 분이었다. 입원환자 증례토의에서 환자에 관해 충분히 토의하고 나면 비서를 불러 그 자리에서 요약을 하는데 이것이 늘 일품이었다. 그것은 기계적인 진단명과 치료법의 나열이 아니고 사회적, 문화적, 심리적 상황속에서 '앓고 있는 그 사람'을 몇줄 문장으로 절묘하게 묘사한 것이었다. 독일계 기술정신의학의 강점이 여기에 있구나 생각했다. 하이델베르크의 쿠르트 슈나이더는 "정신병질자는 병이 아니다. 그저 '그런 사람'(So ein Mensch)이다."라고 말하면서 여러 가지 '그런 사람'들을 묘사하고 있다. 질병의 원인뿐 아니라 목적의미를 주장한 스위스의 칼 융은 정신치료에서는 임상진단보다 그 개인의 심리적 콤플렉스 진단이 유용하다는 말을 했다. 물론 질병의 본체를 정확하게 분석, 판단하고 적절한 처방을 내리는 것은 의료의 기본 조건이다. 그러나 우리가 다루는 대상은 심리적, 문화적, 사회적 인격체인 한 인간이기에 이런 말들을 하는 것이다.

사려 깊은 의사로서 사실 앓는 사람을 치료하면서 그 사람의 마음과 주위 사정을 생각하지 않는 의사가 있겠는가. 우리 동네에도 그런 의사가 있다. 우리 가족이 즐겨 찾는 가정의이다. 지식과 기술과 동시에 책임감과 성실성을 갖춘 의사. '인문 의학' 교육이 이런 의사를 양성하는 데 도움을 주지 못한다면 아무런 의미가 없을 것이다.

* 개성적 인간의 정신적 가치를 이해하려면 이른바 객관적, 통계적 접근 방식으로는 부족하고 주관적, 직관적, 경험적 접근이 필수적이다. 그것은 객관식 선다형 평가방법보다 주관적 논술을 통한 사색의 훈련을 통해 성취된다.

제6장 잃어버린 그림자들

사람은 모두 다르다

— 외향형 인간과 내향형 인간을 중심으로 —

가까운 사람들과의 관계에서 우리가 늘 착각하는 것이 있다. "우리는 한 마음 한 뜻"이라고. 그러다가 자기와 생각이 다른 것을 보고 실망하거나, 심지어 배신감을 느낀다. 사람은 태어날 때부터 모두 다르게 생겼다. 마찬가지로 생각도 다르다. 어떻게 다르냐, 무엇이 다르게 만드느냐, 이를 설명하는 한 가지 학설을 소개한다.

1.

세상에는 두 가지 종류의 사람이 있다. 남의 생각에 좇아서 사는 사람과 남의 생각보다는 자기 생각에 따라서 사는 사람이다.

사회가 단 하나의 행동규범을 모든 사람에게 한결같이 강요할 때 남의 생각을 좇는 부류의 사람들은 아무런 모순 없이 그것을 받아들이지만 자기 생각을 중요하게 생각하는 사람들은 여러 가지로 어려움을 겪게 마련이다. 그들은 홍수가 난 강가에 외로이 서 있는 나무와 같은 존재들이다. 탁류(濁流) 속에서 그들은 발을 버티고 서 있어야 한다. 흙탕물이 시시덕거리며 그들을 비웃고 지나갈 때, 그들의 고고(孤高)한 자세는 자칫하면 흔들리기 쉽다. 그들은 나의 주관이 과연 옳은 것이었던가를 고민하기 시작하며, 차라리 몸을 내던져 그 탁류가 흐르는 방향으로 몸을 내맡길까 하는 유혹마저 느낀다.

외래진찰실에 오던 한 성실한 청년이 나에게 이런 말을 했다.

“우리 아버지는 너무 정직하고 겸손합니다. 남에게 듣기 싫은 이야기를 못합니다. 아버지는 틀렸습니다. 요즈음 세상에서는 좀 악독해지지 않으면 안 될 것 같습니다. 그래서 저는 좀 그렇게 되려고 합니다.”

우울증에 사로잡힌 이 청년은 결국 악독해질 수 없는 자기 자신을 질책(叱責)하고 있었다. 그가 악독해질 수 있다면 그는 정말로 악독해진 자기를 보람 있다고 느낄 것인가. 아니다. 그는 그렇게 되기 싫기 때문에 고민하고 있을 뿐이다. 그리고, 세상이 모두 악독한 사람만 알아주는 것 같아서 고민하고 있는 것이다.

대학을 갓 나와서 어느 기관에 취직하고 있던 또 한 청년이 진찰실 문을 두드린다. 정신집중이 안되고 불안하고 생각하는 데 갈피를 잡을 수 없다고 한다. 대학을 나오기까지 그는 자신만만한 우수한 학생이었다. 사회에 나와 보니 모든 것이 자기의 이상과는 거리가 멀다. 그는 창의성(創意性)을 살려 무언가 보람 있는 일을 하고 싶었다. 그러나 직장에서 자기에게 맡겨진 일이란 극히 사소한 잡일이고 웬일인지 아무리 열심히 일해도 윗사람이 야단만 친다. 그는 화가 나서 계장이라도 되려고 시험공부를 하는데 그것이 도무지 잘 안 된다.

나는 그에게 물었다. “직장이 당신의 창의성을 알아주지 않고 성의를 무시한다면 무엇 때문에 거기에 남아 있는가” 하고. 그는 계장이라도 되면 좀 자유롭게 보람 있는 일을 하지 않을까 한다는 궁색한 대답을 했다. 그가 계장이 되면 그의 고심은 풀리게 될까. 다시 계장의 한계성을 느낄 것이고 그는 다시 과장이 되기를 희망하며, 과장이 되면 국장이 못된 것을 한으로 삼을 것이다. 그러면서 내내 보람을 느끼지 못한 채 불만 속에서 지나게 될 것이다. 왜냐하면 이 젊은이는 보람 있는 일을 찾는 데 있어 남이 시키는 일보다도 자기가 생각해서 하는 일을 구하고 있기 때문이다. 이러한 사람에게 마치 어느 기계를 다루는 직공처럼 몇 가지 역할만 되풀이하라고 하면 마음속의 창조력이 그것을 용서하지 않는다.

그러나 세상만사 되어가는 대로 따라 하는 부류의 사람들은 그것처럼 편하고 쉬운 일이 없다. 왜냐하면 그들에게는 자기의 주관적인 생각처럼 귀찮고 거추장스러운 것이 없기 때문이다.

2. 외향형과 내향형 사이에서 일어나는 문제

칼 구스타브 융은 이 두 부류의 인간을 외향형(外向型)과 내향형(內向型)이라는 말로 표시했다. 외향형이란 자기 행동이나 판단을 결정하는 데 객관적인 것이 주관적인 것보다 중요한 역할을 하는 사람으로 이러한 태도가 습성화한 경우이고, 내향형에는 판단이나 행동을 좌우하는 것이 객관적인 것이기 보다 주관적인 요소라는 특징이 있다. 따라서 이 두 종류의 사람끼리 대화를 나눌 때는 곧잘 오해하여 서로 〈통하지 않는 사람〉이라 비난하게 된다. 그럴 수밖에 없는 것이 판단의 전제가 처음부터 다르고 가치의 비중을 두는 곳이 다르기 때문이다.

외향적인 사람은 도로를 닦고 큰 빌딩을 짓고 돈을 벌고 지위를 얻는 것이 가치 있는 일이라 생각한다. 그러나 내향적인 사람은 그러한 외부적인 변화보다도 마음의 개혁이 선행해야 한다고 생각하며 바깥에 길을 닦을 게 아니라 마음속의 길을 닦아야 한다고 주장한다.

외향적인 사람이 내향적인 사람을 보면 도무지 비현실적이며 이상론자이며 때로는 속을 알 수 없는 사람, 혹은 소심하고 소극적이고 보잘 것 없는 사람처럼 생각한다. 내향적인 사람의 눈에는 외향적인 사람이 속이 텅 빈 사람처럼 보인다. 쾌활한 것 같으나 깊이가 없고 개성이 없어 보이며 단순하고 너무 형식주의적이고 때로는 몰인정한, 자기의 주의도 주장도 없는 기회주의자로 보인다. 반면 외향적인 사람은 내향적인 사람이 지극히 당연하다고 간주하는 〈생각〉을 무슨 큰 의미나 발견한 것처럼 내세우고, 내향적인 사람은 외향적인 사람의 눈으로는 별로 대수롭지 않은 〈행동〉에 대하여 마치 큰 일이나 되는 것처럼 흥분한다.

외향적인 사람은 내향적인 사람을 업신여기면서도 공연히 그를 꺼려한다. 왜냐하면 내향적인 사람이 자기 약점을 건드리기 때문이다. 그래서 그는 암암리에 '저 사람이 나를 어떻게 생각할까' 하는 외향형답지 않은 의심과 질시(嫉視)를 한다. 겉으로 허허 하고 누구와도 잘 사귀는 사람이 대인관계에서 사소한 일에 신경을 날카롭게 해서 짜증을 내는 경우는 흔히 있다. 내향형은 외향형을 멸시하지만 그를 공연히 멀리하려 한다. 그에게는 외향형의 〈평범한〉 이야기가 재미없을 뿐 아니라 '거만하고 사람을 깔보는' 듯한 그 태도가 신경을 건드린다. 그러나 이 모든 부정적인 감정반응은 두 유형의 사람들이 서로를 제대로 알지 못한 데서 생기는 오해와 선입견이다. 여기에는 그럴 만한 심리학적 이유가 있다.

때때로 내향형과 외향형은 서로 잘 이해한다고 만족해하는 경우가 있다. 그들은 음악과 오페라와 미술에 관해서 즐겁게 토론하기 시작한다. 그러나 얼마 안 가서 그들은 그들의 이해가 극히 피상적인 것이었음을 깨닫게 될 것이다. 내향적인 사람은 상대방이 객관적인 지식으로서의 예술을 논할 뿐 조금도 예술을 사랑하고 있지는 않다는 것을 깨달을 것이고, 외향적인 사람은 내향적인 사람이 예술에 대한 객관적인 사실에 대한 지식이 부족하다고 실망하게 될 것이다.

3. 디오게네스, 브레히트의 술고래 재판관

고대 그리스의 철학자 디오게네스는 항상 통 속에 들어가 명상을 했는데 왕이 명성을 듣고 찾아와 원하는 것이 있으면 말하라 이야기하자, 왕이 앞에 서 있어 그림자가 지니 조금만 비켜달라고 말했다는 것은 유명한 이야기다. 그것은 디오게네스가 왕에게 청한 유일한 소원이었다.

외향적인 사람은 이왕 원하는 것을 말하라면 하필 그런 시시한 청을 하느냐고 할 것이다. 그러나 디오게네스의 말은 왕의 현세적(現世的) 권위의식을 정면으로 때려 부수는 말이라 할 것이다. 디오게네스에게는 일시적인 왕의 권력보다는 영원한 진리의 상징으로서의 태양이 더 중요했다. 현세적 권력의 상징인 왕은 그 태양을 가리기 때문에 비키라 했던 것이다. 그러나 디오게네스 자신은 조금도 통 속에서 밖으로 나오지 않았다. 그의 관심은 외부세계에 있지 않고 주체(主體)에 있었고, 다만 주체의 자유를 그늘지게 하는 외부세계로부터의 간섭이 귀찮았던 것이다. 디오게네스는 참으로 극단적인 내향형이었다고 할 수 있다.

오늘날에도 디오게네스와 같은 경우가 있다. 간섭하지 말고 내버려두는 것이 어떠한 원조보다도 고마운 창조적 인간들이 있다. 그들의 최소한의 자유를 실없는 간섭으로 어둡게 해서는 안 된다.

브레히트의 명작극 『코카사스의 백묵원(白墨圓)』을 스위스의 취리히 샤우슈필하우스(극장)에서 구경한 일이 있다. 연출, 연기, 작품 모두 기막히게 좋아서 두고두고 생각나는 극이다.

이 극에는 술을 잘 먹는 불한당 같은 판사가 등장한다. 그는 본래 판사가 아니지만 혼란통에 판사노릇을 하게 되었다. 재판할 때도 술을 고래로 마시고 손을 내밀어 뇌물을 받아 호주머니에 처넣는 위인이다.

이런 재판관에게 이 극의 여주인공이 그가 갓난아이 때부터 기르던 아이를 이끌고 전쟁통에 아기를 내버리고 도망갔던 그 아이의 생모와 함께 등장한다. 두 사람은 서로 그 아이가 자기 아이라고 주장한다. 이 건달판사는 드디어 묘안을 내놓는다. 백묵으로 땅바닥에 원을 그리고 그 안에 아이를 세우고 서로 어머니라 주장하는 두 여인이 양옆에서 아이의 손을 잡고 잡아당기라고 명령한다. 아이를 원 밖으로 자기편에 끌어낸 사람이 임자다.

두 사람은 힘껏 아이의 팔을 잡아당긴다. 아이를 낳고는 도망갔던 생모가 결국 아이를 자기 쪽으로 끌어내고 아이를 키운 양모는 아이가 비명을 지르자 잡았던 손을 놓치고 만다.

술고래 판사가 어떻게 판결을 내렸겠는가. 규정에 따르면 아이의 손을 자기 쪽으로 잡아 끈 사람이 아이의 임자이다. 인간의 마음을 도외시한 채 법을 이용하는 사람은 그렇게 하는 데 조금도 모순을 느끼지 않을 것이다. 극도로 객관화된 외향형은 이런 판단을 한다. 그러나 그 판사의 눈은 술과 뇌물로도 흐리지 않았던 것 같다. 그는 양모가 아이의 진짜 어머니라고 판단한다. 왜냐하면 생모는 아이의 고통은 아랑곳없이 마구 잡아끌었으나 양모는 아이가 아파하자 차마 잡아당기지 못하고 손을 놓았기 때문이다.

건전한 외향형 인간이더라도 이 정도의 인간적인 판단은 할 수 있다. 그러나 외향적인 객관적 사실위주의 태도가 굳을 대로 굳어지면 이들은 글자 하나가 사람의 목숨보다 중하다고 착각을 할 만큼 냉혹한 인간이 된다.

4. 무의식의 외향성과 내향성

나는 가끔 학생들에게 학술적으로 내향형과 외향형에 관한 설명을 하고 자기가 어느 형에 속하는지 적으라고 한다. 그렇게 하면 대다수가 자기는 내향형이라고 주장하고 있는 것에 놀란다. 물론 여기에는 여러 가지 요인들이 있지만 내향형이라고 생각하는 사람이 많은 것임에는 틀림이 없다. 이때 또 하나 눈에 띄는 것은 내향적이라고 생각하는 사람 가운데는 내향적인 것이 나쁜 것인 듯이 설명하면서 마치 외향형이 아닌 자기가 못난 사람처럼 생각하고 있는 경우가 많다는 점이다.

이것은 일반 사회풍조가 얼마나 외향적인 방향을 가치 있는 것이라 간주하고 있는가를 표시하는 것이다. 내향적인 사람들이 그 그늘에서 열등의식에 사로잡히고 있는 것처럼 보인다. 남존여비(男尊女卑)의 인습적인 관념의 피해를 입은 우리나라의 주부들이 오히려 그 관념의 노예가 되어 독자적인 사회태도를 살고 있는 같은 여성을 비웃듯이, 외향적 태도를 높이 평가하는 것은 외향형 인간이 아니라 오히려 내향형 인간의 열등감이 아닌가 생각된다.

그래서 융은 내향형 인간의 무의식 속에 있는 외향적 경향과 외향형 인간의 무의식 속에 있는 내향적 경향을 말한다. 이런 내적인 경향은 아직 미숙한 상태에 남아 있다. 우리는 이를 내향형 인간의 무의식의 열등한 외향적 경향, 외향형의 무의식의 열등한 내향적 경향이라 부른다. 열등한 기능은 분화가 덜 되어 거칠고 유치하며 과장하는 경향이 있다. 본인들은 보통 그런 존재를 모르고 있기 때문에 대개는 그런 요소들을 상대방에 투사하여 밖에서만 본다. 상호반목과 불신과 오해가 생기는 까닭이 여기에 있다.

외향과 내향은 문화전통에서도 볼 수 있다. 동양문화는 내향적이고 19세기 이후의 서양문화는 대체로 강한 외향적 경향을 가지고 있다고들 한다. 크게 비교하면 그렇다. 외향화(外向化)된 서양세계에서 살며 동양의 전통적 내향성을 사랑하는 내향적 서양지성은 동양이 그들의 외향성을 닮아가는 것을 아쉽게 생각한다. 그들은 동양만은 그들처럼 되지 말기를 바라고 있다. 그리고 언제고 구원의 등불로 남아 있어 주기를 희구한다. 그러나 그 동양은 전례 없는 속도로 달라지고 있고 많은 사람들이 그 소용돌이 속에서 고민하고 있다.

융의 가설은 여기에 소개한 것 이상으로 다양하고 복잡하다. 다만 인류의 정신사가 객체(客體) 위주의 경향과 주체 위주의 경향, 현실주의와 이상주의의 교차 속에 숱한 형태로 발전되어 왔다는 사실은 지적해 둘 만한 일이다. 또한 어느 사회에나 정몽주형(鄭夢周型)의 원칙론자와 이방원형(李芳遠型)의 처세주의자가 있다는 것도 기억해 둘 필요가 있다. 그러나 대부분은 그 중간형이어서 항상 숙제를 받고 있으면서 끝까지 풀지 못하고 있는 학생처럼 꺼림칙한 기분 속에서 산다.

『코카사스의 백묵원』을 이국에서 볼 때는 한국에는 완전무결하게 정당한 사람보다는 그 술고래 판사처럼 되는대로 처신하면서도 양심과 인간성을 잃지 않은 유형의 인간이 차라리 바람직한 일꾼이 아닐까 생각했었다.*

* 외향적 경향이 반드시 〈탁류〉에 비길 만큼 열등한 것은 아니다. 건전한 외향성은 탁류가 될 수 없다. 다만 열등하고 미숙한 외향적 경향이 만연될 때를 두고 그렇게 말할 수 있다. 외향과 내향은 어느 한쪽이 더 잘나고 못난 것이 아니고 정상적인 인간정신의 큰 두 개의 조류를 대변한다. 중요한 것은 무의식의 열등한 기능을 인식하고 분화 발달시키는 것이다. 그리되면 성숙한 외향형, 성숙한 내향형으로 발전될 수 있다.

「심리학적 유형론」에 대하여는 이부영, 『분석심리학』 제3판, 일조각, 4장 심리학적 유형론 참조.

자기 원형과의 만남

사람의 경험이란 주관적인 것이어서 그 사람으로서는 심각한 체험이더라도 다른 사람의 눈에는 대수롭지 않게 보이는 것들이 많다. 나의 체험 역시 그러한 성질의 것임은 말할 것도 없다. 40대에서 50대로 건너가는 마지막 길목에 서서 되돌아보면 요즈음 2, 3년 동안에 어느 한 해도 큼직한 사건을 한두 번 겪지 않고 지나간 해가 없었다. 그것이 주변의 사건뿐 아니라 내 자신에 관련된 일이었던 만큼 그 충격도 컸고 그만큼 반성도 많이 했다.

인간은 이미 30대부터 외부지향성에서 내면세계를 성찰하는 자기실현의 길에 본격적으로 투신하기 시작한다고 융은 말했는데, 이제 40이 지나가는 마당에 운명은 마치 나에게 그동안 소홀히 했던 것들을 한꺼번에 청구하려는 듯 계속해서 나를 위해 해야 할 과제들을 하나씩 둘씩 제시하고 있는 것 같다.

언제나 그러한 것처럼 금년도 무척 경황없이 바쁜 한 해였다. 연초에는 모든 잡일을 물리치고 시간을 모아 좀 차분히 전통사상의 분석을 시도하고 민담(民譚) 관계 저서를 내놓을 예정이었으나 의사라는 직업과 교직이라는 2중 역할로 뜻대로 되지 않았다.

그러나 해가 거듭될수록 나는 모든 것이 환경이나 나의 직업 탓만이 아니라 나의 〈마음〉에 달렸다는 것을 절실히 느끼게 된다. 밖에서 오는 유혹이나 요구는 결국 어쩔 수 없는 것이 아니라 내가 선택하고 내가 결정하는 것이기 때문이다. 나는 그동안 이 '어쩔 수 없다'는 관념을 많이 바꾸었다. 상당히 나의 판단과 의지와 선택 — 물론 때로는 나의 무의식적, 하의식적(下意識的) 감정도 고려해 가며 — 에 의거하여 나에게 닥친 일을 처리하고자 했다. 그러나 내가 아직 집착하여 버리지 못하고 있는 나의 최대의 액(厄)은 학문적 명예욕이다.

학문을 하는 것과 학문적 명예욕은 같은 것이 아니다. 명예욕은 무엇을 잘하려는 마음을 일으키지만 그것은 곧 과욕과 과시욕으로 변하기 쉽고 결국 성급해져서 기껏 싹튼 창조의 가능성을 조용히 키우고 가꾸어 열매를 맺게 하는 여유와 꾸준함을 잃게 된다. 금년에도 꼭 필요치 않은 몇 가지 연구과제를 맡은 것은 그런 점에서 실수였다고 생각하고 있다. 내가 스스로 선택한 부담을 연말에 청산하느라고 쩔쩔매고 있는 중이다.

금년 여름 나는 삶의 한계에 대한 심각한 상념과 씨름해야 할 계기를 가졌었다. '만성활동성간염'이라는 고약한 진단을 받은 것이다. 다행히 그것이 오진이었고 담석증으로 최종 판명되었지만 솔직히 말해서 10년을 한꺼번에 살아버린 기분이었다. 잉그마 베르그만의 영화『제7의 봉인(封印)』에 나오는 기사(騎士)가 바닷가에서 흑의(黑衣)의 〈죽음〉을 만나 그가 "무서우냐?" 할 때, "나는 무섭지 않다. 그러나 내 몸이 떨린다." 했는데 그것이 실감나는 시간들이었다. 죽음의 그림자를 자기 주변에 불러놓고 마주보고 있기란 결코 유쾌한 일이 못된다. 그러나 그러한 상념 속에서 간절히 요청되는 것은 무엇보다도 시간(時間)이다. 그리고 그 시간에 채워져야 할 갖가지 생의 과제다. 해야 할 것들 중에서 못다 한 것이 갑자기 많아진다. 인간이 항상 죽음 앞에 있는 것처럼 압축된 삶을 순수하게 산다면 아마 세계는 오늘처럼 험악하지 않을 것이며 인간들은 훨씬 부드럽고 관대할지 모른다.

금년 가을은 무척 아름다웠다. 그러나 뜻밖에 어려운 일이 생겨 한 차례 또 고충을 겪었다. 증오와 원한에 관련된 것이었다. 나는 평소에 인간 심리를 사랑과 미움으로 이원화(二元化)하는 이론을 좋아하지 않았지만 무의식의 부정적인 측면을 설명하는 데 프로이트의 정신분석은 어느 면에서 비정하리만큼 현실적이라는 생각을 했다. 비록 그것이 인간의 어느 일면

만을 부각(浮刻)하는 것이라 할지라도 — 그러나 프로이트의 병리(病理) 메커니즘에 대한 '사실주의'(寫實主義)가 자기 자신을 위한 뜻있는 해결책을 주겠는지는 여전히 의문이다. 어쨌든 이 인간적 회오리에서 내가 얻은 것은 나의 내향성에의 침잠 때문에 소홀히 한 〈현실〉에 대한 감각이며 인식이었다.

이러한 회오리바람을 거쳐가면서도 내가 늘 고맙게 여기는 것은 그러한 고통스러운 경험을 통하여 무엇인가 삶의 귀중한 가치 같은 것을 얻게 된다는 점이다. 자기원형의 — 보다 흔한 말로 해서 신(神)의 현시(顯示)라는 것이 이런 것이 아닌가 생각된다. 그리고 그 고통의 어둠 속에서 약해진 마음을 지탱해 주는 우정의 손길이 얼마나 귀중한 것인가를 또한 그때마다 실감하는 것이다.

(1981년)

잃어버린 그림자

한 해가 가고 또 새해가 왔다. 지난해는 무척이나 충격적인 일이 많은 해였다. 〈큰 손〉 사건, 집단 살인, 일본 교과서 왜곡, 경제파동 — 그러나 밝은 소식도 적지 않은 해였다. 통금 철폐, 교복 자율화, 해외여행 규제 완화, 그리고 사형언도 받은 정치인의 석방, 그러나 뭐니 뭐니 해도 뉴델리에서 깃발을 날린 우리 젊은이들이 대견했다.

어두운 이야기와 밝은 이야기—. 세계 어느 나라 못지않게 정열적이며 열광적이며 약간 히스테리성 과장이 없지 않은 우리나라 보도성향(報道性向)의 탓도 있지만, 한 해를 엮은 얼룩진 무늬가 너무나 선연(鮮然)해서 이 밝음과 어둠이 어떻게 한 핏줄인 한국인의 나라에서 함께 일어날 수가 있었던가를 느낄 때 나는 새삼 인간이 무엇인가를 생각하게 된다.

금년에는 또 무슨 일이 터질 것인가를 두려움으로 바라볼 것이 아니라 곰곰 지나간 일을 생각해 보자.

〈큰 손〉에 관해 이러쿵저러쿵 말이 많을 때, 나는 흥미 있는 사실을 발견했다. 사람들은 큰 손을 비웃으면서도 은근히 자기가 〈작은 손〉도 못되는 존재임을 부끄러워하고 큰 손을 부러워하는 듯한 말을 하고 있다는 사실이다.

일본 문부성(文部省)의 뻔뻔스러운 교과서 왜곡은 온 국민의 분노를 샀거니와, 그리고 그런 분노가 독립기념관 건립기금 모금운동으로 승화되었다고 신문은 보도하고 있지만 이제는 우리의 교과서가 고쳐지면서 여기 또한 학문적으로 적지 않은 문제가 일고 있다는 소식이다. 남의 나라 교과서의 잘못을 탓하다가 혹시 자기나라 역사의 왜곡을 하게 될지, 현명한 사학자들이 잘 알아서 하겠지만 부질없는 노파심을 품게 된다.

심리학에 〈공격자와의 동일시(同一視)〉라는 말이 있고 이것은 바로 '미운 사람을 닮는다'는 뜻이다. 그러나 사실은 미운 사람을 닮을 것도 없다. 〈내〉가 바로 그 미운 사람이기 때문이다. 내가 미워하는 사람 속에 나의 분신(分身), 나의 그림자가 가 있기 때문이다. 미운 사람이 곧 나의 일부다. 그러나 사람들은 자기에게는 그런 것이 없고 오직 저 사람들만이 나쁜 점을 가졌으니 고쳐야 한다고 야단들이다.

〈의식개혁〉, 〈정화〉, 〈주인의식〉, 작금의 우리 신문에 흔히 나도는 이런 생소한 신조어(新造語)들은 따지고 보면 모두 좋은 뜻이 담긴 말들이지만, 누가 누구의 의식개혁을 하며, 누가 누구의 정화를 하는가, 한번쯤 모두 스스로를 돌이켜 보는 마음을 먼저 가져야 할 것이다.

"너희들 중에 죄 없는 자만이 이 여인을 쳐라!" 예수는 이렇게 말했다. 성경에는 아무도 그 자리에 남지 못하고 예수와 그 간음한 여인만 남게 되었다고 했지만 오늘날 누가 그런 말을 할지라도 죄 없는 자는 둘째 치고, 죄 많은 자가 서슴없이 그 여인을 단죄(斷罪)할 것이다.

"빛이 있으면 거기 그림자가 있다" — 우리의 의식이 너무 한쪽으로 조명되고 한 가지 측면만이 강조되면 바로 그 뒤에 짙은 그림자처럼 우리가 가지고 있으면서도 모르고 있는 마음의 어두운 무의식적 측면 — 〈그림자〉가 생긴다. 선(善)이 일방적으로 강조되면, 악(惡)의 그림자가, 정의가 지나치게 강조되면 부정의 씨앗이 나의 좋은 의지 뒤에서 독버섯처럼 자라서 언젠가는 내가 나도 모르게 내가 지탄해온 그 악과 부정의 수렁 속에 말려들고, 혹은 그런 면을 다른 사람들에게 투사(投射)하여 공연히 남을 미워하고 질시하고 때로는 〈남의 잘못〉을 고쳐주려는 생각을 함으로써 자신의 그림자를 외면하고자 한다.

현대의 세계는 마치 그림자들이 횡행하는 무대처럼 보인다. 강대국들은 서로가 상대방의 공격성을 비난하면서 무기생산에 박차를 가할 뿐 아니라 무기장사로 톡톡히 재미를 보고 있다. 서로가 자기의 그림자를 상대방에 투사하면서.

해방 이후 우리는 조선왕조와 일제의 획일주의 교육의 그림자들이 수없이 난무하는 속에서 계속하여 그 그림자들을 경험해오고 있다. 전통은 파괴되고 설익은 서양의 물질문명을 받아들이면서 과거에 금지되었던 것이 홍수처럼 밀려 들어왔는데, 이것을 경직된 문화적 복고(復古)운동이나 민족지상주의의 외침만으로 막을 수 있다고 생각한다면 환상이다. 왜냐하면 복고적 정신주의의 뒷면에 물질에의 탐욕이, 〈주인의식〉의 힘찬 메아리 뒤에 사대(事大)의 비굴함이 도사리고 있을 가능성이 크기 때문이다.

학벌, 지연, 파벌, 지역 간의 편견, 이웃 나라끼리의 불화, 인종과 종파 간의 갈등, 여기 우리의 그림자들이 소리내어 부딪치고 있다. 우리의 마음이 펴지 못하고 꽁꽁 맺혀 버렸을 때, 그리하여 누군가를 헐뜯고 싶어질 때, 학문적 권위, 그 밖의 체면, 온갖 좋다고 하는 이념과 주의를 놓고 피비린내 나는 싸움을 벌이는 곳에, 남이 잘되는 것이 배가 아프기 시작할 때, 권력과 금욕에 눈이 멀 때, 될 수 있는 것도 안 된다고 고집스럽게 남의 갈 길을 막고 싶을 때, 우리의 밝은 마음은 그림자에 휩싸여 있다.

시어머니와 며느리, 시누이와 올케, 형제와 동료와 윗사람과 아랫사람, 모든 사람 사이로 그림자는 소리 없이 파고들어 부질없는 오해와 신경전의 불씨가 된다.

그림자, 그림자. 우리가 이것을 벗어버릴 수는 없는 것인가. 언제나 맑은 하늘만 기대할 수 없는 것처럼 인간 또한 언제나 해탈의 경지에 머물러 있기를 바랄 수는 없다. 그림자는 우리의 일부이므로 이것을 떼어 없앨 수는 없다. 그것은 우리가 살아 있다는 것을 증명해주고 우리의 인격을 돋보이게 하는 불가결의 요소다. 그림자가 없는 존재란 오직 죽은 자뿐이다. 원시인들은 그래서 자기의 그림자를 소중히 여기고 보살핀다.

그런데도 세상에는 그림자만 없애면 인간은 도덕적으로 완전해지리라 믿는 순진한 사람들이 있고 이것 또한 어느 시기에는 인간의 성숙에 도움을 주지만 그림자는 없애려 한다고 없어지는 것이 아니라 무의식에 남아 더욱 위험한 충동을 일으키게 될 것이다. 그러므로 우리는 우리가 걸머지고 있는 그림자를 없애기보다 그 존재를 깨닫고 위험하고 추악한 것처럼 보이는 우리의 분신을 벗으로 삼을 수 있는 용기를 가져야 한다. 그럴 때 그림자는 추한 개구리가 훌륭한 왕자로 바뀌는 옛 이야기처럼 새로운 모습으로 변환될 것이다.

우리가 지닌 일본인 그림자, 일본인의 한국인 그림자, 우리의 사대(事大) 그림자, 우리의 〈큰 손〉 그림자, 그것들이 지금 어느 길거리, 어느 대륙의 누구에게 흩어져 있는가.

우리는 우리의 잃어버린 그림자들을 찾아 나서야 할 것이다. 우리가 그러한 흩어진 분신을 찾아 그것이 남의 것이 아니라 나의 것이었음을 깨달을 때 우리는 하나가 된다. 그때 비로소 나의 주인, 우리의 주인이 될 수 있다.

1982년의 역사적 사건이 결코 우연이 아니듯이 1983년에 펼쳐질 역사가 우연일 수 없다. 그것을 밝게 하느냐, 어둡게 하느냐 하는 것은 개인 개인이 얼마만큼 자신을 깨닫고 보다 순수한 고민의 준비를 하느냐에 달렸다.

(1983년)

원(圓)의 심리학

아이들이 형상을 그리기 시작할 때, 제일 먼저 많이 그리는 것이 동그라미라고 한다. 동그라미는 아주 평범한 형상이다. 모양 치고는 그리 재미있는 모양이 아니고 이른바 세련된 멋도 없다. 둥글둥글해서 붙잡을 데가 없고 땅에 세워 놓을 수도 앉혀 놓을 수도 없는 것이 원(圓)이며 구(球)이다. 그런데 그런 원이 굉장한 것의 상징이라고 주장하고 나선 심리학자가 있다. 그는 유명한 스위스의 정신의학자이며 심리학자인 칼 구스타브 융이다.

1918년경의 일이다. 융은 군에 소집되어 나가 있는 동안 우연히 동그라미를 그리게 되었다. 동그라미를 그리는 동안 동그라미가 잘 그려지고 못 그려지는 것은 자기의 마음의 상태와 관계된다는 사실을 발견했다. 마음이 바를 때는 동그라미가 잘 되고 마음이 편안치 않을 때는 동그라미가 찌그러졌다. 그 뒤에 융은 환자들이 자유롭게 그리는 그림이나 꿈속에 원과 사(四)의 숫자와 관련된 상(像)이 나타나면 이들이 크게 감동을 받고 마음의 평화를 찾는다는 것을 알게 되었다. 또한 그는 이것을 자기의 꿈을 관찰해 가는 가운데서 확인했다. 그래서 그는 원과 사각(四角)으로 이루어진 상이 우리 마음속의 아주 중요한 요소를 상징하는 것이라 생각했다. 다시 말해서 갈라지고 흩어진 마음을 하나로 합쳐 주는 요소가 우리 마음속에 있어서 그것이 원의 상이나 사각 또는 이 두 개가 같이 있는 상으로 형상화하여 꿈이나 환상 속에 나타난다고 생각한 것이다.

융은 원이나 구를 영혼의 모양, 우주의 모양이라고 생각했던 서양 고대 철학자들의 생각과 중세의 연금술에서 원이 차지하던 중요성을 잘 알고 있었다. 그러나 그런 것을 전혀 모르는 사람들이 원의 체험을 하는 것은 모든 사람의 마음속, 즉 무의식에 그런 상을 띠고 나타나게끔 되어 있는 요인이 있는 것이라 생각했다. 그러나 융은 당시 주로 서양 사람을 상대로 꿈의 분석을 하던 때였으므로 이런 것이 동양의 정신세계에도 무슨 역할을 하는지 궁금했다. 만일 그렇다면 이 상(像)은 모든 인간의 마음속에 있는 보편적이고도 근원적인 요소, 즉 그가 제창한 원형(原型)의 상이라는 것이 증명될 수 있었다.

그는 드디어 티베트 밀교(密敎)에서 흔히 명상의 도구로 삼던 만다라의 그림을 발견했다. 만다라는 사각으로 구획된 원의 형상을 하면서 중심에 부처님의 상이 있거나 그 밖의 상징이 그려져 있다. 중국의 도(道) 역시 도교경전(道敎經典)에 나오는 것을 보면 원으로 표시되어 있는 것을 알 수 있었다.

이리하여 융은 이런 원을 전일(全一)의 상징, 중심의 상징, 자기실현의 상징이라 불렀다. 원을 구획하는 사각은 원의 다른 측면으로 다만 원의 의미를 구체화하는 역할을 한다. 원은 미학적으로는 평범할지 모르나 융의 분석심리학에서 보면 인간의 마음이 산출하는 최고의 상징이 되었다. 그것은 영원하며 항상 중심으로 향하면서 또한 어디에도 중심이 설정될 수 있을 만큼 편협하지 않다. 그것은 모든 것을 포괄하는 것, 그 속에서 우리의 마음의 갈등이자 세계의 갈등의 근원인 대극(對極)을 하나로 통합한다.

한국의 환자의 그림이나 꿈에도 이런 만다라의 상징인 원의 주제가 보인다. 그 일부를 필자가 지은 『분석심리학』이라는 책에 소개했는데 인쇄가 더러 분명치 않아서 글씨가 잘 보이지 않지만 중심에 자기 이름과 사랑하는 이의 이름을 적고 무수한 물방울로 원을 만들고 그 원의 밖에서 화살표를 안으로 향하게 하여 중심을 가리키고 있는 그림이 있다. 〈사랑〉을 〈하나가 되는 것〉이라고 볼 때 원이 지닌 전일의 뜻이 더욱 부각된다. 이렇게 원의 의미가 커지다 보면 엉뚱한 실수를 하는 수가 있다.

내가 한때 일하던 병원에서 우연히 동료와 함께 한 환자를 방문하게 되었다. 이 동료는 네덜란드 사람으로 당시 융연구소에 갓 들어와 공부하던 사람이다. 무슨 말 끝에 환자는 커튼에 박힌 원 모양의 무늬를 가리키면서 "이게 무슨 상징이냐"고 물었다. 나의 동료는 즉시 "그건 만다라의 상징이지" 하는 것이었다. 그러자 그 환자는 우스워 죽겠다는 듯이 낄낄거리고 웃었다. 동료의 어리둥절해진 난처한 표정이 지금도 눈에 선하다.

원 모양을 했다고 해서 다 의미 있는 상징이 아닌 것이다. 그것이 뜻을 가지려면 글자 그대로 〈얼〉(魂)이 들어 있어야 한다.

얼이 들어 있으면 그것은 강력한 정동반응을 일으킨다. 커튼의 동그라미는 미학적으로 디자인한 기하학적 형상에 불과하다. 그것은 상징(Symbol)이 아니고 사인(sign, 표지)이었던 것이다. 환자가 웃은 것은 당연하다. 그는 스핑크스 앞의 오이디푸스처럼 환자의 시험에 걸려든 것이었다.

남자와 여자

— 분석심리학의 입장에서 —

1. 선천적 차이와 집단적 관념

우리는 보통 "남자가 뭘 그런 것을 하는가" 혹은 "여자가 왜 그래"라는 말로 사람을 나무라는 일이 있다. 조그만 사내아이가 길 가다 넘어지고 울면 "남자가 뭘 울어!"라고 한다. 사내아이가 계집애 소꿉장난감을 빼앗아 달아나면 부모들은 으레 "남자가 왜 그런 것 가지고 그래, 돌려주라"고 야단친다. 계집애가 사내아이들과 같이 총 쏘면서 놀면 아마 그 부모는 이럴 것이다. "여자애는 총 같은 것 가지고 노는 것이 아니야."

남자와 여자는 태어날 때부터 몸의 구조가 다르고 장차 성의 분화(分化)가 되면 전혀 다른 생리기능을 갖도록 되어 있다. 그러므로 남녀평등을 신체적인 조건의 차이를 없애는 데 있다고 주장하는 사람이 있다면 그것은 잘못이다. 몸의 구조가 다른 것처럼 남자와 여자는 그 행동이나 성격, 관심의 대상이 다르다. 누가 특별히 가르쳐주지 않아도 사내아이들은 장난이 심하고 행동적이지만 계집아이들은 아기자기하고 가만히 앉아서 하는 일들을 좋아한다. 남자와 여자의 심리는 그 생리나 마찬가지로 태어날 때부터 달라질 수 있도록 정해져 있다.

그러나 우리가 〈남자〉, 〈여자〉라 할 때 이는 태어날 때부터 달라질 수 있는 양성(兩性)의 독특한 성격을 두고 말하기보다는 우리를 둘러싸고 있는 사회의 남성관과 여성관을 이야기하고 있다는 것을 잊어서는 안 된다.

〈남자란 이런 것〉, 〈여자란 이런 것〉 식으로 그 특징을 정하는 것은 반드시 어느 한 개인의 취미나 기호(嗜好)에 따르는 것이기보다는 작게는 그 사람이 속하고 있는 가족, 크게는 어느 특정한 문화권, 혹은 시대의 보편적인 남녀관에 의한 것이라 할 수 있다. 따라서 사람들이 흔히 자기 생각이라고 내세우는 생각들이 사실은 어느 집단에 대대로 내려오는 집단적인 사고의 결과인 만큼 이러한 남녀관은 절대적인 생각이 아니라 상대적인 것이어서 집단이 바뀌면 달라질 수 있는 것들이다.

가령 '남녀칠세부동석'(男女七歲不同席)의 유교적 남녀분별의식을 강조하던 나라에 살아온 사람들에게 있어서는 남자와 여자의 역할은 뚜렷이 분간되며, 남자가 할 일을 여자가 해도 안 되지만 여자가 할 일을 남자가 해서는 못쓴다고 생각한다.

교회에서는 물론, 결혼식에서도 같은 가족끼리 앉지 못하고 남녀의 자리로 갈려 앉아야 하는 한국 사람이, 또한 남자는 부엌에 들어가지 않는다는 율법을 지켜온 한국의 남자가 서양사회에 가서 비공식적인 파티에라도 참석했으면 여간 당황을 하지 않을 것이다. 왜냐하면 그는 상 위에 차려 놓은 음식을 여자와 함께 차례로 서서 몸소 날라야하는 수고를 무척 거북하게 생각할 것이며, 만일에 그가 앞치마를 걸치고 주인과 함께 식사 후에 설거지를 해야 한다면 그야말로 남자로서의 권위가 서지 않는다고 일종의 굴욕감을 느낄 것이다. 또한 남자의 권위를 유난히 내세우는 동양 사람이 서양의 전차 간에서 젊은 여성들에게 정중히 자리를 내주는 백발의 노신사를 볼 때 또한 같은 남성으로서 심히 못마땅하게 생각하게 될 것이다. 이것이 모두 우리가 우리도 모르게 우리를 키워온 집단의 생각에 젖어온 탓이다. 물론 현대의 한국 남성도 많이 달라졌고 고루한 전통적 가부장 문화에서 자란 세대도 많이 개화된 것은 사실이다.

이러한 집단의 생각은 문화적인 전통에 따라 달라지지만 시간에 따라서도 달라진다. 즉 19세기의 서양은 오늘날과 같은 여성우대(女性優待)의 시대가 아니었으며 20세기의 한국은 해방 전의 시대와는 전혀 비교가 안될 만큼 여성의 대우가 달라졌고 따라서 남녀관도 변화되었다.

남성과 여성에 대한 설은 반드시 그 사회 특유의 일반적인 남녀관, 즉

복수로서의 남녀관을 다루게 되므로 자연히 각 개인이 가지고 있는 개성을 도외시하게 된다. 어떤 한 사람은 단순히 남성도 아니고 단순히 여성도 아니다. 그는 〈그 자신〉의 모든 것이다. 우리가 그를 남성이라 본다면 우리는 그의 전부를 보고 있는 것이 아니라 그의 일부분, 집단에서의 그의 역할의 일부를 보고 있는 것이다.

스위스의 심리학자이며 정신의학자 칼 구스타브 융과 함께 그가 쓰고 있는 남성의 〈가면〉(페르소나)을 우리는 보고 있다고 할 것이다. 다시 말해서 어느 한 사회에서 보편적으로 인정되고 있는 남성의 역할만을 보고 있는 것이다. 그녀를 여성이라 볼 때도 마찬가지다.

2. 우리 마음 안에 있는 남자와 여자

어른들의 꾸지람과 제복과 머리카락의 모양을 일정하게 하며 남녀공학을 안 함으로써 남녀의 구별을 분명히 하는 중고등학교 교육, 심지어는 사나이의 용기를 노래하는 유행가 가락에 이르기까지, 한 개체(個體)가 이 세상에 태어나서 겪는 여러 형태의 교육은 우리로 하여금 필연적으로 남성 여성의 페르소나(假面)를 쓰도록 강요한다. 우리가 사회에서 요구하는 남성, 또는 여성의 역할을 어느 만큼 중요시하며, 그것을 자기 자신의 사명으로 혼동할 만큼 그것과 동일시하느냐 하는 것은 여러 가지 요인에 따라 결정된다. 청소년기는 특히 남·여성의 페르소나와 자기를 동일시하는 시기이고 이것은 오히려 필요한 과정이다.

그러나 인간은 개성을 가진 존재이고 집단사회의 요구는 반드시 개체의 요구와 일치하는 것이 아니므로 그 사람이 사회에서 정한 〈역할〉에 자기를 맞추면 맞출수록 개성은 억압되게 된다. 다시 말해서 그 사회에서 말하는 남성적인 것에 자기를 맞추다 보면 그 사회에서 남성적이라고 하지 않는 모든 성격경향은 마음속(무의식)에 억눌리게 된다. 이렇게 함으로써 우리는 우리도 모르게 겉에 나타나는 것과도 전혀 다른 성격을 우리의 마음속에 만들게 된다. 우리가 바깥 사회와 접촉하면서 취하는 태도를 외적 태도라 한다면 우리 마음속에 있는 경향은 내적 태도라고 할 수 있고 바깥

세계에서 〈나〉라고 알려져 있는 모든 것이 대개 나의 외면, 즉 외적 인격이라고 한다면 남도 모르고 나도 모르게 내 마음속, 즉 무의식에 싹트는 〈또 하나의 나〉는 나의 내적 인격이라 할 수 있다.

이런 경향은 비단 남·여성에만 관계되는 것은 아니지만 너무 사회에서 말하는 남자답다는 것에 맞추어 살다보면 마음속의 내적 인격은 여자 같은 성격을 띠게 되어 밖으로만 향하고 있는 〈나〉의 일방적인 태도를 보충하고 그 일방성을 고쳐주려고 하는 것이 보통이다.

자타가 공인하는 씩씩한 사나이가 집에 돌아오면 하찮은 것을 가지고 짜증을 낸다든가 소심해지거나 때로는 마음이 약해져서 곧잘 감상적인 기분에 사로잡히는 수가 있다. 그것은 이때까지 표면에 나타나지 않았던 〈안에 있는 또 하나의 나〉가 나타나기 시작하는 때문이다. 누구나 다 정숙하고 겸허하고 여자답다고 하는 부인이 불현듯 아이들에게 입에 담지 못할 욕설을 퍼붓고 화를 내는 순간이 있다. 사회에서 말하는 정숙한 여인상에 맞추느라고 억눌렸던 요소가 터져 나오는 순간이며 그것은 보통 남자보다도 더 우악스러운 특징을 띠게 된다.

남자의 탈 뒤에 숨어 있는 여자, 여자의 탈 뒤에 숨은 남자는 반드시 이렇게 좋지 않은 방향으로 제 모습을 드러내는 것은 아니고 때때로 극히 자연스럽고 창조적인 방향으로 나타나기도 한다. 역전(歷戰)의 노장(老將)이 시를 쓴다든가 그림을 그리는 경우라든가, 여자의 몸으로 병사를 이끌고 적을 무찌른 잔 다르크의 경우라든가 그 예는 많다.

여성들이 부엌에만 있지 않고 책을 읽고 공부하며 직업을 갖고 사회활동을 한다든가, 남성들이 직장 밖에서 취미생활을 하는 것은 모두 바깥의 나와 안에 있는 나를 조화 있게 맞추어 나가려는 노력의 결과이며 대부분의 사람들은 그렇게 살아 나가고 있다.

3. 상징으로서의 남성과 여성

칼 융의 분석심리학에서는 〈페르소나〉(外面, 假面)로서의 남성과 여성은 집단의 문화적 전통이나 시대에 따라 모두 조금씩 그 내용이 다르지만 어느 집단이나 어느 시대에서나 공통되는 남녀의 상이 있다고 한다. 물론 이러한 시공(時空)을 초월하여 인간이면 누구에게나 존재하는 원초적(原初的)인 경향은 비단 남녀의 상에 국한되는 것은 아니지만 남녀의 상에 있어서도 남녀의 원초적 유형이 있다고 보는 것이다.

모든 인류에게 보편적으로 존재하는 남녀의 상을 알려면 그들의 의식세계에 비추어진 남녀상 뿐 아니라 그들이 무의식적으로 표현하는 남녀의 상을 보아야 하는데 그것이 신화(神話)이며 민간설화(民間說話)이다. 신화나 민간설화는 어느 한 작자가 머리로 꾸며낸 것이기보다는 여러 세대를 내려오면서 많은 사람들의 입을 통하여 전하여진 것이므로 인류 전체의 마음이 여기에 투사되어 있다고 할 수 있다.

남성과 여성의 성질이 신화의 세계에 어떻게 비추어져 있는가를 이 좁은 지면에 설명할 수는 없다. 그러나 그 모든 복잡한 내용을 간단히 추려서 말한다면 남성적인 것은 능동적인 동시에 〈생각하고 판단〉하는 것에 그 특징이 있고, 여성적인 것은 참고 기다리며 보살피는 수용적(受容的)인 특징을 가지고 있는 동시에 〈느끼는 것〉 즉 감성적인 것에 그 특성이 있다.

이러한 시간공간을 초월하는 남성적인 것, 여성적인 것은 무의식 속에 숨어 있는 특징으로서 우리는 내적 인격의 특징을 규정한다. 그것은 여성의 마음속에 있는 〈생각하는 태도〉로, 또는 남성의 마음속에 있는 〈공감할 수 있는 힘〉, 〈인내력〉 등에서 나타난다.

이러한 내적인 인격을 보편적으로 인간이면 누구에게나 존재하는 것으로 원초적 유형이며 태어난 뒤에 억압되는 심적 요소의 내용과 합쳐 마음속에 있는 남성적, 여성적인 요소는 복잡한 양상을 띠게 된다. 내적인 인격이 나로부터 인식되지 못하고 오랫동안 어둠 속에 가려 있으면 그것은 미숙한 성격을 띠게 된다.

여성의 마음속의 〈생각하는 힘〉은 분화가 덜된 경우에는 〈따지는 버릇〉으로 바뀐다. 지나치게 논리적이어서 이론(異論)의 여지가 없으나 별로 쓸모없는 결론을 가지고 완고하게 우기는 경향 속에 여성의 미숙한 남성상을 본다. 부모와의 관계나 그 밖의 이유로 해서 여자의 역할을 받아들일 수 없게 된 사람들에게서 잘 보며, 이들은 대개 〈하나도 잘못하는 일이 없는 여자〉로서 남자로 하여금 꼼짝 못하게 만들거니와 그렇게 함으로써 기분에 좌우되는 남자의 〈기분을 잡쳐 버리고〉 화를 내게 한다. 여성의 미숙한 남성적 요소가 남성들의 마음속에 있는 아직 덜 발달된 여성적인 요소 — 즉 미숙한 감정을 자극하기 때문이다. 직장이나 가정에서 볼 수 있는 남녀 간의 갈등은 대개 이와 같은 아직 덜 성숙한 내적 인격이 서로 상대방의 약점을 찌르는 데서 생긴다.

남성과 여성의 원초적 유형은 또한 마치 신화에 나오는 영웅, 선녀와 같은 초인적(超人的)인 속성을 가지고 있다. 인간의 무의식 속에는 영웅원형(英雄原型), 선녀원형(仙女原型), 그 밖의 여러 남신(男神), 여신적(女神的)인 성격이 숨어 있고 언제나 현실적인 인물이나 사물, 심지어는 이념에 투사될 수 있도록 준비되고 있다.

다른 사람이 볼 때 하나도 아름답지 않고 매력도 없는 여성을 이 세상에 둘도 없는 여성으로 마치 선녀를 보듯 황홀해 하는 사나이의 마음은 어디서 오는 것인가? 그 사나이의 무의식 속에 있는 선녀원형이 그녀에게 투사되었기 때문이다. 그 남자는 그 여자를 보고 있는 것이 아니라 스스로 던진 자기 환영(幻影)을 바라보고 거기에 취해 있는 것이다. 여성의 경우에도 마찬가지로 지극히 평범한 남성을 영웅시하고 실제의 그 인물과는 거리가 먼 신성한 존재처럼 느끼는 수가 많은 것은 물론인데 이것도 그 여성의 마음속에 있던 영웅원형의 투사현상(投射現象)이라고 설명된다. 누가 누구에게 반했다고 할 때, 우리는 흔히 자기 속의 신성한 것을 다른 사람 속에 혹은, 상호 간에 투사하고 있다.

물론 어떤 남자가, 혹은 여자가 무의식의 영웅원형이나 여신원형에 어울릴 만한 모습과 성격을 갖추고 있는 경우도 없지 않다. 그래서 곧잘 많은 다른 사람들의 선망과 존경과 동경 또는 매혹의 대상이 되는 수가 있다. 그러나 인간은 끝내 신과 동일한 것은 아니므로 그런 의미에서 매혹의 대상이 되는 것은 본인들을 피로하게는 만들지언정 발전하게 하지는 않는다.

이 경우에는 한 인물에 대하여 집단적인 투사가 생긴다. 유명한 팝송가

수가 던지는 손수건을 저마다 가지려고 기성을 발하며 모여드는 광신적 여성팬에게 있어 그 가수는 그들의 마음속에 있는 남신상(男神像)이다. 영화배우, 스포츠계의 챔피언, 정치가, 신흥종파의 교주, 심지어는 외과의사 버나드 박사에 이르기까지 동서를 막론하고 하나의 인물에 많은 사람들이 열광적인 감정을 가지고 매달리게 되는 것은 그들이 한 현실적인 인간을 보고 있는 게 아니라 신화적인 색채로 성화(聖化)된 인간을 보고 있기 때문이다. 그리고 바로 이 성화작업을 가능하게 하는 것이 인간의 무의식 속의 원형이다.

영웅원형, 여신원형은 흔히 그 사람으로 하여금 새로운 세계로 향한 길을 열어준다. 그것은 그를 잠들게 하고 눈멀게도 하지만 지금까지 모르던 세계로 인도하고 그 세계와 관계를 맺도록 하는 매개자의 역할을 하는 것이다. 도스토예프스키의 『죄와 벌』에 나오는 주인공 라스콜리니코프는 한 보잘 것 없는 창녀의 손길에 의하여 자기의 비인간적인 합리주의의 죄과(罪過)를 깨달으며, 단테의 『신곡』(神曲)에 나오는 베아트리체는 그를 신국(神國)으로 인도하는 이른바 〈종교적 아니마〉이다. 여성에 있어서의 남성적 원형의 역할도 마찬가지이다.

원형으로서의 남녀상은 또한 반드시 인물뿐 아니라 물질이나 어떤 이념에 투사되기도 한다. 그리하여 자동차를 연인처럼 아끼는 사람이 생기고 어떤 이념에 대한 사랑이 연인에 대한 정을 능가하게 된다. 한 사상이 유행병처럼 한 시대의 사람들의 마음을 휩쓰는 것은 그 때문이다.

종교적인 광신을 성적 충동의 승화로만 설명하는 것은, 너무나 그 현상이 가지고 있는 신화성(神話性)을 모르는 데서 오는 협소(狹小)한 판단이라 할 것이다.

4. 통일된 인격을 위하여

남자와 여자는 다른가? 그렇다. 생물학적인 의미에서 그렇고 심리학적인 의미에서도 그러하다. 프로이트의 심리학이 상당히 부권적(父權的)이고 남성 본위의 심리학이었다면 융의 심리학은 여성이 그 자체로서의 독자성을 가지고 있다는 것을 처음으로 설명했다는 점에 의의가 있다.

그러나 남자와 여자는 다르면서도 같고, 같으면서도 다르다. 왜냐하면 의식에서의 남과 여는 무의식에 각각 이에 대응하는 남녀상을 가지고 있기 때문이다. 그러므로 한 인간이 성숙해질 때 그는 남자로서 또는 여자로서 성숙해지는 것이 아니라 의식과 무의식을 통틀어 하나의 독립된 개체로서 성숙해지는 것이며, 이것은 궁극적으로 세속적(世俗的)인 의미의 남녀의 구별을 초극(超克)한 상태라고 할 수 있다. 남자냐 여자냐를 따질 필요가 없는 경지가 된다.

그러나 그러한 통일된 인격을 이루어가기 위해서 남성과 여성이 해야 할 일이 다소 달라진다. 남성에 있어서는 그의 우월한 측면인 능동성과 합리성, 사고하고 판단하는 기쁨보다도 감성과 비합리적인 것에 관심을 두고 그의 〈기분〉의 향방을 살펴볼 필요가 있고, 여성의 경우에는 그녀의 마음속에 있는 공격성, 현학성(衒學性), 판단의 완고성이 어디에서 나오는가를 살펴 그것이 창조적인 표현을 할 수 있도록 노력할 필요가 있다. 간단히 말해서 우리가 우리 마음속에 무엇이 있는지 살펴보는 작업이 필요한 것이다.

흔히 결혼식장의 주례가 〈부부는 일심동체(一心同體)〉라는 말을 한다. 나의 생각으로는 이것이 신화시대의 이야기며 신화적, 상징적 의미를 가지고 있는 말일 뿐 결코 구체적인 생활신조가 될 수는 없는 말이다. 왜냐하면 결혼이란 한 개체와 다른 한 개체와의 관계를 말하는 것이며 〈부부〉라는 괄호 속에 두 개체를 묶어놓는 수단일 수 없기 때문이다. 후자의 경우 부부는 상호의존만 하고 독립된 인간이 되기 어려워진다. 왜냐하면 자기가 가지고 있는 반쪽을 서로 상대방에게 투사하면서 살게 되기 때문에 한 번도 자기의 전체를 인식할 수 없는 까닭이다.

역설적인 것은 무의식적인 상호의존이 강하면 강할수록 남녀의 역할을 획연(劃然)하게 구별하는 경향이 강하다는 점이다. 여자는 시시한 존재, 좀 낮은 족속이라고 경멸하는 시기가 있다. 바로 어머니의 품에 매달려 있는 소년이 자기의 남자다움을 과시하려 할 때이다. 그리고 이것은 한 개인의 성장사와 관계될 뿐 아니라 한 집단의 역사와도 관련되는 경향이다.

남자의 권위, 남자의 권리를 내세우고 남존여비(男尊女卑)의 사상이 몸에 밴 집단일수록 사실은 여성에 대한 무한한 의존적 경향을 나타내며 여성으로부터 거의 모성적인 보호와 위로와 양육을 바라고 있는 것이다. 그러한 사람이 많은 집단은 아직 원숙 이전의 집단이라 할 수 있다.

남자와 여자의 관계 — 그것은 서로가 서로의 속에 잠자는 내적 인격을 깨우치고 각자가 자기 자신을 심화할 수 있도록 하는 데 그 의미가 있다.*

* 자세한 것은 이부영, 『분석심리학의 탐구② 아니마, 아니무스』, 한길사 참조.

'바보'에 대하여

텔레비전의 희극에서 유달리 배삼룡이 인기가 있다고 한다. 그런가보다 했는데 언젠가 대천 해수욕장에 갔을 때, 호텔 창밖을 내려다보던 여섯 살짜리 꼬마가 느닷없이 "야, 이기동이다!" 환성을 지르며 기뻐서 어쩔 줄 모른다. 내려다보니 땅딸막하고 활기 있게 생긴 사나이가 얼굴에 활짝 웃음을 띠고 꼬마팬들에게 둘러싸여 있었다. 무심하게도 나는 그때까지 배삼룡이나 이기동이 무엇을 하는 사람인지 몰랐다.

내가 텔레비전의 토막 희극을 보기 시작한 것은 대천 해수욕장에 다녀온 뒤부터였다. 배삼룡이 인기가 있다는데 어디서 무엇을 하고 있는지 몰라서야 말이 안 된다고 생각했다.

골치 아프도록 고래고래 소리지르고 이래도 웃지 않겠느냐는 듯이 웃음을 강요하는 연기를 하는 희극배우들 가운데서 배삼룡의 연기는 비교적 부자연스러운 데가 없었다. 더구나 늘 허황한 행동만 하는 것이 아니라 조금은 교훈적인 목적의식도 연기 속에 곁들어 있어 그런 대로 호감이 갔다. 도수 높은 근시 안경에 얼굴 가득히 주근깨를 그려 넣고 사냥꾼 모자를 눌러 쓴, 후줄근한 옷차림으로 커다란 종이상자를 메고 나오면 그것은 제법 격에 맞는다. 게다가 목청을 몇 배로 돋구지 않아도 되는 타고난 빽빽한 목소리가 그의 어딘가 빈 듯한 소탈한 얼굴과 잘 어울린다.

밤낮 사람들로부터 구박만 받고, 융통성이라고는 찾아볼 수 없는 외곬이요 고집불통이며, 마누라에게는 공처가, 윗사람에게는 눈치 없는 고지식쟁이, 도대체 이 세상의 약삭빠르고 날쌔고 유능한 것과는 거리가 먼 바보 머저리, 그것이 배삼룡이 즐겨 맡는 역할이다. 그러나 그의 역할이 단지 바보스러운 짓을 나타내는 데 그쳤다면 별로 재미가 없었을 것이다. 가다오다 그 바보 같은 실수로 우리가 미처 모르고 지내던 현실생활의 중요한 약점이 드러나거나, 또는 그의 바보 같은 옹고집이 약삭빠른 사람들의 위선과 이기주의를 직접 찌를 때 그를 중심으로 한 토막극의 의미는 새로워지고 그 희극에 대한 호감이 생긴다. 물론 기술이나 드라마의 내용이 모두 만족할만한 것이었다고 할 수는 없다. 그러나 그만하면 배삼룡이 대중들에게 인기가 있다는 말이 그럴 듯하다고 생각한다.

그러나 이러한 추측이 꼭 맞는지 안 맞는지는 사실 알 수 없는 노릇이다. 배삼룡이의 어디가 좋아서 낄낄대고 웃느냐고 혀를 차는 사람도 있다. 나는 그 사람보다 누가 더 좋다는 사람도 있고, 그런가하면 텔레비전의 시시한 억지 코미디를 보고 앉아서 우습다는 사람들이야말로 바보 같은 사람들이라고 나무라는 소리도 들릴 듯하다. 나도 혹시 이런 제목의 글이 우습게 보이지나 않을까 속으로 신경을 쓰고 있는 것을 보면 배삼룡의 인기를 무조건 받들고 나가지 않으려는 저항이 내 마음 어느 구석엔가 깃들어 있는 것이 틀림없다.

신문을 보면 텔레비전의 저속, 퇴폐풍조를 씻어내고자 코미디도 그 수를 줄인다는 소식이다. 따라서 바보나 병신을 흉내내는 일은 없으리라고 한다.

이렇게 보면 이 세상에는 간단히 말해서 바보를 좋아하는 사람과 바보를 싫어하는 사람이 있고, 좋아하면서도 싫고, 싫어하면서도 좋은 제3의 사람들이 있다고도 볼 수 있다. 어느 쪽이 더 많은지는 통계를 내어 보지 않았으니 알 수 없지만, 어쨌거나 누구나 바보와 병신의 연극 표현을 보고 좋은 감정이든 나쁜 감정이든 감정반응을 일으키지 않는 사람은 없다고 할 수 있다. 그렇다면 이 대상은 심리학적으로 한번 생각해 볼만한 가치가 있다고 생각된다.

1. '바보' 놀이의 심리와 상징

벌써 여러 해 전이지만, 나의 융학파 동료 가운데 윌레퍼드라는 미국인 심리학자가 있었는데, 그는 세계 각지의 옛날이야기, 소설, 연극, 또 풍습 가운데에서 바보를 다룬 것만 뽑아 연구하여 그것으로 책 한 권을 낸 사람이다. 이는 바보의 문제가 다만 한 사람의 관심에 그치지 않는다는 것을 보여준다.

의학에서 바보라고 불리는 정신박약아의 수용소에 가 본 사람은 먼저 그 비참한 정경에 충격을 받을 것이다. 왜냐하면 그것은 연극이 아니며 코미디는 더구나 아니기 때문이다.

정신박약아를 둔 부모는 바보를 보는 눈이나 바보라는 말을 들음으로써 마음에서 일어나는 느낌이 다른 사람과는 다를 것이다. 부모의 욕망, 수치감, 체면, 또한 자식에 대한 본능적인 사랑이 얽혀 바보를 객관적으로 여유 있게 보기가 힘들기 때문이다. 그러나 똑같이 낮은 지능지수를 가진 아이도 서로 개성이 다르다. 어떤 아이는 명랑하고 어떤 아이는 어둡고, 어떤 아이는 멍청하다.

(1) 옛날이야기 속의 '바보'

옛날 이야기책에 나오는 바보의 모습도 갖가지다. 우리나라의 옛날이야기를 보면 바보는 대개 세 가지 종류로 나뉜다. 첫째는 처음부터 끝까지 바보 같은 짓을 해서 실수를 하는 이야기, 둘째는 바보의 외곬으로 나가는 고집으로 큰 재물을 얻거나 얻을 뻔하다가 실패하는 이야기, 셋째는 머리는 바보지만 힘이 세어서 무슨 큰 일을 해치우는 이야기다.

첫째 이야기에 드는 것 가운데는 주로 바보 신랑이 첫날밤에 동치미, 김치, 식혜 같은 음식들을 몰래 훔쳐 먹다가 봉변을 당하는 이야기가 많고 드물게는 바보 신부의 실패담도 있다. 이런 종류의 이야기는 우리나라뿐 아니라 가까운 일본의 이야기에도 많이 나온다.

그밖에는 바보의 단순한 건망증을 그린 이야기인데, 배서방을 찾으러 가는데 이름을 잊을까봐 배를 손에 들고 가다가 배가 땅에 떨어져 꼭지만 남자, 꼭지 서방인 줄 알고 한참 찾아 헤맨다는 이야기 같은 것이다. 추상적인 생각을 못하고 늘 구체적인 것에 매달리는 것이 정신박약의 특징인데 이는 꼭지를 보고도 배를 생각해 낼 수 없는 데서 잘 나타난다. 이런 것을 구체적인 사고라고도 하는데 정신박약의 구체적인 사고방식을 생생하게 이야기로 엮은 것도 제법 많다.

옛날 어느 마을에 어리보기같은 놈이 있었는데 놀고먹는다고 아버지로부터 야단을 맞자 소금장수가 되겠다고 나섰다. 처음은 어느 금광에 가서 소금 사라고 일꾼들을 쫓아다니다가 귀찮게 군다고 매만 맞고 돌아왔다. 아버지가 그런 때는 "땅도 파주면서 소금을 팔아야 한다"고 일러주자 두 번째는 혼인식을 구경하는 사람들 틈에 들어가 땅을 파면서 "소금 삽쇼" 하다가 재수 없게 군다고 쫓겨났다. 아버지는 "그런 때는 장구를 치고 좋다고 춤을 추고 나서 소금을 팔아야지"라고 일러주었다. 세 번째 간 곳은 불구경을 하는 사람들이 있는 곳이었는데 장구 치고 춤추면서 소금 사라고 외쳐대니 또 쫓겨날 밖에 도리가 없었다. 아버지는 "물을 떠다 꺼주고 소금 사라고 해야 한다"고 나무랐다. 바보는 네 번째로 부부 싸움을 하는 집에 가서 물을 끼얹고 소금 사라고 소리치다가 또 혼이 나서 도망와 아버지 말대로 했더니 틀렸다고 화를 냈다. 아버지는 "그렇게 싸울 때는 틈을 타서 가운데로 들어가 양팔을 벌려 싸움을 떼놓고 소금을 팔아야지" 했다. 미련한 소금장수는 마지막으로 큰 뿔소들이 싸우는 곳에 가서 그 사이에 끼어들어 "화를 푸십쇼, 화를 푸십쇼" 하다가 뿔에 받쳐 죽고 말았다.

이런 종류의 이야기는 상당히 머리를 짜내서 만든 이야기인데 항상 다음에 오는 상황이 가르쳐 주는 것과는 정반대의 경우가 되도록 배열해 놓고는 처음에 가르쳐 준 방법을 곧이곧대로 좇아가는 바보의 어리석음을 돋보이게 하는 데에 이 이야기의 맛이 있다.

앞의 이야기를 논리로 따지면 물론 가르치는 아버지에게도 잘못은 있다. 왜냐하면 아버지는 늘 한 가지 상황에 맞는 방법만 일러 주고, 다른 상황의 가능성을 전혀 이야기해 주지 않음으로써 아들의 실수를 막는 데 조금도 도움이 되지 않을 뿐 아니라 오히려 실수를 돕고 있기 때문이다. 곧, 언제나 행동이 한 걸음씩 늦도록 되어 있다.

우리 마음속에 아직 덜 발달된 채 남은 정신기능을 열등기능이라 하는데, 이것은 잘 발달된 주기능을 못 따라가서 쩔쩔맨다. 열등기능은 마치 〈저는 다리〉와 같다고 하거니와 이 이야기의 주인공의 열등한 사고기능도 항상 느리게 발동하고 있다.

둘째 종류의 이야기는 미련한 고집이 그래도 무엇을 얻는 수가 있다는 것이다. 이런 이야기 가운데 하나는 게으르다고 쫓겨난 바보가 새끼 세 발을 가지고 길을 떠났는데 뜻밖에 그것이 필요한 사람이 생겨서 바꾸어 나가다 보니 아름다운 처녀까지 얻게 되었다. 그러나 마지막에 가서 그만 잠깐 실수를 하여 색시 대신에 술 찌꺼기만 잔뜩 들어 있는 독을 메고 가서 큰 잔치를 하자고 했다가 망신만 당한다는 이야기다.

이런 이야기 가운데에는 조금씩 대상만 달리하는 비슷한 이야기들이 많다. 새끼줄이 아니고 조 이삭 한 개를 들고 나가 임금님에게 드린다고 주막집에 맡겨 놓았으나 이튿날 쥐가 먹어 없어져 야단을 쳐서 쥐라도 잡아내라고 하여 가지고 가다가, 또 해가 저물어 주막에 머무는데 쥐를 맡겨 놓으니 고양이가 먹었으므로 할 수 없이 고양이를 잡아가지고 가고, 이렇게 해서 결국 색시를 얻기까지 했으나 위의 이야기처럼 남에게 속아 망신을 하게 된다는 이야기다.

셋째의 이야기들은 힘세고 미련한 바보에 관한 이야기다. 미련한 놈이 호랑이 잡는다는 말이 있다. 바보가 산길을 가다가 한 살쾡이 같은 짐승이 아가리를 딱 벌려서 "어디 이런 게 있어" 하고 막대기로 딱 쳐서 죽이고 집으로 끌고 돌아와 살쾡이를 잡아왔다고 하자, 식구들이 "그게 어디 살쾡이냐, 호랑이지" 하니 놀라서 까무러쳤는데 겨우 살려 놓았다는 이야기다. 힘은 조금도 세지 않지만 밥을 엄청나게 많이 먹고 몸집이 큰 사나이가 얼떨결에 호랑이를 잡은 경우도 있고, 머리는 바보지만 마음은 착하고 곧고 우직한 이른바 〈어진 바보〉가 원님에게 빼앗긴 아내를 돌려 찾기 위해서 산허리에 굴을 파 들어간 이야기도 있다.

이 이야기 속에는 이리저리 꾀를 쓰는 사람보다도 오직 우직한 마음 하나를 가졌기 때문에 궁지를 뚫고 나갈 수 있었다는 교훈이 담겨있다. 뿐만 아니라 바보란 반드시 모자라기만 한 것이 아니고 바보만이 가지는 미덕과 장점도 있다는 사실도 아울러 보여주고 있다.

이야기 속의 바보는 어린애 같은 어리석음, 고지식함, 답답함, 미련함을 나타내는 동시에 또한 겉으로는 게으르고 못나고 바보 같지만 속은 그렇지 않다는 것을 가르치고 있다. 유명한 바보 온달의 이야기에서도 겉으로 드러내지 않고 바보 속에 숨은 큰 재능이 있음을 암시하고 있다.

(2) 코미디를 보고 웃고 우는 마음들

어린이들은 행동이 없이 대화만 오래 계속되는 화면을 보면 금방 지루해한다. 그들에게는 움직임이 필요하고 변화가 필요하다. 그것은 그들의 생각이 아직 원시수준에 머물러 있고 감각기능에서 분리되지 못했기 때문이다. 보는 것은 바로 생각하는 것이다. 마치 원시인의 사고방식과 유사하다. 그들은 그러한 움직임 속에서 자기가 알고 있는 어떤 행동의 뜻과 같은 것이 나오든지 그것을 과장한 것이 나타나면 좋아한다.

어른들은 별로 좋아하지 않는, 그야말로 바보 같은 유치한 표정과 몸짓이 그들을 자극하고 또한 똑같은 노래의 반복이나 단순한 춤과 같은 것이 고상한 예술 화면보다 어린이의 관심을 더욱 자극한다. 우리나라의 텔레비전 광고를 아이들이 좋아하는 이유도 그것이 그만큼 유치하기 때문이다. 대중들이 바보나 병신역의 배우들을 좋아한다면, 그것은 바로 이와 같은 순진한 동류의식 때문이라고 생각할만하다. 그러니까 그 코미디가 어떤 깊은 해학의 의미를 표현했다고 하더라도 그들은 반드시 그것을 이해하고 그 코미디를 좋아하는 것이 아니다.

지금부터 15년 전쯤의 우리나라의 만화는 모두 사람들의 말초감각을 건드리는 유치한 억지웃음의 기술에서 시작했다. 거기에 견주면 지금의 만화 가운데에는 상당히 수준 높은 것들이 보인다. 그것은 작가의 수준도 수준이려니와 독자의 보는 눈이 높아진 탓이기도 하다. 코미디, 특히 텔레비전의 토막극은 아직 15년 전의 만화 수준에도 미치지 못하고 있지 않나 생각된다.

이런 이야기가 있다. 옛날에 어느 부부가 같이 살다가 남편이 병정으로 뽑혀 갔다. 그 이듬해에 남편한테서 편지가 왔는데 안식구가 글을 몰라 그

편지를 들고 네거리로 나갔다. 얼마 뒤에 말 탄 선비가 오기에 편지 좀 읽어 달라고 했다. 그 선비는 편지를 받아 보더니 울었다. 그래서 아내는 선비를 보고 느끼기를 자기 남편이 죽어서 그러나보다 하고는 선비를 따라 울었다. 그런데 어떤 남자가 또 지나가다 그것을 보고 울었다. 한참 울다가 여자는 선비 보고 왜 그렇게 울었느냐고 물었다. 그 선비는 편지를 못 읽는 것이 분해서 울었다고 했다. 그랬더니 그 여자는 남편이 죽었나 해서 울었다고 말하며 나중에 온 남자에게 왜 울었느냐고 물었다. 이 남자는 모두 울기에 이 모퉁이가 우는 모퉁이인 줄 알고 울었다고 했다. 겉으로 보아서는 모두 울었지만 그 동기가 모두 달랐다. 제각기 자기 자신 때문에 울었다.

'바보는 인기가 있다'는 가정도 따지고 보면 절대적인 것이 아니고 상대적이며 또한 여러 측면을 포함하는 말이다. 바보놀음을 보고 웃는 웃음이, 다 똑같은 까닭에서 나온 것이 아님을 알아야 할 것이며, 위의 이야기의 표현을 빈다면 〈여기가 웃는 곳인 줄 알고 웃는〉 사람도 있을 수 있다.

어린이가 반드시 바보가 아닌 것처럼 대중도 바보와 같을 수는 없다. 그들에게는 미래를 내다보려는 촉각 같은 것이 있다. 만일에 토막 희극에 나오는 바보의 모습 속에서 대중 자신이 겪고 있는 슬픔이나 고통을 읽을 수 있다면 그들의 그 희극에 대한 애정은 더욱 깊어질 것이다. 대중은 그들의 괴로움과 슬픔을 토막극에 등장하는 인물의 연기로써 다시 겪으며 그것을 되새겨 본다. 만일에 대중 자신이 하고 싶었지만 못한 말들을 바보가 체면 차리지 않고 거침없이 해낼 때에 그들은 통쾌함을 느끼고 거기서 위안을 얻으며 억울함과 화를 풀 것이다.

극장에 가서 눈물을 줄줄 흘리고 홀가분한 마음으로 나오는 것처럼 텔레비전의 코미디도 무당굿의 넋두리나 재담 같은 긴장해소와 불만의 배출구 역할을 할 수가 있다. 그러나 그 코미디에 공감할 만한 괴로움의 소금이 모자라면 물론 그런 치료 효과는 기대하기 어렵다. 또 코미디의 이런 긴장해소의 기능도 무당의 넋두리나 마찬가지로 너무 습관이 되면 사람의 마음을 든든하게 만들기보다 오히려 늘 무엇에 의지하지 않으면 안 되는 유약한 상태로 이끈다. 약 없이 못사는 사람의 처지와 같다.

바보에 대하여 유달리 혐오감을 가지고 그런 것을 이 세상에서 없애야 한다고 주장하는 사람이 없지 않다. 그러한 마음은 어디에서 나오는 것일까? 바보에 대하여 유달리 끌리는 마음이나 유달리 싫은 마음이나 사실은 종이 한 장 차이이다. 우리가 뚜렷한 이유 없이 어떤 사람에게 지나치게 불쾌한 느낌을 가질 때에, 또는 이유 없이 호감을 느낄 때에 거기에는 스스로도 미처 모르는 어떤 미지의 것이 언제나 그 대상 속에 투사되고 있다. 바꾸어 말해서 내 속에 있으나 내가 그 존재를 모르고 있는 무의식의 것들이 상대방에게 투사되어 마치 거기 있는 것처럼 보이는 것이다.

(3) '그림자'로서의 바보

바보는 곧잘 내가 가지고 있으면서 나도 잘 모르고 지내온 '나' 안의 바보스러운 것, 어리석은 것, 미련한 것들이 투사될 수 있는 대상이기가 쉽다. 그것은 객관적으로 열등한 것일 뿐 아니라 '나' 안의 열등한 것이기도 하며, 그러므로 공연히, 또는 보통보다도 더 지나치게 그를 미워하게 된다. 혹은 미움이 아니라 가엾은 마음, 불쌍한 마음을 일으키기도 하는데 사실 불쌍한 것은 자기라는 것을 모르고, 밖에 보이는 바보를 위해서만 몸바치고자 한다. 물론 바보에 대한 모든 연민의 정이 모두 그림자 투사의 결과라고 단정할 수는 없다. 그것은 개인적 호불호를 넘어선, 모든 가치의 원천, 자기(Selbst)에서 묻어나온 약하고 상처입은 인간에 대한 무한한 사랑, 자비의 표현일 수 있다. 다만 이 경우에도 그림자의 투사가 동반될 수 있으니 주의해야 한다. 바보는 우리 안의 그림자, 우리 자신의 열등함일 수도 있다. 그러나 사람들은 저 잘난 맛에 살기 때문에 자기가 못났다고 생각하기를 싫어한다. 그래서 애꿎은 바보만 들볶고 그들에게 가혹한 말을 내뱉는다.

사람이면 누구에게나 약점이 있다. 이 약점이 바로 앞서 말한 열등기능이라 불리는 것이다. 장점은 우월기능이라고 불린다. 잘난 것이 있으면 못난 것이 있고, 어른다운 데가 있으면 어린애 같은 데도 어디엔가 숨어 있기 마련이다. 그것을 발견해서 발전시켜 가는 것이 중요한데 그러자면 그런 것은 아예 보지 않으려는 태도를 가져서는 안 된다. 못난 것을 모두 없애 버린다고 사람의 마음이 없어지는 것은 아니다. 그것은 다만 속 깊이, 무의식에로 들어가버릴 뿐이다.

그러므로 중세 유럽에서는 한 해에 한 차례 바보가 되는 때가 있었다. 크리스마스가 끝나고 연말부터 수난절(受難節)이 시작되기 바로 앞날까지 알프스 산과 라인 강가의 도시와 마을에서, 그리고 이탈리아와 프랑스 같은 곳에서 남아메리카에서 근엄한 교수가, 정치가가, 법관이, 의사가, 그리고 숙녀들이 그 권위의 탈을 벗어버리고 모두 다 바보가 되어 한바탕 연극판을 벌였다. 그것은 성스러운 시간의 금욕(禁慾)의 고통을 누그러뜨리며 터질 듯한 서구인의 합리주의 사고방식을 잠깐 풀고 새로운 공기를 갈아넣는다는 뜻에서 훌륭한 정신건강운동이었다. 이를테면 조직사회의 무쇠 뚜껑을 잠시 여는 것과 같다.

이때는 합리주의에 눌린 온갖 잡귀들이 땅속에서 기어나왔다. 보통 바보가 아니며 거의 신에 가까운 바보다. 우리나라에도 이런 축제가 동제(洞祭)라는 이름으로 베풀어져 왔는데 요즈음 많이 위축된 것 같다.

2. 맺는말

도스토예프스키는 『백치』라는 그의 작품에서 바보의 마음속에 깃들어 있는 신에 가까운 순수성을 그리고 있다.

바보는 단지 병신에 불과한 것이 아니라 모든 생명이 그렇게 신비롭듯이 어떤 초인적인 것, 따라서 신성한 것, 혹은 야릇한 것을 함께 숨기고 있다. 그것은 동양 사람이든지 서양 사람이든지, 흑인이든지 백인이든지 태어날 때부터 마음속에 지니고 나오는 인류정신의 유산인 신화적인 요소의 하나를 나타내기도 한다. 이러한 원초적인 모습에 대하여 늘 사람들이 느끼는 두 가지 감정을 바보의 경우에서도 볼 수 있다. 좋은 것과 싫은 것이 뒤섞인 감정이다. '병신 고운 데 없다'고 하다가 '병신 자식 효도한다'고 하는 우리나라 속담을 보아도 알 수 있다.

우리가 글자 하나에 매달릴 때, 형식이 어떤 사람의 목숨보다 귀하다는 생각에 사로잡힐 때, 어느 한 가지를 고집하면서 다른 것을 보지 못할 때, 다시 말해서 하나는 알고 둘은 모를 때, 우리가 눈앞에 보이는 것만 알고 먼 것을 보지 못하며 보이지 않는 사람의 마음을 들여다 볼 수 없을 때에 우리의 의식은 바로 우리 마음속에 있는 바보스러운 것에 사로잡혀 있는 셈이다. 바보 이야기의 주인공은 어디 다른 곳에 있지 않다.

그러나 역설적인 것은 이 모든 단점이 또한 장점도 된다는 점이다. 남이야 뭐라고 하든 외곬으로 파고들어 갈 때, 남의 눈치를 보지 않고 소신껏 일해 갈 때, 그 착한 노력, 그 순수한 바람, 그 변할 줄 모르는 순정, 또 사회의 체면을 송두리째 무시해 버릴 수 있는 만용, 이 모든 것이 또 바보의 매력이 될 수 있다. 이런 만용이, 답답하게 막힌 바보의 우스꽝스러운 모방적 사고와 행위를 구경하면서 점차 그 속에 말려 들어가려는 관객의 뒤통수를 칠 때 사람들은 웃는다. 또 그 순간 바보가 던진 말이 진리일 때 관객들은 흐뭇한 충족감을 느낀다.

채플린의 영화에 이런 것이 있다. 몸도 허약하고 겁이 많은 어느 시골의 바보스러운 청년이 도시에 나와 온갖 실수를 저질렀다. 그는 공교롭게도 히틀러를 닮았는데 무슨 일로 도망치다가 우연히 히틀러 연설장으로 밀려 들어가게 되었다. 나치 군인들은 그가 히틀러인 줄 알고 경례를 붙이고 야단이었다. 그 청년은 겁에 질려서 피하려 하지만 여러 사람들에게 이끌려 마침내 연단에 서게 되었다. 가짜 히틀러는 하는 수 없이 마이크 앞에 서서 말을 시작했다. 처음에는 힘도 없고 바보 같았는데 점점 열변으로 변하여 갔다. 그는 거기서 인류의 평화와 인간의 존엄성을 힘주어 말하고 있었다.

어둠이 밝은 빛으로 바뀔 때에 이 변화의 씨앗은 이미 그 어둠 속에 싹터 있다. 사람의 정신도 마찬가지다. 바보 속에 어진 사람의 싹이 또는 빛이 있다. 그 빛을 찾아내어 그것을 대중에게 전달하는 사람이 위대한 사람이다. 그러므로 바보의 역할을 코미디에서 없애고 '명랑'하고 '건전한' 것만을 불어넣는다고 사회가 곧 그렇게 되는 것은 아니다. 바보로 하여금 어진이의 말을 시킬 수 있을 때에 바보는 단순한 바보를 넘어선다.

이러한 전환의 체험을 거치지 않은 형식의 개혁은 어울리지 않는 기성복이나 제복과 같은 것이어서 호소력이 없다. 이는 한 사람 한 사람의 미숙한 면을 외면하지 않고 바로 보며, 그것을 받아들여 소화시키려는 꾸준하고도 괴로운 노력의 바탕 없이는 인간의 성숙을 바라기 어려운 것과 같다.

(1976년)

제7장 종교적 심성

종교적 심성의 원류

— 소외된 민중의 구원지대 —

1. 고독과 절망에서 찾는 것

사람들은 무엇이든지 믿지 않으면 못 배기는 성미를 가지고 있다. 아이들은 어머니와 아버지를 믿고 어른들은 지위와 돈을 믿고 친구와 친척, 아는 사람을 믿는다. 아내는 남편을 믿고, 남자는 여자에 의지한다. 믿지 못하는 사람은 불행하다 할 것이다. "이 세상의 누구를 믿고 의지할 것인가!" 절망에 찬 사람의 이러한 넋두리란 바로 믿음의 상실에서 나온다. 그러므로 물에 빠진 사람은 지푸라기에라도 의지하려고 한다.

성경에는 〈주여 주여 하는 사람〉이 다 천국에 가는 것은 아님을, 요즈음 말로 표현해서, 〈못 박고〉 있다. 그러나 이 세상의 수없이 많은 사람들이 〈주여 주여〉 하고 있다. 동해안에서 난파한 가엾은 어부들은 밀려닥치는 파도 속에서 무엇이라 절규했을까. "살려달라!"는 무전이 끊기곤 했다 한다. 누군가는 용왕님에게 빌었다고도 전한다. 인간이 위기에 처할 때 누구나 불안해진다. 마음이 약해지고 외로워진다. 그것은 버림받은 고아, 별안간 부모가 돌아가셔서 천지간에 오직 혼자 내던져진 상태와도 같다. 큰소리를 치던 사람도 용감하고 대담한 사람도 냉철한 현실주의자도 마음의 동요를 숨길 수는 없다.

그가 그 고독과 불안과 절망 속에서 찾는 것은 무엇인가. 사람마다 다를 것이다. 어떤 사람은 용한 의사를 찾을 것이다. 병을 고쳐주고 수명을 연장시키려 할 것이다. 어떤 사람은 적의 공격을 물리쳐 줄 강한 구원자의 손길을 기대할 것이다. 어떤 사람은 다만 통곡할 것이다. 물론 어떤 사람은 그 불안과 고독을 받아들일 것이다. 그리고 참을 것이다. 혹은 의연히 죽음이나 위해(危害)를 받아들일 것이다. 그러나 누가 알 것인가, 잉그마 베르그만의 명작영화 『제7의 봉인(封印)』에 나오는 주인공처럼 페스트로 죽어간 유럽의 북단, 어느 해안에 별안간 나타난 까만 의상(衣裳)의 '죽음'이 길을 가로막고 "무서우냐?"고 물을 때, 이렇게 대답하지 않을 것이라고 누가 장담하겠는가. "나는 무섭지 않다. 그러나 내 몸이 두려워하는구나!"

2. 종교는 마음이 약한 자의 산물인가?

종교란 마음이 약한 자들의 산물이라는 것은 일리 있는 이야기다. 밥먹고 옷입고 걸어다니고 하는 것을 거의 어른의 손에 의지하다시피 하는 아이들이 엄마와 아빠를 찾으며 우는 심정은 곧 신자들이 하느님을 찾으며 우는 마음과 비슷하다. 다 큰 어른이 아이같이 울면서 제 힘으로 시련을 견디려 하지 않고 남에게 의지하려 든다고 멸시를 당할 만한 일이다. 그러길래 기독교 신앙이 소아(小兒)의 강박신경증상과 같은 것이라고 본 프로이트의 생각은 종교는 아편이라고 혹평한 마르크스와 함께 일리 있는 말이다.

그러나 이것으로 종교의 심리가 해결된 것인가 하면 그렇지는 않다. 물론 세상의 많은 사람들이, 노이로제 환자가 의사에 매달리듯, 그리고 어린이가 부모를 찾듯 종교를 가지며 거기서 위로를 받으려 한다. 동시에 자기의 힘을 기르려 하지 않고 엄마의 품에 안긴 어린애같이 퇴행(退行)한 채 좀처럼 어려운 일에 부딪치지 않으려고 하는 것은 사실이다. 머리는 어른이지만 마음은 갓난아기 같은 사람들이다.

그러나 그렇다고 해서 종교가 노이로제의 소산이라고 할 수는 없다. 종교는 몇몇 신경증 환자가 만들어낸 것이 아니라 태초의 시간부터 인간과 함께 있어 온 것이다. 그런 의미에서 종교는 인간심성의 원초적(原初的)인 표현이다. 다시 말해서 종교심성(宗教心性)이란 인간정신의 깊은 곳에 원초적으로 존재하고 있는 샘과 같은 것이다. 그것은 인간의 의식이 원하든 원치 않든 다양한 모습으로 나타나 여러 가지 종교적 체험을 하게끔 하는 것이다. 인간이 노이로제 환자처럼 신에게 의지하는가 않는가, 인간이 종교를 퇴행의 방편으로 이용하는가 않는가 하는 것은 그 개인 개인의 의식의 문제이지 무의식에 연면(連綿)히 흐르고 있는 종교적 신성과는 관계없는 일이다. 그것 때문에 종교적 심성의 존재가 부인될 까닭도 없다.

프로이트에게 있어 큰 잘못의 하나는 그가 인간의 정신 속에서 종교와 철학을 너무 경시했다는 사실이라고 칼 융은 말했다. 종교가 인간의 정신생활의 가장 근원적인 체험이며 변함없는 원천이라면 인류는 언제 어디서나 믿을 권리, 아니 믿을 숙명을 가지고 있다. 다만 그 믿음과 의존의 남용이 경계되어야 할 것이다.

3. 심리학적 의미의 <믿음>

심리학적인 의미에서 〈믿음〉이란 반드시 어느 특정한 종교에 국한한 신앙고백을 말하는 것이 아니다. 그것은 〈믿음〉 일반을 말한다. 이 믿음은 보통 인간 사이의 평범한 신의(信義)를 넘어선 보다 큰 힘을 가진 존재나 대상에 대한 믿음이라는 점에서 세속적 믿음과 다른 종교적 믿음이다. 그 힘의 성질을 가리켜 누미노줌(Numinosum, 神聖力)이라 하기도 하고 초인적, 마성(魔性), 초속적(超俗的) 등 표현을 쓴다.

누미노줌을 가진 것은 무엇이나 그것이 사람이든 추상적인 존재이든, 이념이든, 물질이든, 우리 무의식 속에 있는 그러한 힘과 의식의 〈나〉가 맞닿을 때, 거기에는 종교적 체험이 이루어지는 것이다.

4. 종교와 종파

이렇게 보면 종교심성은 반드시 우리가 보통 알고 있는 종교, 기독교, 불교, 유교 등의 말로 표현되는 것에서만 볼 수 있는 것이 아니라 전혀 종교라고 부르지 않는 현상 속에도 나타남을 알 수 있다. 그래서 융의 분석

심리학에서는 종파(Konfession)와 종교(Religion)를 나누어 특수한 교리와 의식을 갖춘 것을 전자에 넣어 구별하고 종교의 뜻을 넓혀서 생각하고 있다. 그러니까 한국에 기독교 신자가 몇 명, 여의도 광장의 빌리 그라함 목사의 부흥회에 몇 만 명이 모였으니 한국인이 〈종교적〉인 민족이라는 논법은 이런 전제하에서는 성립시키기가 어렵다. 종교현상은 교회와 절과 성당에서만 일어나고 있는 것이 아니고 도처에서 볼 수 있기 때문이다.

가령 여기 오래 전에 죽은 한 고목(古木)이 있다. 동구밖 외딴집 옆에. 어느 날 그 마을의 한 사람이 피를 토하고 죽었다. 그는 가난한 사람이었다. 〈점바치〉가 말하기를 "나무신이 노해서 그렇다"고 한다. 옛날 이 마을에서 숭앙(崇仰)하던 고목이 있었는데 그 나무를 지금은 아무도 돌보지 않기 때문이라고 한다. 코흘리개 아이를 둔 가난한 아낙네는 밥 찌꺼기와 북어 대가리를 얻어 그 나무 밑에 던지고 온다. 남편의 고혼(孤魂)이야 어찌 되었든 살아남은 사람들이 앓지 않기 위해서 액(厄)막이를 한 셈이다. 그 뒤부터 동네 사람들이 하나 둘 그 나무에 무엇을 갖다 바치기 시작한다. 나무에 금(禁)줄을 치고 그리고는 당산제(堂山祭)를 지내야겠다고 나서는 동네 유지가 생긴다. 결국 2년에 한 번씩 마을에서 그 나무를 중심으로 당산제를 지내게 되었다.

경상남도 밀양군 어느 시골에서 들은 이야기다. 죽은 나무가 되살아나듯 사람들의 가슴 속에 잠자고 있던 종교적 심성이 죽음의 충격을 계기로 깨어나 이 나무 속에서 그 표현을 찾은 것이다. 나무를 살리고 그 신성성(神聖性)을 회복시킨 것은 사람의 마음속에 잠재하는 누미노줌, 신성력(神聖力)이다. 나무는 별안간 이 신성력의 상징을 걸머지고 되살아난다.

이와 같이 위기에 처한 인간 주변의 자연의 사물들이 활기를 띠게 된다. 아무것도 아닌 바위가 출산의 영험(靈驗)을 보여주는 것이 되어 믿음의 대상이 되고, 평범한 샘물이 만병을 고치는 우물이 되어 약수신앙(藥水信仰)의 기틀을 잡는다.

원시인들의 세계는 이렇게 활성화된 살아 있는 귀신으로 둘러싸여 있다. 나무 한 그루, 돌 하나에 귀기(鬼氣)가 서려 있다. 마음대로 움직일 수도 꺾을 수도 없는 것들이다. 그러나 이러한 현상이 비단 원시인 고유의 것이 아니며 바로 한국 현대에 살아 있음을 우리는 어렵지 않게 발견할 수 있다.

5. 무속신앙

도시와 농촌에 아직도 강하게 남아 있는 무속적(巫俗的) 요소가 그 모범적인 예이다. 장독대 위에 찬물 떠놓고 동쪽을 향해 비는 할머니의 정성은 안방에 놓인 자개장과 텔레비전과 고교 제복차림의 그녀의 손자와 아무런 모순을 일으키지 않는다. 그것은 그것대로 하나의 종교이다. 새마을운동으로 무당의 굿이 많이 없어졌다고 하나 아직도 어려운 병에는 굿을 하는 경우가 많다. 혹은 독경(讀經)을 한다. 이것이 약방과 함께 아무 모순 없이 이용된다. 집을 헐거나 새 집을 지으면 동토귀신(動土鬼神)이 노하기 쉽다고 해서 굿을 한다.

6. 신성한 시간과 이름

그러나 이와 같은 눈에 띄게 드러나는 무당굿보다도 더욱 널리 볼 수 있는 것은 시간의 신성성, 또는 마력성(魔力性)이다. 시간에는 귀신이 붙어 다닌다. 그래서 사람들은 귀신을 피해 다녀야 된다. 귀신이 있는 날을 〈손〉이 있는 날이라 한다. 경사스러운 일 — 결혼식과 같은 — 은 그래서 〈손〉이 없는 날을 택한다. 심지어 요즈음은 아이의 출산시간을 좋은 시간에 맞추기를 요구하는 가족들이 많다고 한다. 제왕절개를 하는 한이 있더라도 좋은 시간에 맞추어 출생하게 해달라고 한다는 것이다.

성명학의 이름으로 도시에 개업(開業)한 점쟁이는 현대사회의 불안을 다루는 편리한 카운셀러의 역할을 떠맡는다. 성명은 이미 평범한 이름이 아니라 그 개인의 운명을 가늠하는 우주의 일부가 된다. 이름이 마력을 가지고 그의 운명을 다스리는 도구가 된다. 그러니 이름을 고치면 운명도 바뀌는 수가 있게 마련이다. 이런 일을 심각하게 받아들이는 사람은 사실 드물다. 어떤 사람에게는 사우나탕 정도, 또는 화투놀이나 아이들의 숨바꼭질

같은 것이다. 그러나 사람에 따라서는 큰 영향을 받는 사람도 있다. 시골에 가면 신에 들려 길흉(吉凶)을 맞추는 신자(神者)가 있다. 죽은 아이의 옷을 제단에 걸고 그 앞에 촛불을 켜고 점상(占床)을 갖다 놓고 신의 이름을 쭉 불러 모대(某代)의 운명을 가르쳐 달라고 한다. 휘파람소리가 나면 이때 〈선생〉(先生保護神)인 그녀에게 들어간 증거이다. 그녀는 그 선생이 된 채 길흉을 말한다.

고대의 중국인은 거북의 등뼈를 구어 거기 나타나는 균열(龜裂)을 보고 괘(卦)를 알아내었다. 황홀경에 들어가 저승의 정령(精靈)과 교통하는 중앙아시아의 샤먼은 서구 근대의 영매(靈媒) 속에 변형되어 현대 속에 살아 있어 미스터리 영화의 소재를 이룬다. 그것은 또한 고대 그리스의 퓌티아라는 무녀(巫女)에서 그 고형(古型)을 볼 수 있다. 아테네 북쪽 델피라는 암산(岩山)에는 아직도 퓌티아가 앉아 신탁(神托)을 내리던 신전이 남아 있다.

한국에는 아직도 많은 잡신(雜神)들이 살아 있다. 안동댐이 건설되었으므로 하늘에 대고 기우제를 지낼 필요는 아마 없을 것이다. 그러나 바다 속에 있는 유물을 건져 올리기 위해서는 먼저 용왕제를 지내야 했다. 죽은 자에 대해서 산 자가 가지는 외경(畏敬)의 마음이 그것을 수행하게 한다.

7. 신들은 어디로 갔는가?

근대화와 함께 많은 신들이 자취를 감춘 것은 사실이다. 그러나 그 신들이 없어진 것은 아니다. 그것은 다른 이름과 다른 모습으로 각종 신흥종교에서 고개를 든다. 샤먼의 신탁이 기독교계 신흥종교의 황홀경 속에서의 방언(方言) 행위로 이동한다. 시베리아 샤먼에 있었고 그리고 아직도 현재 대만에서 볼 수 있는 신어(神語)의 통역이 여기에도 있어 그 알 수 없는 말을 해석해 준다. 무당이 하던 주술적 치료를 신흥종교의 안수기도와 주문(呪文)으로 재생시킨다. 교주가 원시종족의 주의(呪醫)보다도 큰 마물인격(魔物人格)으로 팽창하고 그 주변을 수많은 방황하는 남녀가 희망의 눈길로 그 신성한 인격을 에워싼다.

신흥종교를 연구하는 학자들은 그것이 한국적 토속 종교와 같이 철저한 현세주의(現世主義)에 입각하고 있다고 주장한다. 영원보다도 시한부 내세론(時限附 來世論)과 지상낙원의 건설을 주장한다는 것이다. 그러나 이러한 신흥종교가 한국에만 있는 것은 아니다. 일본의 경우도 샤머니즘의 원동력은 신흥종교라는 그릇이 흡수하고 있다는 학자가 있다. 망아경(忘我境)을 지향하는 신흥종교는 미국 등지에서도 발견된다.

원시신앙의 여러 요소가 반드시 신흥종교에만 살아 있는 것이 아님은 물론이다. 고등종교라고 하는 불교, 개신교, 가톨릭에도 찾아보면 수없이 많은 원시적 요소가 숨어 있다. 또한 현세주의적 경향을 모두 강하게 풍기고 있다. 대학입시를 앞둔 학생 신도가 하느님에게 시험을 잘 치게 해달라고 부탁드리는 것은 지극히 당연한 것처럼 보인다. 절간에서 만들어준 부적(符籍)을 고이 가슴 속에 간직하는 사람도 있다. 모두 나의 소원을 들어달라는 것이 개인 개인의 요구이고 부탁이다.

8. 한국인의 종교 심성

나는 한국인이 특별히 종교적인 국민이라거나 한국인의 성격이 샤머니즘을 바탕으로 형성되었다고 단언할 입장에 있지 않다. 그것은 쉬운 과제가 아니다. 종교적 심성이 인간의 원초적(原初的)인 조건이라면 전인류에게서 우리는 종교성을 발견한다. 인간은 본래 종교적이다. 심리학적인 입장에서 보면 무신론자도 종교성을 지니고 있다. 그의 의식은 무신론을 주장하나 그의 무의식에는 종교적 경향이 강하게 남아 있어 일종의 신흥종교와 같은 기묘한 개인숭배, 원시종교와 같은 의식을 낳게 한다.

일요일에 교회에 가는 사람만이 종교적인 사람이 아니다. 서울운동장에 모여서 축구시합의 응원을 하는 젊은이의 가슴 속에 샤머니즘적인 망아(忘我)에의 희구(希求)가 거의 종교적인 열정으로 고조되어 축제의 무드를 살린다. 그들의 의식의 태도보다도 무의식의 움직임을 통해서 볼 때 그들은 유사한 종교적 체험을 하고 있는 것이다. 돈 버는 사람의 돈에 대한 정열은 어떤가, 그리고 글자 하나를 가지고 따지는 관리의 고집을 상상해 보라. 그들의 신이 돈이요, 법이요, 규칙이 아니라고 그 누가 단언할 것인가.

인간의 마음속의 신성력은 도처에서 하잘 것 없는 사물에서일지라도 그 힘을 발휘할 기회를 찾고 있다. 그것이 남녀 간의 사랑에서 점화될 수도 있고, 그것이 권력의 갈등에서 현시(顯示)될 수도 있다. 샤머니즘적인 망아에의 바람은 전인류적인 것이지 비단 한국적인 것만은 아니다.

그것은 문명된 현대에 사는 모든 사람의 마음 심층을 흐르는 저류(底流)이다. 그것은 원시적인 것의 찌꺼기가 아니고 하나의 원동력이다. 〈나〉의 작은 한계를 뛰어 넘으려는 태초로부터의 인간의 희구이다.

알코올에 취하는 마음을 〈현실로부터의 도피〉로만 볼 것이 아니라 나를 뛰어 넘으려는 숨은 욕구라 볼 수는 없는가. 가출소년, 마리화나를 피우는 청년, 도박하는 여인, 그들은 무엇인가를 찾아 해매고 있는 사람들이다. 다만 그들은 결코 그러한 방법으로 그들이 찾는 것을 구할 수 없다는 것을 모르고 있다. 그러므로 우리는 그들에게 덮어놓고 벌을 주거나 집으로 돌려보내는 방법으로 그들을 다스려서는 별로 효과가 없다. 그들로 하여금 그들이 자기도 모르게 무의식적으로 찾고 있는 것이 무엇인가 살펴보고 이를 찾아 주도록 도와주어야 할 것이다.

또한 나는 종교를 우리나라의 현대와 관련지을 때, 비교적 많이 눈에 띄는 그 현세주의적 공리성(功利性)을 한국 특유의 현상이라고 단언하고 싶지 않다. 인간정신의 누미노줌이 체험될 만한 적당한 조건을 교회나 사원이 과연 갖추고 있는가에 대해서는 한국뿐 아니라 서구의 여러 나라 사람들이 회의를 품고 있기 때문이다.

9. 현대인의 종교

현대의 서구는 마치 사회주의의 열풍이 교회를 대신하여 하나의 종교운동을 벌이고 있는 것처럼 보인다. 신은 제단에서 내려와 시중을 배회하며 동시에 사슬이 풀린 마귀가 신과 나란히 거리거리를 노략질하고 다닌다. 인도주의운동의 그늘 아래 폭력주의가 유달리 난무하는 것은 이제 원시시대에 〈나〉를 밖에서 에워싸고 있다고 생각했던 귀신들에게 인간이 스스로 사로잡혀 일찍이 보지 못한 자기팽창을 하기 시작한 때문일지 모른다. 그런가 하면 상업주의와 합리주의의 극도의 발달을 인간의 마음을 길러낸 모체인 본능으로부터의 해리를 강요한다.

기계주의가 하나의 신앙이 되고 인간이 한낱 상품이나 커다란 기계의 일부처럼 변한다. 이것은 머지않아 권태와 우울과 기계의 일부처럼 변한다. 이러한 증상은 차라리 구원의 실마리가 된다. 왜냐하면 대부분은 자기가 상품임을 의식하지 못하고 있으므로.

10. 구원은 어디에서?

종파로서의 종교는 인간을 구원해 줄 수 있는가? 하는 의문을 던지는 사람이 있다. 종교가 인간을 구원하는 것이 아니다. 종교에 대한 인간의 마음과 태도가 인간을 구원해 주는 것이다. 인간의 종교성을 스스로 바르게 행사할 때 종파는 종교성을 올바르게 키울 수 있는 것이다. 바른 종교적 태도란 마술적 태도의 탈피에서 비롯된다. 그리고 겉으로 마술적인 듯 보이는 현상 속에서 종교성을 발견해 나가는 일이다.

주술종교적(呪術宗教的)인 민간신앙을 덮어놓고 두둔하거나 덮어놓고 배척할 것이 아니라 그 가운데 숨은 종교적 의미를 발견하는 작업이 필요하다. 〈종교적〉이란 한마디로 누미노줌에 대한 겸허한 외경(畏敬)과 기대의 마음이며, 〈마술적〉이란 나의 마음대로 마력을 행사해서 나의 뜻을 이루겠다는 자기중심주의를 말한다. 우리가 진정으로 '종교적 태도'를 가지고 믿으면 시한부 말세론도 필요 없고 현세주의적 공리성도 없앨 수 있고 사교적인 신앙의 지루함으로부터도 벗어날 수 있을 것이다.

왜냐하면 그때 우리의 시선은 의식 너머의 세계를 향할 것이기 때문이다. 그것은 영원으로 통하는 시선이므로 현재의 변화에 일일이 집착하는 노이로제 같은 구속에서 사람들을 벗어날 수 있게 하는 것이다.

(1975년)

환각제

1.

근년 구미(歐美)에서 무척 호평을 받은 『블로우 업』(*Blow Up*)이라는 영화가 있었다. 광고사진사인 젊은 주인공이 공원에서 밀회를 하는 두 쌍을 카메라로 추적하고 필름을 확대하다가 뜻밖에도 그 사진 가운데 숲속에서 삐죽하게 나온 총구 같은 것이 있음을 발견한다. 청년은 실제로 공원을 답사하고 한 중년남자의 시체를 찾아낸다. 그러나 이와 같은 사실이 현실인지 환상인지 자꾸 모호해지면서 찍어놓은 사진의 필름이 도난을 당하는 등 이상한 사건들이 벌어진다.

주인공 청년은 이 세상과의 관계를 모두 카메라의 렌즈를 통해서 보듯 정확하게 파악하고자 하는데 카메라로 사진을 찍는 행위는 그에게 성적 황홀감(性的 恍惚感)을 대치할 정도다. 그런데 그 렌즈가 포착한 세계가 별안간 그에게 의혹을 안겨 준다. 그는 무엇이 현실인지 잘 모르게 된다.

청년은 비틀즈, 히피들이 모이는 장소에 가서 광란 속에 몸은 담궈 본다. 기타를 치던 히피가 고래고래 소리지르며 기타를 때려 부수고 그 한 조각을 청중 쪽으로 던지니 그것을 빼앗아 가지느라고 온 장내가 수라장이 된다. 청년도 달려들어 여러 사람을 밀어내고 간신히 그 조각을 빼앗아 가지고 막 달아난다. 홀을 떠나 시내로 한참 달리다가 별안간 청년은 자기가 그렇게 얻으려고 애쓴 것이 깨어진 기타 조각에 불과함을 발견하고 그것을 길가에 내던지고 만다.

그는 또 환각제를 피우는 젊은이들의 모임에 참가한다. 이 세상 사람 같지 않게 헝클어진 머리카락, 속삭이는 말소리, 이상한 색채, 미친 사람 같은 웃음소리, 몽유병(夢遊病) 환자 같은 무리들의 완서(緩徐)한 움직임, 자욱한 담배연기 — 청년은 그저 거기서 잠이나 실컷 잔다.

여러 가지 우여곡절 끝에 어느 날 보통 때처럼 카메라를 메고 밖으로 나온 청년의 앞을 일단의 판토마임 도화사(道化師)들이 차를 타고 왁자지껄 떠들면서 지나간다. 무심코 그들을 따라가는데 어느 교외의 들판 테니스코트에서 그들은 무언극(無言劇) 테니스를 치기 시작한다. 무언극이니까 공도 라켓도 없이 두 사람이 양편에서 치는 시늉을 하며 가상적인 공을 주고받는다. 구경하는 도화사들도 그 가상적인 공을 따라 고개를 좌로 돌렸다 우로 돌렸다 한다.

이 희한한 연극을 먼 데서 물끄러미 바라보고 있는 청년 앞에 그 〈공〉이 떨어졌다. 한쪽에서 너무 높이 쳐서 정구장 주변의 철망을 넘어버린 것이다.

물론 가상적인 공이니 청년이 서 있는 잔디밭 위에는 사실 아무것도 없다. 그러나 무언극 배우들은 손짓으로 그에게 그 공을 주워서 던져달라고 간청한다. 카메라를 든 청년의 지성으로 보면 보이지 않지만 무언배우들의 환상 속에 그 공은 실재하는 것이다.

청년은 잠시 환상과 현실 사이에서 주저하다가 곧 그들의 청을 받아들인다. 청년은 몇 걸음 앞으로 나가 공을 줍는 시늉을 하더니 힘껏 공중을 향하여 내던진다.

무언배우들은 다시 정구를 하고 청년은 홀가분한 걸음걸이로 돌아서며 영화는 끝난다.

환상의 존재를 무시하는 사회일수록 환상에 대한 동경이 큰 법이다. 환상이 〈헛것〉이라고 생각하는 사람일수록 환상에 지배되기도 쉽다. 영화의 주인공은 자기 앞으로 던져진 환상의 공을 움켜쥐고 하늘 높이 되던진다. 다시 말하면 이제까지 부인하던 환상의 세계에 능동적으로 참여한다. 마리화나의 도움 없이—.

2.

카알 케레니 — 헝가리 태생의 종교학자는 그리스와 지중해 연안의 고대신전(古代神殿)에서 메스칼린이라는 독을 상용했음을 지적했다. 그것은 승려들이 망아(忘我)상태에 빠지기 위하여 사용했던 독이다. 왜냐하면 그 당시의 승려들은 신의 환상을 보고 신과 교통함으로써 이승의 사람들에게 신탁(神託)을 내려 신의 뜻을 전해왔기 때문이다. 환상을 본다는 것, 그것은 바로 자기가 평범한 사람의 능력을 넘어서서 비범한 경지에 이르렀음을 말한다. 환상을 볼 수 있는 사람은 그러므로 〈마나〉(魔力)를 가지고 있는 사람이다.

케레니는 말하기를 더욱 고대에 올라가면 승(僧)들은 메스칼린을 사용하지 않아도 망아상태에 빠질 수 있었다고 한다. 음악과 춤으로 혹은 그런 것이 없어도 자유자재로 신령의 세계로 드나들 수 있었다. 그러던 것이 차차 승려들의 능력이 부족하고 게을러져서 메스칼린 같은 독초(毒草)에 의존하게 되었다는 것이며 이것은 명백히 종교의 퇴행현상이라는 것이다.

비슷한 이야기를 엘리아드가 『샤머니즘』에서 하고 있다. 우리나라의 무당과 비슷한 원시적 주의(呪醫)들은 세계 각처의 원시민족뿐 아니라 문화민족 사이에까지 널리 분포되어 있는데 이들이 완전한 샤먼이 되기 위해서는 오랜 고행을 극복해야 할 뿐 아니라 망아상태에 들어가서 신령(神靈)과 교통을 하지 않으면 안 된다.

에스키모족의 샤먼 후보자는 오랫동안 굴속에 들어가 밥을 굶으며 신령이 보이기를 기다린다. 이를테면 환상을 보고자 하는 것이다. 어떤 사람은 묘지에 찾아가 거기서 잠을 자며 죽은 영(靈)이 나타나기를 바란다. 죽은 영이나 귀신이 보이면 그는 신통력을 얻은 사람이라 인정되고 스스로 그 경지에 도달할 수 있도록 훈련을 쌓는다. 우리나라에도 귀신을 보거나 그 소리를 들으면 신들린 사람이라고 하여 무당이 될 사람으로 간주되어 왔다.

그런데 그 망아의 상태에 이르기 위하여 동남아시아나 남아메리카의 원주민들은 흔히 담배나 독초를 씹는 경우가 많으며 엘리아드는 이것을 샤머니즘의 퇴화현상이라고 보았다.

환각제의 역사는 길다. 그러나 그보다 더 긴 것은 환상에 대한 인간의 끊임없는 동경이었다. 환각제가 독초로 사용되기 이전에 인간은 약의 힘을 빌리지 않고도 환상을 볼 수 있었고 보고자 했다.

왜 인간은 환상을 가지기를 동경하는가. 엘리아드는 말한다. 태초에 인간은 누구나 자유롭게 저 세상을 드나들 수 있었다. 그러나 그 어느 때 인간이 낙원에서 추방당한 뒤 그 저승은 몇 사람의 선택된 사람 이외에는 좀처럼 드나들기 어렵게 되었다. 그러므로 인간은 그 잃어버린 낙토(樂土)에 대한 향수를 저버릴 수 없다. 그는 어떻게 해서든지 이승과 저승을 연결하고자 한다. 그것은 하나가 되려는 인간의 원초적(原初的)인 추구이다—.

3.

환각제가 우리나라에도 상륙되었다고 신문마다 대서특필했다. 큰일났으니 단속해야 하겠다고 야단이다. 그러면서 환각제를 피우는 사람들의 실태를 자세히 사진까지 내어 보도한 신문도 있다.

나는 생각했다. 매스컴은 환각제의 사용을 진실로 우려하고 있는가, 그렇지 않으면 마침 좋은 기사거리가 나온 것에 스스로 도취되고 있는가.

독일 사람들이 끔찍한 2차대전 시의 전쟁체험을 보도영화로 만들어 텔레비전에 방영하는 것은 의도는 물론 쓰라린 과거를 반성하고 그 문제성을 직시하자는 데 있지만 그것을 보는 독일 사람의 마음에는 야릇한 감회를 안겨주고 있다. 전쟁을 반대하는 반전영화는 이상하게도 전쟁의 잔인성을 지나치게 강조하고 있고 사람들은 오히려 그 잔인한 것 속에서 은근히 쾌감을 느끼고 있다.

사람의 겉마음과 속마음은 다른 것이다. 더욱이 어떤 사건이 사람의 마음에 주는 충격이 크면 클수록 겉과 속의 차이가 엄청나게 크다는 증거다. 본인들은 그러나 자기 마음속의 모순을 깨닫지 못하기 때문에 자기는 반전주의자이며, 성욕론자가 아니면 금욕론자라고 생각하고 있다.

성욕론과 마찬가지로 환각제론도 다분히 사람들의 무의식적 쾌감을 자극할 수 있는 소재가 된다. 왜냐하면 이것은 〈저 세상〉과 관계를 맺고 있을 뿐 아니라 흥분의 도를 넘어 망아의 경지를 일으키기 때문이다. 망아란 하나의 죽음인데 죽음처럼 인간이 두려워하면서 또한 흥미를 가지고 있는 것이 없다. 하물며 죽음 너머의 화려한 환상에 있어서랴. 그리고 그 죽음이 절대적인 것이 아니고 수면처럼 상대적이며 일시적임에 있어서랴.

전쟁도 죽음도 성욕도 환각도 모두 사람의 마음을 흔들어놓는 사건이라는 데 공통점이 있다. 이것들은 모두 감동을 일으키는 것들이다. 바꾸어 말하면 우리 마음속에 잘 감전되기 쉬운 요소들과 관계하고 있다. 환각제론은 이와 같은 모든 사람의 마음속의 대전층(帶電層)을 건드릴 수 있다. 매스컴의 생리는 마치 카메라를 들고 사건을 기술하는 『블로우 업』의 주인공과 같지만 그 다루는 소재에 따라서는 인간의 마음을 자기도 모르게 자극하여 그들에게서 하나의 집단적인 센세이션을 야기할 충분한 가능성이 있다. 왜냐하면 인간은 모두 어떤 특종의 대상에 대해서는 그 영향을 받을 준비태세가 되어 있기 때문이다.

환각제다, 성적 방종이다, 자유주의 사상이다, 또 무엇이다 하는 것들이 운위되는 이유는 그것이 무서운 힘을 가지고 여러 곳으로 전파되는 데 있다. 그것은 마치 전염병과도 같은 것이다. 그러나 이것이 전염되는 이유는 인간에게 그와 같은 것에 전염될 소지가 있기 때문이라는 것을 잊어서는 안 된다. 마약중독이라든가 알코올 문제, 창녀 문제 등 인류의 아득한 문제가 끈질기게 지금까지도 제기되어온 것은 그 때문이고, 환각제의 문제도 새삼스러운 것이 아니라 그와 같은 낡은 문제들의 일환이라고 보아야 한다.

4.

환상을 찾고 비합리적인 세계 속에 들어가 보고자 하는 것은 합리적인 방향으로 머리가 굳어진 인간이 자기의 잃어버린 반쪽을 찾아서 하나가 되려는 내적인 충동의 발로라고 할지라도, 실제로 환각제를 피우거나 술을 마시는 사람이 그것을 의식하고 있는 것은 아니다.

한 미국소녀 비틀이 정신병원의 담을 넘어 도망쳤다. 그 도주를 도와준 비틀을 동경하던 독일 태생의 우울증 환자가 나중에 되돌아와 나에게 말했다. 그 미국소녀는 도망치자 별안간 누가 뒤쫓아 온다는 생각에 무척이나 공포에 떨었다. 자기를 둘러싼 모든 것이 자기의 적이라고 생각하고 있었다. 그러던 그녀는 수십 마일 떨어진 큰 도시에 이르러 비틀의 집합소에 들어섰을 때, 그냥 그대로 그 집단의 행태에 동화되어 버리고 말았다. 그녀는 곧장 환각제를 먹었다. 바깥세상에 대하며 아무것도 알고자 하지 않았다.

환각제는 많은 젊은이들이 현실상황의 의무나 책임을 다하지 못한 불안에서 피하는 수단으로도 이용된다. 그러나 그의 불안은 이것으로 해결되는 것이 아니고 오히려 가중되게 마련이다. 현실의 불안과 환상세계의 도피와의 연쇄적인 숨바꼭질은 젊은이로 하여금 더욱더 심한 중독자를 만든다. 그는 그렇게 하여 스스로를 괴롭히며 자신의 모든 가능성을 파멸의 구렁텅이로 이끌어가고 있는 것이다.

젊은이들의 문제는 또한 부모 혹은 소위 기성세대의 문제와도 직결된다. 대체로 환각제를 피우는 청소년들의 부모 가운데는 지나치게 도덕과 사회윤리를 형식적으로 지키려고 하는 반면 소위 〈부도덕한 것〉에 대한 과도의 공포를 가지고 있는 사람들이 많다. 그들은 대개 애정보다는 합리적인 처리를 습관처럼 적용하는 사람들이다. 다시 말해서 이 사람들은 자기 마음속에 아직 해결되지 못한 많은 요소들을 가지고 있으며 그것들이 자기도 모르게 젊은 세대로 전가되어 증세로 발현되는 경우가 있는 것이다. 증세는 청소년에게 나타나고 있지만 그 원인은 그 전 세대의 사람들 마음속, 심리학 용어를 빌린다면 〈무의식〉 속에 숨어 있다고 할 수 있다.

이러한 문제는 흔히 그 시대에 따라 공통된 사회적 문제를 제기하므로 개인의 문제라기보다 사회적 통념의 문제이기도 하다. 19세기 이래의 합리주의에 편중한 발전이 20세기 후반에 와서 이렇듯 비합리적인 사회적 추세를 보여준다는 것과 서양에서, 어느 다른 나라보다도 과학이 발달되었다는 미국에서 히피니 환각제니 하는 일종의 원시적 집단행동이 유달리 만연한다는 것은 결코 우연한 일이 아니다.

진정한 의미의 사랑, 영육(靈肉)이 혼연일치한 진정한 의미의 정신의 창조성이 망각된 시대는 필연적으로 여러 가지 변혁을 일으키게 마련이다. 히피, 환각제, 난혼(亂婚) — 이런 것들은 어떻게 보면 하나의 말세적 현상인 동시에 새로운 시대로 변모하는 도상(途上)의 대비일 수도 있다. 그러나 이와 같은 비합리성으로의 회귀(回歸)가 다만 맹목적인 반항에 머무를 때, 하나의 시대와 다른 시대 사이의 교체는 있을 수 있어도 발전은 기대할 수 없다. 영원한 반복은 발전이 아닌 것이다.

돌이켜 우리나라의 현실은 어떤가. 우리는 지금 거의 모두가 비합리성 속에서 움직이고 있다. 외국처럼 합리주의와 기계주의에 싫증을 내기에는 우리는 아직 너무나도 자연 속에 파묻혀 있다. 수입된 과학기계는 우리의 힘으로 만들어낸 것이 아니기 때문에 과학정신의 뒷받침을 받지 못하고 오히려 자연주의적 쾌락의 수단으로 타락해 버리고 과학은 토속적인 주술성향(呪術性向)과 야합하여 마물적 존재로 그 세력을 확대시키고 있다.

우리는 우리가 과학시대에 살고 있는 가장 비과학적 국가들의 하나라는 것을 잊어서는 안 된다. 진정한 의미의 합리주의가 무엇인지 오히려 지금부터 배워나가야 할 단계에 있다. 실존주의와 구조주의를 논하지 않으면 마치 세계의 학문적 조류에서 뒤떨어지는 듯이 생각하는 것이 잘못인 것과 마찬가지로 우리나라의 젊은이들이 고고춤을 추지 않고 마리화나를 피워보지 않으면 현대인이 아니라고 착각한다면 그것이야말로 중대한 착오다.

어린이들이 어른이 될 때는 흉내내는 시기가 있다. 그것은 반드시 나쁜 것은 아니다. 그러나 모방해서 좋은 것이 있고 나쁜 것이 있다. 아니 무엇이 우리에게 필요한가를 생각하고 모방해야 할 것이다. 맹목적으로 무엇을 흉내낼 때는 결국 자기 자신 속의 자기도 모르는 열등의식을 보상하는 결과밖에 되지 않는다. 환각이 환각에 지나지 않게 되는 것이다. 아무런 의미도 발견함이 없이, 그러나 우리는 환각 말고도 해야 할 일이 너무나 많다.

(1970년)

민속과 현대인의 의식

1. '현대인'이란?

현대인은 민속문화를 어떻게 받아들이고 있는가를 파헤쳐 달라는 부탁이다. 이것은 쉬운 문제가 아니다. 왜냐하면 현대인이 누구인지를 우리는 모르기 때문이다. "현대인이란 누구냐?" 이 물음에 답하는 것이 결국 현대인의 민속에 대한 태도를 말하는 것이 될 수도 있다.

우리는 흔히 현대인은 똑같다는 생각을 하면서 주저함이 없이 현대인의 의식과 심성(心性)을 논한다. 같은 현대의 시간에 이 지구상에는 많은 인구가 살고 있지만 그렇다고 그들이 모두 현대 산업사회의 똑같은 특성과 문제점을 지니고 있는 것은 아니다.

〈산업사회의 인간〉이라 하더라도 그 사회의 문화적 기반과 산업발전의 양상에 따라서 의식이 다를 수 있다. 북유럽과 한국의 현대인, 아프리카와 중국의 현대인이 같은 특성을 가지고 있지 않다. 그러므로 이 각양각색의 현대인상을 하나의 관점에서 규정짓는 것은 너무 인위적인 것이다. 또한 〈현대인과 민속〉이라 하면 이미 이 양자는 상용(相容)할 수 없는 대위(對位) 개념인 듯이 착각된다. "현대인은 민속을 잘 모른다. 민속을 경시한다"는 전제가 들어 있는 듯하다. 그러나 이것은 전혀 선입관념이다. 우리가 현대인이 무엇인지를 분명히 모르는 것처럼 현대인이 민속을 어떻게 생각하는지도 모른다. 그러니 이 문제의 추구는 미지의 상태에서 출발하는 수밖에 없다.

또한 〈현대인의 의식〉이라는 주어진 제목을 그대로 썼으나 〈의식〉이라는 말은 우리 마음의 전체를 표현하는 말이 아니라는 사실에 유의해야 한다. 그것은 우리 마음에 의식된 부분에 불과하고 그 밑바닥에 광대한 무의식의 저변이 도사리고 있다. 그런데 사람들은 정신의 전체를 생각하면서 그것을 표현하는 낱말로 〈의식〉 또는 〈의식구조〉라는 말을 쓰고 있다. 여기서 의식이라고 할 때는 그것이 전체 정신을 대변하는 것이 아니고 내가 뜻하는 바, 의지와 의욕에 의하여 뒷받침된 〈자아의식〉, 다시 말해서 전체 정신의 일부분을 말할 뿐이다.

현대인의 의식이 민속을 어떻게 보느냐, 현대인의 무의식은 여기에 어떻게 반응하느냐, 현대인에게 민속은 어떤 의미를 갖느냐 하는 문제를 다루어 나가는 데 이 몇 가지 점을 먼저 유의해야 할 것이다.

2. 현대 서구의 정신적 상황

현대 서구인의 심리적 특성은 19세기의 급격한 산업발전에 발맞추어 형성된 극도의 합리주의다. 모든 것은 이치에 맞아야 한다. 이성(Vernunft, reason)의 법칙에 의하여 인간사를 다루고 사회의 질서를 다스리는 것이다. 미국인에게 무엇을 설득시키려면 〈합당〉해야 한다. 즉 〈리즈너블〉(reasonable, 합리적)하면 고려의 가치가 있다. 불합리하면 일고의 가치도 없다. 독일인은 누가 〈정당〉하냐에 따라 잘잘못을 가린다. "당신이 옳다"고 할 때 쓰이는 〈레히트〉(recht)라는 단어는 명사로 쓰일 때는 법(Recht)이라는 말이다. 누가 〈합법적〉이냐 하는 것은 절대적인 가치판단의 기준이 되고 있다. 이성과 법의 법칙이란 모두 이 논리성을 전제로 한다. 논리적으로 설명되는 것이 현대인에게 중요하다. 따라서 이들의 인간관계에서는 논리를 갖춘 언어상의 소통이 매우 중요하다. 그러므로 이심전심(以心傳心)의 동양적 의사소통 방법은 이들에게 무척 생소한 것이어서 극히 최근에 이르러서야 소수의 사람들이 비언어적 소통(非言語的 疏通, non-verbal communication)이라는 어색한 단어를 만들어 이를 중시하기 시작했고 '침묵이 말보다 값지다'는 것을 새삼스럽게 느끼기 시작하고 있는 실정이다.

합리주의와 법정신의 발달은 공사(公私)를 구분하고 시민의 책임과 권리를 존중하는 근대국가의 시민정신의 토대가 되었지만 이것이 너무 한편으로 치우쳐 개인적인 감정을 억누르고 심지어 이를 죄악시하는 부작용의 원천을 이루기도 한다.

출산, 양육, 성, 결혼, 휴가, 노후의 생에 이르기까지 서구 현대인의 생활은 모든 측면에서 계획되며 그 계획에 입각하여 합리적으로 처리된다. 사회보장제도도 또한 개인의 노력과 그에 대한 보상을 집단의 공동부담으로 경감시킴으로써 국민을 편안하게 살도록 해주고 있으나, 이런 안전보장은 경우에 따라 심한 권태의 원천이 된다. 기계적인 삶, 합리적 질서, 계산된 인생이 주는 무료함과 허전함은 이들로 하여금 우연성과 모험, 개성적 삶을 동경하게 한다. 이리하여 현대에 만연되고 있는 권태의 병을 해소시키려는 각종 기업이 생겨난다. 도박장, 증권시장, 챔피언들의 권투시합, 바겐세일, 각종 관광사업이 그것이다. 현대인의 공허감을 채우는 것에 민속이 한 몫을 차지하기도 한다. 그러나 이것이 상업주의의 시녀가 될 때 현대인은 자신이 한낱 장사꾼들의 강요된 고객에 불과하다는 것을 깨닫고 더욱 뜨거운 진실, 더욱 비합리적인 초능력의 세계에 뛰어들고자 한다. 현대 서구에 유행되는 심령과학(心靈科學)과 이에 대한 호기심, 각종 기이한 종파의식들이 이를 증명한다. 경우에 따라서는 무정부주의자나 테러단의 행패, 마약중독이 그러한 수단이 될 수도 있다.

기계문명의 발달과 물질만능주의는 자연과학의 능력과 물질의 힘에 대한 인간의 과신(過信)을 낳았고 현대의 서구인은 중세 서양에 군림하던 신의 권위를 교회의 제단에서 끌어내려 물질의 이름으로 바꾸어 버렸다. 〈생각〉의 힘이 커지자 〈믿음〉과의 날카로운 대립이 생기며 과학과 종교의 갈등이 심화되었다. 종교는 〈생각〉을 위험시하고 맹목적인 무조건의 믿음을 요구하기 시작한다. 생각하는 사람들이 교회를 이탈하자 교회는 기독교 특유의 복음정신을 토대로 사회정의의 깃발을 높이 쳐들어 사람들을 규합했다. 그것은 기도와 내면의 소리를 중히 여기던 전통적인 수도정신에 대한 반발이기도 하나 그렇게 함으로써 교회는 결국 도그마의 신비성과 영원성을 상실하고 기독교를 한낱 실천윤리의 도구로 삼았으며 사회주의 운동가와 다름없는 위치로 전락시켰다. 합리주의는 교리 해석에도 깊숙이 파고들어 성서에서 신화를 제거하는 운동(Entmythologisierung)이 제창되고 융으로 하여금 "서양인은 정신(Geist)마저도 실험하고자 한다"는 말을 하게 할 정도이다. 물론 이에 대한 반작용이 〈성령〉(聖靈)에 대한 재평가라는 형식으로 작게 일어나고 있는 것도 사실이다.

이것이 대략 서구인이 현대에서 직면하고 있는 정신적 상황이다.

3. 현대 서구에서의 민속의 역할

서구의 기독교가 민간신앙을 미신(Aberglaube)이라 하여 배격한 것은 사실이다. 그림(Grimm) 형제의 독일 민담집(民譚集)에는 기독교윤리에 어긋나는 부분이 조심스럽게 삭제되어 있다. 그리고 나치 독일에 의해서 십분 활용된 독일신화에 대하여 현대의 독일인들이 별로 달갑지 않게 생각하는 것이 사실이다. 그러나 물질문명과 기계문명의 발달, 인간사회의 합리지상주의에도 불구하고 신화는 서구 현대문명에서 결코 경시되고 있지 않으며 민속은 생활 속에서 보존 유지되고 있다. 현대의 서구인은 결코 민속을 등한시하고 있지 않다. 유물론적 변증법을 신봉하는 소련 사회에서일지라도 신화는 그들 영화의 중요한 소재가 되고 있다.

특히 기독교 가운데서도 가톨릭교의 경우 상당한 이교적(異教的) 요소를 습합(習合)했으며 이른바 이교적 풍습을 관대하게 그 넓은 교회의 치마폭 속에 감싸고 있다. 오늘날 유럽과 라틴 아메리카에서 연례행사로 민간에 살아 있는 사육제(謝肉祭)의 풍습이 프로테스탄트의 지역인 미국이나 영국보다 가톨릭교가 우세한 지역에서 더욱 활발하게 생활화되고 있다는 것은 흥미 있는 일이다.

부활절이 오기 전 긴 겨울이 잠을 깨려는 무렵, 라인 강과 알프스의 산악지대에서는 온갖 마귀와 유령과 데몬들이 거리를 누비기 시작한다. 모든 점잖은 사람들이 이 시기만을 그들이 즐기는 가면을 쓰고 한바탕 연극을 한다. 낡은 인습의 가면을 벗고 마음에 억압되었던 그림자를 살리는 시간이다. 하늘이 땅이 되고 땅이 하늘이 되는 일대변환의 제의(祭儀)를 거쳐 신생의 기운을 조성한다. 근년 관광객이 몰리고 시가 이것을 운영하다 보니 상업주의의 입김이 여기에도 불어오고 있다고는 하나 서구 현대인에게 이러한 축제가 주는 의미는 결코 추상적인 것이 아니라 아주 구체적인 것이다.

사육제뿐 아니라 지방마다 다른 봄철 어린이 축제, 가을에 새 포도주를 담갔을 때 지역마다 열리는 축제, 크리스마스의 독특한 풍습 등, 이 모든 축제 속에 민속은 살아 있다. 그러므로 현대인은 민속을 싫어하고 있다는 속단을 내려서는 안 된다. 민속은 여기서 현대문명과 대결하는 것이 아니라 현대문명과 손에 손을 잡고 키워지는 반려자라 할 수 있다.

다만 청교도가 건너간 북미 대륙만은 이런 민속제의가 활발하게 전승되지 못했던 것 같다. 이들은 인디언의 원시문화를 말살하고 동시에 유럽의 문화유산, 그들의 조상의 넋을 거부했던 것 같다. 신화적인 것은 다른 형태로 연명하거나 거의 발휘될 겨를이 없이 무의식 속에 단절(斷絶)되어 있었던 것 같다. 최근에야 비로소 〈뿌리〉를 찾으려는 움직임이 보이고 흑인문화에 대한 향수가 일고 있으나 이들은 아직 그 분화구 같은 뜨거운 원시적 정열을 모터사이클의 살인적인 경기, 야구, 미식축구, 신비적이고 광신적인 신흥종교, 선거 열풍, 우주선 발사 외에 적당한 형식을 찾지 못하고 있는 듯하다. 영화 『엑소시스트』(*Exorcist*)와 『스타워즈』(*Star Wars*) 등의 인기와 동양의 정(情)과 도술(道術)에 대한 마술적인 기대와 호기심은 이들이 얼마나 의식에서 신화의 결핍으로 인하여 굶주려 왔던가를 보여준다. 그러므로 유럽과 미국의 현대인은 그 의식면에서 상당한 차이가 있다.

4. 한국의 현대인과 민속

서구의 기계문명이 한국에 도입되면서 한국인은 급격한 문화변동을 겪고 있다. 〈음양합도〉(陰陽合道)의 조화의 전통은 깨지고 서구적 합리와 물질주의, 미국의 실용주의가 전염병처럼 사회에 만연되었으며 목적을 위해서 수단을 가리지 않는 비합리적인 현실주의가 팽배하기 시작하고 있다. 오랜 금욕적, 유교적 전통에 젖어 있다가 근대화와 더불어 〈물질〉과 〈신체〉에 대하여 새삼스럽게 눈을 뜬 한국의 현대인은 감각적 쾌락과 미적 탐닉(美的 耽溺)을 추구하기 시작했고 상업주의는 인간의 이러한 측면을 자극하여 상품을 파는 데 여념이 없다.

국토의 분단과 남북의 긴장은 서구문명의 도입과 그 소화에 상당한 압력을 제공하고 있으며 짧은 시간에 많은 것을 획득하려는 과욕으로 말미암아 내용이 충실치 못한 겉치레와 속결, 속단, 속성의 풍조를 야기하고 있다. 100년, 200년, 혹은 그 이상의 미래를 내다보는 태도보다는 현재에 대한 관심이 고조되고, 히트를 쳐서 큰 효과를 올려 사람들을 깜짝 놀라게 하려는 히스테리성 자기과시는 근대화과정에 필요한 건실한 토대를 위태롭게 하고 있다.

한국의 현대에서는 서구와는 달리 합리주의 정신이 아직 제대로 발전되지 못하여 인정에 얽힌 정(情)의 문화에서 이성 중심의 문화로 발돋움하려는 과정이 여러 가지 시행착오를 거듭하면서 서서히 변화되고 있다. 그러므로 한편으로는 인정에, 다른 한편으로는 지나친 합리성을 가장한 형식주의와 비실용적인 관료주의에 다리를 걸치는 2중적 정신구조 속에서 사람들은 살고 있다.

한국의 현대인은 물질적 안정과 사회보장과 지나친 합리적 질서 때문에 권태를 느낄 정도로 포식하고 있지 못하다. 따라서 우연성이나 비합리적인 것에 대한 동경이라든가 모험을 할 필요를 그리 절실히 느끼지 않는다. 인생 도처에 우연과 〈뜻밖의〉 일이 일어나고 있다. 그러므로 생소한 것도 아니고 신기한 일도 못된다.

한국민속은 어떤 대접을 받고 있는가. 한국 현대인의 이에 대한 태도는 계층적으로 큰 차이를 이루고 있고 시대적으로도 급격한 변동을 겪고 있다. 민화(民畵) 민구(民具)가 엄청난 값으로 거래되는가 하면 인간문화재가 생활고에 시달린다는 기사가 심심치 않게 신문에 난다. 새마을운동과 더불어 마을의 산신제(山神祭)가 없어져 가며 이러한 민중의 축제는 점차 현장성을 잃고 만들어진 무대 위의 공연, 전국민속경연대회 등으로 제약되거나 그 테두리 안에서 변질되면서 그 종교성을 상실해가고 있다. 민중은 구경꾼에 지나지 않는다. 온 마을사람이 참여하는 축제는 이미 사라진 지 오래며 단지 몇 군데에서 그 명맥을 유지하고 있을 뿐이다. 민속에 뻗친 상업주의는 민속의 순수성을 급속도로 오염시키고 있다. 일본이 그들의 근대화를, 대만이 그들의 경제발전을 민간전승을 파괴함이 없이 오히려 그것을 원동력으로 삼고 성취했다면 한국은 과거와 민간전통에 대한 상당히 강한 부정을 토대로 근대화의 첫 걸음을 내디뎠다.

관의 민속에 대한 관심은 물론 1960년대부터 상당히 호전되어 민속박물관을 만들고 전국민속조사보고서가 간행될 정도에 이르렀으나 이에 투자하는 예산은 성곽(城郭)과 왕궁의 보수와 장군과 유사(儒士)의 사당에 들이는 예산에 비해 상당히 적은 것으로 알고 있다. 조선조에서 일제를 통해 현재까지 관의 민속에 대한 양가적(兩價的) 경향에는 별다른 차이가 없는 것 같다. 그러나 이런 경향이 비단 관의 태도에 그치는 것은 아니다. 대중 자신이 이미 민속을 외면하고 그것은 도시보다도 농촌에서 재빨리 자취를 감추고 있다. 그리고 이런 풍조는 다시금 청년들 사이의 복고적 기풍과 민속에 대한 재평가의 움직임을 재촉하고 있다.

서양문물이 들어오면서 한국인은 물질적이고 감각적인 면에서 재빨리 서양의 것에 동화되어 전통을 쉽게 내동댕이쳤다. 그러나 흥미 있는 것은 한국인의 심성이 그것을 아주 버린 것은 아니라는 점이다. 음양(陰陽)의 원리는 도처에서 그 기능을 발휘하고 있다. 무속적인 인간관계와 사고방식과 생활양식은 TV와 온갖 세계의 유행을 따르는 한국의 현대사회에 커다란 구렁이처럼 꿈틀거리고 있다. 서양의 종교라고 할 기독교마저도 샤머니즘적인 요소에 짙게 물들고 있다.

한국의 현대인은 민속을 찾기 위하여 박물관에 갈 필요가 없고 신화를 알기 위하여 책을 읽을 필요가 없다. 그의 생이 바로 신화이며, 그의 행위가 무당 굿거리이며, 그의 사고가 신령(神靈)의 세계다. 그래서 더욱 밖에 보이는 비합리적인 세계를 때려 부수며 일찍이 현대 서양도 가지고 있지 않은 완전무결한 〈합리성〉을 내세우는지 모른다.

5. 결어 — 인간심성과 민속

현대인은 보다 지적(知的)이며, 보다 합리적이며, 보다 실제적이며, 보다 구체적이다. 그러나 현대인의 상은 그 지역의 문화적, 사회적, 경제적 배경에 따라 달라진다. 민속이란 만들어낸 것이라기보다 저절로 형성된 것이다. 수세기를 거쳐 입에서 입으로, 행위에서 행위로 전승된 것이다. 언제 누가 그것을 만들어냈는지 모른다. 그것은 인류 공통의 작품이다.

심리학적으로 말해서 민속이란 인간심성의 가장 밑바닥의 원천에서 저절로 흘러나오는 것이다. 인간 속에 그것을 만들어내는 샘이 있고 인간이 그것 없이는 살아갈 수 없는 정신의 가장 깊은 층에서 나오는 것이 신화이며 민담(民譚)이며 민간신앙이며 각종 마술적 사고방식이다. 그것은 고위(高位)의 지적 기능을 다스리는 대뇌피질(大腦皮質)의 산물이 아니라 기저(基底)의 원시적 충동을 조절하는 중뇌(中腦)의 산물이다. 지적인 것, 사고와 합리가 중요한 인간심성의 일부인 것처럼 원시적 충동, 본능이 인간심성의 원동력이다. 의식 없이 인간의 세계에 대한 인식이 불가능한 것처럼 신체기능에 밀접한 유대를 가지고 있는 감정과 초월성과 비합리적 부분 없이 그 의식의 작용이 제구실을 발휘하지 못한다.

민속은 지하수와 같은 것이다. 메마른 의식의 지표(地表)를 적셔주고 죽은 의식에 활력을 넣어 주는 것이다. 인간이 이승을 떠나 신령들과 자리를 함께 하며 인간이 신이 되고 신이 인간이 되는 놀음을 거쳐 인간은 새로워진다. 심리학적인 표현을 한다면 인간은 의식에 대한 집착을 떠나 무의식을 받아들임으로써 그의 의식을 넓힐 수 있다.

융은 그의 오랜 인간심성의 탐구를 통하여 인간의 무의식에는 개인적인 체험을 통하여 형성된 개인적 무의식 이외에 인류 전체의 체험을 규정짓는, 인간이면 누구에게서나 발견되는 집단적 무의식의 층이 존재한다는 가정을 제창했다. 집단적 무의식은 이런 지하수와 같은, 경우에 따라서는 지열(地熱)과 같은 역할을 한다. 그것은 언어의 논리성으로 설명될 수 없는 풍부한 상징을 표출하는 모체이다. 민속은 인간정신의 이와 같은 상징의 저장고이며 운반체이다. 집단적 무의식의 보편화, 그 강한 정동성(情動性)

을 세계의 민속이, 민족마다 다소의 차이를 가지고 있으면서 상당한 보편성을 보이며 그것이 사람들의 마음을 머리로서가 아니라 마음속에서 흔들며 따뜻하게 덥히는 역할을 한다는 사실에 부합된다. 민속은 집단적 무의식의 소산이며 현대인은 민속을 통하여 자신의 무의식의 깊은 층을 자극하여 이를 체험한다.

민속이 남김없이 지적으로 해석되고 한낱 기호로 화할 때, 민속이 피상적인 미적 감각의 수단에 불과할 때, 더구나 민속이 관광달러의 보급로일 때, 민속에 숨은 보이지 않는 귀령(鬼靈)이 죽어버리게 된다. 다시 말해 종교적 신비성이 사라지기 때문이다. 민속은 이때 화려한 빈껍데기에 불과하다.

그러나 민속은 죽어도 인간의 무의식은 살아 있고 언제고 그것이 의식에 포함되고자 움직이기 때문에 새로운 형태의 민속이 다시 살아날 가능성이 있다. 현대인이 민속을 억압하면 할수록 이에 대한 갈증은 커진다. 다만 원형(Archetype)의 표현은 반드시 고래의 풍습, 그 자체의 형태 속에서만 이루어지는 것이 아니다. 따라서 민속은 변환되고 재구성될 수 있는 것이다. 그렇게 보면 비합리성 또는 신비적 요소의 부정 또한 이 재구성의 과정에 포함된 과정이라 볼 수 있다.

참고

이부영, 『한국의 샤머니즘과 분석심리학』, 한길사.